KNAUR

Von Seressia Glass sind bereits folgende Titel erschienen:
Sugar & Spice – Glühende Leidenschaft
Sugar & Spice – Wildes Verlangen
Sugar & Spice – Entfesselte Begierde

SERESSIA GLASS

SUGAR & SPICE

Gefährliche Versuchung

ROMAN

Aus dem Amerikanischen
von Nicole Hölsken
und Christiane Sipeer

KNAUR

Die amerikanische Originalausgabe erscheint unter dem Titel »Nice«.

Besuchen Sie uns im Internet:
www.knaur.de

FSC
www.fsc.org
MIX
Papier aus verantwortungsvollen Quellen
FSC® C083411

Deutsche Erstausgabe Juli 2018
Knaur Taschenbuch

Covergestaltung: ZERO Werbeagentur, München
Coverabbildung: FinePic/Shutterstock
Lotosblüte im Innenteil: Cozy nook/Shutterstock.com
Satz: Adobe InDesign im Verlag
Druck und Bindung: CPI books GmbH, Leck
ISBN 978-3-426-52185-4

2 4 5 3 1

KAPITEL 1

Sie freute sich für ihre Freundinnen.

Wirklich.

Sie freute sich, weil Nadia jetzt glücklich verheiratet war und es tatsächlich noch eingefädelt hatte, dass das Brautstraußwerfen mit einem Heiratsantrag für Siobhan gekürt worden war. Und sie war überglücklich, dass Audie endlich mit ihren zwei Männern wiedervereint war.

Und doch …

Sie war übrig geblieben. Sie, die alle beneideten, weil sie immer alles im Griff zu haben schien. Sie, die Klasse, Erfolg und Gelassenheit ausstrahlte, was schon immer ihr Schutzschild gewesen war. Nur mit dessen Hilfe hatte sie die Enttäuschung ihres Vaters und die Vernachlässigung durch ihre Mutter wegstecken können. Sie, die der Fels in der Brandung für die anderen war und auf die man sich stets verlassen konnte. Sie war all das und noch viel mehr. Und zugleich weniger.

Und doch …

Die vier waren Freundinnen geworden. Jede von ihnen hatte sich von einem Laster befreien müssen – bei Nadia waren es Tabletten gewesen, bei Siobhan Schmerzmittel, bei Audie bedeutungsloser Sex und bei ihr selbst der Alkohol. Seit einigen Jahren waren sie nun schon miteinander befreundet und trafen sich allwöchentlich, um sich gegenseitig zu unterstützen, was sie liebevoll Bitch-Talk nannten. Die anderen drei dachten, ihr gehe es gut.

Und doch ...

Nein, sie sollte sich auf das Glück ihrer Freundinnen konzentrieren. Das Gute in allem sehen. Immerhin war sie Vanessa Longfellow und unterrichtete an der Herscher University. Manchmal war sie auch Mistress Vivienne im *Onyx*, einem exklusiven BDSM-Club. Sie hatte tolle Freunde, im *Onyx* einen fantastischen Sub und alles in allem ein gutes Leben. Ihr ging es bestens.

Und doch ...

Sie wollte einen Drink.

Sie *brauchte* einen Drink.

Nicht hier bei der Party, wo jeder einzelne Hochzeitsgast nur zu gut wusste, dass sie trockene Alkoholikerin war. Aus demselben Grund hätte sie auch nie an die Hotelbar flüchten können. Womöglich sollte sie nachfragen, ob es hier im Hotel noch ein freies Zimmer gab, das sie spontan buchen konnte – ein Zimmer mit Minibar. Dann würde sie ein Wochenende lang alles vergessen können. Sie würde wieder auf dem Damm sein, sobald sie zurück zur Arbeit müsste, genau wie früher. Niemand würde es je erfahren, niemand wüsste es – außer ihr selbst.

Ja, sie würde es wissen. Und das bedeutete auch, dass sie wüsste: Sie hätte versagt. Ein unerträglicher Gedanke, erst recht, da so viele in ihrer Umgebung nur darauf lauerten, dass sie versagte. Ihr war klar, dass sie schleunigst würde gehen müssen, um einen ihrer Rückzugsorte aufzusuchen: ihr Zuhause ... oder das *Onyx*. Und weil sie zu Hause mit ihren Gedanken allein wäre, entschied sie sich kurzerhand für den Club.

»Du hast doch wohl hoffentlich nicht gedacht, ich hätte dich vergessen, oder?«

Eilig setzte Vanessa ihre Maske wieder auf und strahlte Nadia an. »Du solltest ausgerechnet heute nun wirklich keinen Gedanken an mich verschwenden, Mrs Kaname Sullivan.«

Nadia lachte. »An diesen Namen muss ich mich erst noch gewöhnen! Im beruflichen Umfeld will ich weiter bei Nadia Spiceland bleiben. Freunde und Familie dürfen natürlich gerne beide Namen benutzen, das ist uns egal. Aber apropos Freunde und Familie …« Sie legte Vanessa den Arm um die Schultern. »Du hast hier einen Verehrer.«

Vanessa drehte sich der Magen um. »Ach ja?«

»Ja«, bekräftigte Nadia. »Irgendeine Vermutung, wer es sein könnte?«

Das hatte sie. Beim Probeessen am Vorabend hatte sie ihn offiziell kennengelernt, weil er mit ihr als Teil von Nadias Entourage zum Altar schreiten sollte: Nadias ältesten Bruder Sergey. Obwohl er mittlerweile Nadias Wohnung über dem von Nadia und Siobhan geführten Café *Sugar & Spice* bezogen hatte, kannten sie einander nur flüchtig vom Sehen. Doch als sie am Vorabend neben ihm gestanden und sich bei ihm untergehakt hatte, hatte ein merkwürdiges Déjà-vu-Gefühl von ihr Besitz ergriffen.

Alles an ihm war ihr vertraut vorgekommen. Die Breite seiner Schultern, die Art, wie er das Kinn leicht vorschob, dann dieses zufriedene Lächeln … und wie er sich während der Generalprobe für Nadias Hochzeit auf sie – Vanessa – konzentriert hatte.

Unwillkürlich hatte sie an Sam denken müssen, ihren Sub aus dem *Onyx*, dem sie bislang immer nur im Club begegnet war. Sie hatte an die Breite seiner Schultern und an die Art denken müssen, wie er das Kinn immer leicht vorschob … an das Lächeln auf seinen Lippen, wenn sie ihn lobte … und daran, wie er die Hände zu Fäusten ballte, sobald sie seinen nackten Rücken mit dem Flogger bearbeitete …

In den vergangenen Wochen hatte sich ihre Beziehung vertieft, was angesichts des Umstands, dass er im Club eine Maske und sie Perücken und farbige Kontaktlinsen trug, durchaus eine seltsame Aussage war. Doch sie hatten beide ihre Gründe, sich zu verkleiden, da war sie sich sicher, auch wenn sie ihn nach seinen Motiven nie gefragt hatte. Vielleicht hatte er verhindern wollen, dass sie ihn als den Bruder ihrer Freundin wiedererkannte?

»Keine Ahnung«, murmelte sie, als ihr auffiel, dass Nadia immer noch gespannt auf eine Antwort wartete. Sie hatte zwar eine starke Vermutung, aber keine handfesten Beweise.

»Dann gebe ich dir einen Hinweis«, sagte Nadia und grinste schelmisch. »Er ist groß, dunkler Teint, ziemlich gut aussehend und stand heute mit dir und den anderen Brautjungfern am Altar. Ach ja, und er ist mein großer Bruder.«

»Sergey!« Sie schloss kurz die Augen, als ihr dämmerte, was das bedeutete, und wunderte sich im selben Moment, warum sich ihr Magen zusammenkrampfte, sowie sie seinen Namen laut aussprach.

Vanessa musste sich eingestehen, dass sie die Schmetterlinge bereits gespürt hatte, als sie am Vorabend bei der Generalprobe einfach nur neben ihm gestanden hatte – und dann heute wieder, als er im Frack erschienen und neben ihr hergegangen war. War das Panik oder Aufregung gewesen? Sie war sich nicht sicher. Sie war sich bei gar nichts mehr sicher – und genau das war es auch, was ihr das durstige Kribbeln in ihrer Kehle beschert hatte.

»Wie kann dein Bruder mein Verehrer sein, wenn er mich doch gar nicht kennt?«

In Nadias Augen blitzte es. Es war ihr Hochzeitstag, aber ganz offensichtlich genoss sie die Rolle als gute Fee, die ihren Brautjungfern den einen oder anderen Wunsch erfüllte. »Anscheinend hast du gestern Abend einen bleibenden Eindruck bei ihm hinterlassen.«

Gestern Abend. Das Probeessen. Als sie Nadias Brüdern Sergey und Anton offiziell vorgestellt worden war. Bei der Gelegenheit hatte sie auch erfahren, dass Sergey mittlerweile Sergeant bei der Herscher-Campuspolizei war. Außerdem hatte sie festgestellt, dass er einen Sinn für Humor hatte und wesentlich besser aussah als bloß »ziemlich gut«.

»Einen bleibenden Eindruck?«, echote sie. »In fünfzehn Minuten?«

»Wieso überrascht dich das? Du bist eine kluge, schöne Frau, und mein Bruder ist bestimmt eine Menge, aber weder blöd noch blind.«

Sergey war auf jeden Fall eine Menge – zum Beispiel faszinierend. Das hatte sie am Vorabend beim Small Talk mit ihm festgestellt. Sie hatte sein leises Seufzen gehört, als sie ihm die Hand auf den Arm gelegt hatte. Er hatte sich ganz dezent an sie geschmiegt und sie während des Essens nicht aus den Augen gelassen. Und so wie er ihr jeden Wunsch von den Augen abgelesen hatte, war er aller Wahrscheinlichkeit nach … ihr Sam.

Aber ahnte er seinerseits, dass sie Mistress Vivienne war? Nicht nur trug sie im Club eine Perücke und ihre farbigen Kontaktlinsen; sie imitierte dort außerdem einen Pariser Akzent. Ihre Tarnung war so perfekt, wie sie es mittels ihres analytischen Verstandes zustande brachte. Wodurch hätte sie da ihre wahre Identität verraten können?

Audie! Nessa unterdrückte ein Stöhnen. Ihre temperamentvolle, rothaarige Freundin war einfach nicht zu übersehen und hatte ihre wahre Identität im *Onyx* nie verheimlicht. Und weil Audie während Vanessas Ausbildung deren Bottom gewesen war, konnte wohl jeder, der sie außerhalb des Clubs zusammen sah, ganz leicht eins und eins zusammenzählen.

»Direkt nach der Zeremonie meinte er: ›Ich werd mich übrigens an deine Freundin Vanessa ranmachen. Versuch gar nicht erst, mich aufzuhalten.‹ Klang ziemlich draufgängerisch.« Nadia neigte den Kopf leicht zur Seite. »Also frage ich mich jetzt natürlich, ob ich aus dem Weg gehen oder ihm gegen's Schienbein treten soll – wie damals, als ich neun war.«

Sobald Nessa sich Nadia als wütende Neunjährige vorstellte, musste sie unwillkürlich lächeln. »Nein, brauchst du nicht, auch wenn dein Vorschlag mich amüsiert.«

»Wieso? Er ist mein Bruder, und du bist meine Freundin. Ich hab euch beide lieb.«

»Sicher, dass du ihn nicht lieber vor deiner Alkoholikerfreundin warnen willst?«, fragte Nessa und meinte es wirklich ernst.

»Wenn das der Fall wäre, würden wir diese Unterhaltung hier gar nicht erst führen.« Nadia nahm ihre Hand. Ihr brandneuer Ehering funkelte mit dem Verlobungsring um die Wette. »Ob du ihm von deiner Sucht erzählen willst oder nicht, ist ganz allein deine Sache. Aber du wirst überrascht sein, wie verständnisvoll und hilfsbereit er sein kann. Er hat genau wie du schon einiges durchgemacht – wie wir alle. Er ist ein toller Typ und ein noch tollerer Bruder, und das habe ich ihm tatsächlich auch schon mehrmals gesagt. Du musst ihm nur signalisieren, ob du Interesse an ihm hast oder nicht.«

Sie hatte Interesse, aber ...

»Was, wenn es nicht funktioniert? Ich will unsere Freundschaft nicht aufs Spiel setzen.«

Nadia schmunzelte. »Ach, und was, wenn es funktioniert? Wenn du interessiert bist, sag es ihm einfach. Du hast ein bisschen Spaß verdient – und er im Übrigen auch. Erzähl einfach beim Bitch-Talk keine Details aus eurem Sexleben, und erzähl mir um Himmels willen bloß nicht, dass du ihn irgendeines fernen Tages mit in deinen Sexclub nimmst! Okay?«

Zu spät ...

»Was hättest du mir denn geschenkt, wenn dein Bruder sich nicht freiwillig angeboten hätte?«, fragte Nessa stattdessen.

»Ich habe für euch alle übers Wochenende die Suite reserviert und einen Besuch im Spa gebucht«, antwortete die frischgebackene Braut. »Ich weiß schon, du entspannst dich im Club, aber ich dachte, eine andere Methode würde sicher auch nicht schaden. Dann hat Sergey mich beiseitegenommen, und da ist mir klar geworden, dass er ein noch viel besseres Geschenk sein könnte.« Sie nahm Vanessa in die Arme. »Und jetzt entschuldige mich bitte, ich muss mit meinem Ehemann tanzen, bevor der mich entführt und schlimme Dinge mit mir macht.«

Am Rand der Tanzfläche versuchte Nessa, sich den Anschein von Ausgeglichenheit zu geben. Sergey wollte sie also kennenlernen ... und Nadia hatte ihrem Bruder bereitwillig den Weg frei gemacht. Jetzt würde Nessa sich entscheiden müssen, ob ihr Interesse Taten nach sich ziehen sollte oder lieber nicht.

Ihr analytischer Verstand wägte Pro und Kontra ab. Lehre, Forschung, Publikationen – den Großteil ihrer Zeit war sie damit beschäftigt. Andere Clubbesucher im *Onyx* zu dominieren, war ihr willkommener Ausgleich und kostete sie einen beträchtlichen Teil ihrer Freizeit. Aber vielleicht wäre es ja tatsächlich an der Zeit für mehr; vielleicht wäre eine Beziehung jenseits der schützenden Clubmauern ja genau jene Art Ausgleich, die sie insgeheim brauchte. Womöglich würde sie sonst auch nicht allein am Rand dieser Tanzfläche stehen und diesen vermaledeiten, grässlichen Durst verspüren.

Ihr lief ein Schauder über den Rücken. Ganz ohne aufzublicken, wusste sie, dass Sergey sich zu ihr gesellt hatte. Seine Anwesenheit umhüllte sie mit Wärme und Sinnlichkeit wie eine Decke aus warmer Seide, die sich um ihren nackten Körper schmiegte. Vielleicht lag es am Frack. Oder an seiner Größe. Vielleicht lag es auch an der Art, wie er sie ansah, oder an seinen Augen, die die Farbe von exklusivem Whiskey hatten. Oder es war die Kombination aus allem, die ihr den Atem raubte. Dann lächelte er, und verdammt, dieses Lächeln machte sie richtig an.

»Hallo noch mal, Vanessa.«

»Hi, Sergey.« Groß, dunkel und gut aussehend beschrieb ihn schon ganz treffend. Ohne Absätze war sie eins achtundsiebzig groß, aber selbst jetzt, da sie Stilettos trug, überragte er sie um mehrere Zentimeter. Sein kräftiges braunes Haar war von Gold- und Kupferfäden durchzogen und schrie regelrecht danach, die Hände darin zu vergraben, sich daran festzuhalten, seinen Kopf in den Nacken zu ziehen, um ihm dann langsam über den Hals zu lecken und noch langsamer daran zu knabbern …

»Vanessa?«

Sie blinzelte und stellte mit einiger Verzögerung fest, dass er sie etwas gefragt hatte. »Entschuldigung! Was hast du gesagt?«

Er streckte ihr die Hand entgegen. Dieses verdammte Lächeln zog sie magisch in seinen Bann.

»Möchtest du tanzen?«

Das war er. Das war *der* Augenblick. Bleiben oder gehen. Ja oder nein. Es riskieren oder verzichten. Sie hätte nicht die Karriere, die sie hatte, wenn sie sich damals nicht getraut hätte, MINT-Fächer zu studieren. Andererseits hätte sie auch nicht die Probleme, die sie hatte, wenn sie vor vielen Jahren den ersten Schluck Wein abgelehnt hätte.

Sergey stand vor ihr und streckte ihr noch immer geduldig die Hand entgegen. Der Durst flaute ab und machte allmählich einem anderen Verlangen Platz.

Sie legte ihre Hand in seine. »Sehr gerne.«

* * *

Sergey wusste, dass im Ballsaal noch andere anwesend waren. Auch andere Frauen. Verdammt attraktive Frauen.

Trotzdem hatte er nur noch Augen für Vanessa, die Freundin seiner Schwester. Er war sich ihrer Anwesenheit nur zu deutlich bewusst, seit er am Vorabend beim Probeessen aufgetaucht war. Nachdem eine Auseinandersetzung auf dem Campus das Ende seiner Schicht leicht verzögert hatte, war er in aller Eile und immer noch gestresst zur Generalprobe erschienen. Doch dann war er direkt am Eingang wie vom Donner gerührt stehen geblieben. Ihr Anblick und der Klang ihres Lachens hatten ihn elektrisiert. Es hatte ihn überwältigt und ihm sofort ein besseres Gefühl beschert, ihn neugierig gemacht und in ihm das Verlangen entzündet, mehr von diesem Lachen aus ihr herauszukitzeln.

Er kannte die Freundinnen seiner Schwester von deren Social-Media-Profilen, aber bislang war er nur einer Einzigen von ihnen persönlich begegnet. Seit er nach Crimson Bay gezogen war, hatte er seine Zeit statt mit geselligen Treffen überwiegend damit verbracht, in der Wohnung über dem *Sugar & Spice* seine Wunden zu lecken, nachdem sein Leben in San Diego wie ein Kartenhaus in sich zusammengefallen war. Außerdem hatte er versucht, sich über seine nächsten Schritte klar zu werden. Audie war er nur deshalb begegnet, weil Nadia ihn vor einer Weile bekniet hatte, ihre Freundin nach allen Regeln der Cop-Kunst auf ein Gerichtsverfahren gegen einen tätlichen Angreifer vorzubereiten. Den anderen war er nie vorgestellt worden. Es war eine Überraschung für ihn gewesen, Audie im *Onyx*-Club wiederzusehen, doch die viel größere Überraschung war die Frau mit dem dunklen Bronzeteint, die dort bis vor Kurzem noch Audies Domse gewesen war.

Er hatte bereits gemutmaßt, dass es sich bei Vanessa um Mistress Vivienne handelte – und zwar seit er sie im Club erstmals angesprochen hatte. Sie hatte ihre Identität stets mithilfe einer akkurat geschnittenen, kinnlangen Bob-Perücke kaschiert, mit violetten Kontaktlinsen, einem französischen Akzent und jeder Menge Leder. Mistress Vivienne schien das genaue Gegenteil der kühlen, beherrschten Uni-Dozentin zu sein, aber von ihrer Größe, der schlanken Figur, der makellosen Haltung und ihren geschwungenen Wangenknochen konnte sie ebenso wenig ablenken wie von der kleinen Narbe an der linken Schulter und dem Muttermal unter dem rechten Ohr.

Trotzdem war er sich nicht ganz sicher gewesen – bis Vanessa ihm tags zuvor bei der Generalprobe die Hand in die Armbeuge gelegt hatte. Die Berührung hatte ihn erwischt wie ein Blitzschlag. Er war augenblicklich hart geworden und hätte sich am liebsten auf die Knie gekauert. Eine einzige Berührung hatte gereicht, und er hatte Bescheid gewusst. Die Frau, unter deren Flogger er sich wand, und die kühle Dozentin waren ein und dieselbe Person.

Er hatte sie direkt nach dem Probeessen gegoogelt. Vanessa Longfellow gab an der Herscher diverse naturwissenschaftliche Kurse und Seminare, hatte Aufsätze über die Wahrscheinlichkeit von organischem Leben auf fremden Planeten verfasst, sprach bei Konferenzen, trat in Wissenschaftssendungen auf und war die älteste Tochter einer wohlhabenden Familie aus Michigan. Eigentlich spielte sie in einer anderen Liga. Ach was. Nicht nur eigentlich. Wenn er sich nicht sicher gewesen wäre, dass sie seine Domse war, und seine Schwester ihn nicht so bereitwillig dazu ermutigt hätte, hätte er nicht einmal ansatzweise darüber nachgedacht, sich an sie ranzumachen. Aber jetzt konnte er nicht mehr anders.

Sergey führte Vanessa auf die Tanzfläche. Der DJ legte eine Ballade auf, was für ihn Grund genug war, um sie näher an sich heranzuziehen. Sein Verdacht erhärtete sich, sowie sie ihren Körper an seinen schmiegte: Vanessa Longfellow war seine Mistress Vivienne.

Die Gewissheit verlieh ihm neuen Mut. »Ich habe gesehen, wie du mit Nadia geredet hast. Hat sie dir gesagt, dass ich gern mal mit dir ausgehen würde?«

Sie legte den Kopf leicht in den Nacken und sah zu ihm hoch. »Ich glaube, das Zitat lautete eher: ›Ich will mich an deine Freundin ranmachen.‹ Oder so ähnlich.«

Oh, ja. Sie zog die Augenbraue auf dieselbe Art hoch wie Mistress Vivienne.

»Und – hat sie dir zur Flucht geraten?«

»Nein. Nadia hält große Stücke auf dich. Und selbst wenn sie mich gewarnt hätte – ich bin eine Frau, die ihre eigenen Entscheidungen trifft.«

»Solche Frauen mag ich.«

»Ach ja?« Sie sah ihn erneut an, und jeder Blick fühlte sich an wie ein Punch in die Magengrube. Ihr dunkles Haar hatte sie rund um einen rot-weißen Blumenschmuck hochgesteckt, was ihr ausdrucksstarkes Gesicht zusätzlich betonte. Ihre vollen Lippen und die Fingernägel waren so leuchtend rot wie ihr Kleid, auch wenn sie im Club lieber Violett trug. An den Ohren schimmerten Perlenstecker, und eine vereinzelte Perle an einer Goldkette lag in der Kuhle an ihrem Hals.

Sie war eine atemberaubende Frau. Aber das wirklich Fesselnde und Hypnotisierende an ihr waren die Augen: Sie waren dunkel und beseelt, konnten in einem Moment warm und offen dreinblicken und im nächsten Moment unterkühlt und reserviert wirken. Ihr Blick erzählte eine Geschichte, die sie unter Garantie nicht jedem auf die Nase band.

Einen solchen Blick hatte er bei der Arbeit schon öfter erhascht ... und auch beim Blick in den Spiegel hatte er ihn mitunter gesehen.

»Zumindest würde ich es gerne herausfinden«, sagte er, als der Song zu Ende war. Sie blieben auf der Tanzfläche stehen. Weder ließ er sie los, noch machte sie einen Schritt von ihm weg. »Hast du dir, was mich angeht, schon eine Meinung gebildet?«

Ihre üppigen Lippen verzogen sich zu einem Lächeln. »Wenn Sie diesen Fall gewinnen wollen, Sergeant Spiceland, dann müssen Sie mir mehr Beweise vorlegen.«

Er konnte sich nicht erinnern, dass sein Dienstrang erwähnt worden wäre, als Nadia sie einander vorgestellt hatte. Hieß das, dass auch sie Nachforschungen über ihn angestellt hatte? Er war sich nicht sicher, ob das gut oder schlecht war, aber nachdem sie immer noch vor ihm stand und lächelte, konnte das Ergebnis ihrer Recherche nicht ganz schlecht gewesen sein.

»Ja, Ma'am. Ach ja, und ich sollte wohl fragen, ob du lieber Doktor Longfellow oder ganz anders genannt werden willst.«

Einen elektrisierenden Augenblick lang glaubte er, sie würde von ihm verlangen, sie Herrin zu nennen. Stattdessen lächelte sie noch breiter.

»Meinen Doktortitel zücke ich eigentlich nur, wenn ich damit jemanden k. o. schlagen will. Nenn mich Vanessa. Vorerst.«

Vorerst. Das bedeutete doch, dass er sich die Gelegenheit würde verdienen dürfen, sie anders zu nennen. Er würde alles tun, was sie verlangte, um sich diese Belohnung zu erarbeiten.

»Danke. Und ... bist du mit jemandem zusammen, Vanessa?«

Sie dachte kurz nach. »Nein, im Moment bin ich in keiner Beziehung.«

Das war bestimmt nicht gelogen. Trotzdem war seinem inneren Cop ihr kurzes Zögern aufgefallen, und am liebsten hätte er sofort genauer nachgefragt. Offensichtlich konnte man das, was sie mit ihm als Sub machte, nicht als Beziehung bezeichnen; trotzdem schien sie sich ihm – Sam – verbunden zu fühlen.

Fast hätte er sich ihr an Ort und Stelle zu erkennen gegeben, doch als sie ihm die Hand auf den Arm legte, verflüchtigte sich der Gedanke.

»Ja, Ma'am?«

»Willst du mich denn nun zu einem Date einladen, Sergey?«

Er wollte mehr als das. Viel mehr. Genau wie Sam mehr von Mistress Vivienne wollte. Doch der Hochzeitsempfang seiner Schwester war weder der richtige Ort noch der richtige Zeitpunkt, um ihr das zu gestehen. Er würde ganz geduldig darauf hinarbeiten. »Hast du denn Zeit, noch heute Abend mit mir essen zu gehen?«

Bedauern lag in ihrem Blick. »Leider hab ich heute schon etwas vor.«

»Verstehe.« Und das tat er wirklich. Immerhin war Samstag, und Samstag hieß *Onyx*-Club. Wenn Mistress Vivienne dort auftauchte, würde Sam ebenfalls da sein. Dann wäre es eben eine andere Art Date.

»Ach, wirklich? Ich bin nämlich auch am Abend noch als Brautjungfer im Einsatz. Eine von uns muss schließlich so lange bei der Feier bleiben wie das glückliche Paar, und Siobhan und Audie sind mit ihren eigenen Happy Ends beschäftigt.«

»Ach so ... Na ja, dann gebietet es mir meine Ehre als Bruder der Braut, ebenfalls zu bleiben und dir zu helfen. Wir könnten danach noch einen Kaffee trinken und was Süßes essen. Aber wenn du lieber ein andermal ausgehen willst – wann würde es dir denn passen? Normalerweise arbeite ich unter der Woche tagsüber, aber am nächsten Freitag hab ich zum Beispiel Spätschicht ...«

»Da fällt uns sicherlich noch was ein. Aber die Party ist ja noch längst nicht vorüber, und der DJ hat gerade *den* Song dieses Sommers aufgelegt! Was meinst du – kannst du mit mir mithalten?«

Bei den ersten Klängen des Sommerhits stürmten alle, selbst die zwei Brautväter Nicholas und Victor, begeistert die Tanzfläche. Sergey nahm Vanessas Hand und wirbelte sie zu einer Drehung herum.

»Liebend gern«, gestand er, als er sie auffing. »Ich hoffe nur, du kannst mit *mir* mithalten.«

Ihr fröhliches Lachen war schier berauschend – eine der vielen Belohnungen, die er sich an diesem Tag noch verdienen wollte.

KAPITEL 2

Vanessa versuchte, sich daran zu erinnern, wann sie zuletzt so viel gelacht, so lange getanzt hatte und so entspannt gewesen war. Nicht einmal wenn sie mit ihren Freundinnen zusammen war, hatte sie das Gefühl, ganz sie selbst sein zu können. Bei Sergey konnte sie die Deckung fallen lassen und einfach Spaß haben. Vielleicht hatte das mit seinem Background als Gesetzeshüter zu tun, vielleicht mit seiner Persönlichkeit – aber woran auch immer es lag, sie ließ es geschehen.

Sie freute sich, als er ihr half, die persönlichen Dinge einzusammeln, die Nadia und Kaname während der Trauung gebraucht hatten – darunter auch Nadias Kleid. Die beiden Spiceland-Väter packten ebenfalls mit an; sie allein hätte es unmöglich schaffen können. Es war bereits dunkel, und die meisten Gäste waren längst nach Hause gegangen, als der Hotelpage die letzte Tasche für sie in den Kofferraum stellte. Bei dem Gedanken, dies alles jetzt auch noch in ihr Haus schleppen zu müssen, ehe sie sich endlich etwas Bequemeres anziehen durfte, fühlte sie sich gleich umso erschöpfter.

Nicholas Spiceland zückte seine Brieftasche, um dem Pagen ein Trinkgeld zu geben.

»Sergey«, sagte er dann, »könntest du Vanessa hinterherfahren und ihr mit den Sachen helfen? Es war ein langer Tag.«

»Natürlich, Sir.« Sergey wandte sich zu ihr um. »Oder hast du etwas dagegen?«

Es gefiel ihr, dass Sergey lieber nachfragte, als einfach vorzupreschen. »Nein, im Gegenteil. Danke.«

Nicholas Spiceland warf seinem Ehemann Victor einen vielsagenden Blick zu. Victor war das genaue Gegenteil von Nicholas: warmherzig und liebevoll, während Nicholas selbst auf den ersten Blick eher reserviert wirkte. Ihre Liebe und Zuneigung zueinander und zu ihren Kindern hätten in Vanessa glatt Eifersucht aufkeimen lassen, hätten die beiden sie, Siobhan und Audie nicht ebenfalls als Teil der Familie angesehen – und sie behandelten sie auch entsprechend. Angesichts des sehr kühlen Verhältnisses zu ihren eigenen Eltern war das liebenswerte Willkommen der Spicelands Balsam für Vanessas liebeshungrige Seele und ein Bollwerk gegen das quälende Verlangen nach elterlicher Anerkennung, mit dem sie sich immer noch herumschlug und mitunter quälte.

Allerdings war ihr eines klar: Es wäre für die zwei Männer eine Sache, dass ihre Tochter mit einer Alkoholikerin befreundet war; die ganz andere Sache wäre sicherlich, wenn sie mit ansehen müssten, dass ihr Sohn mit ebendieser Alkoholikerin zusammenkäme. Ob die zwei Spiceland-Daddys dann immer noch so verständnisvoll wären, wenn die Sache zwischen Sergey und ihr so weit ginge, wusste Nessa beim besten Willen nicht.

Als der Parkservice ihren Wagen vorfuhr, drehte sich Victor mit einem strahlenden Lächeln zu ihr um, breitete die Arme aus – »Drück uns mal!« –, und sie ließ sich von ihm fest umarmen.

»Danke für alles, was du getan hast«, flüsterte er, »und damit meine ich nicht nur, dass du Nadias Brautjungfer warst. Ich habe unseren Serjoscha seit Monaten nicht mehr so lächeln sehen.«

»Nichts zu danken«, erwiderte sie gerührt und wusste gar nicht, was sie sagen sollte. Bei der Party hatte sie sich dank Sergey besser amüsiert, als es sonst der Fall gewesen wäre.

»Wir sind morgen noch in der Stadt«, meinte Nicholas. »Wenn du Zeit hättest, würden wir gern noch mal mit euch allen zu Mittag essen, bevor wir wieder heim nach San Francisco müssen.«

Sie hätte eigentlich einen Artikel schreiben sollen; aber die Möglichkeit, mit den Spicelands Zeit zu verbringen, durfte sie nicht verstreichen lassen. »Seid ihr euch sicher, dass ihr nicht nur ein Männeressen mit euren Söhnen ausrichten wollt? Ich will wirklich nicht das fünfte Rad am Wagen sein ...«

»Bist du nicht«, beteuerten alle drei Männer wie aus einem Mund, und im selben Moment dämmerte Nessa, woher Sergey seine guten Manieren hatte.

»Außerdem«, fügte Nicholas hinzu, »ist Anton ohnehin schon abgereist. Er musste zurück nach Los Angeles, um zu arbeiten.«

Nadias und Sergeys Bruder Anton war in Hollywood ein gefragter Stuntman. Wenn er gerade keine Filme drehte, ging er seinen aufregenden Hobbys nach: dem Fallschirmspringen oder Drachenfliegen.

Victors ausdrucksstarkes Gesicht verfinsterte sich kurz, und Nessa fragte sich, ob es mit dem jüngeren Sohn der Spicelands Schwierigkeiten gab. Nach ihrer flüchtigen Begegnung mit ihm zu urteilen, hatte er die ruhige, zurückhaltende Art von Nicholas geerbt und schier zum Äußersten getrieben. Schwer zu glauben, dass jemand so tief in sich Ruhendes bei der Arbeit und in der Freizeit ein derartiger Adrenalin-Junkie war.

»Wie auch immer – hoffentlich sehen wir uns morgen. Wir haben so selten die Gelegenheit!«

Nessa sah die beiden öfter als ihre eigenen Eltern. Die Gründe dafür hatten nichts mit der geografischen Entfernung zu tun. »Ich bin gerne dabei!«

Die beiden Männer stiegen in ihren Wagen und fuhren winkend davon. Sobald sie außer Sicht waren, drehte Sergey sich zu Vanessa um. Er hob die Hand, als wollte er sie berühren, ließ es dann aber bleiben. Trotzdem fühlte es sich an, als hätte er sie gestreichelt.

»Wenn du morgen schon etwas vorhast, musst du nicht zum Lunch kommen. So bräuchtest du dich auch nicht dem Verhör meiner Dads auszusetzen.«

»Das macht mir nichts aus«, erwiderte sie lächelnd. »Es ist doch schön, dass sie sich Gedanken machen.«

Er nickte, als wollte er sich ihre Antwort für später merken. »Wenn du noch eine Minute wartest, hol ich mein Auto und fahr dir nach.«

»Hört sich gut an.«

Er half ihr hinters Steuer, wartete, bis sie sich angeschnallt hatte, schob die Tür für sie zu und joggte hinüber zum Parkplatz. Nessa rieb mit beiden Händen über das lederbezogene Lenkrad und fragte sich, was wohl passieren würde, wenn sie bei ihr zu Hause angekommen wären. Das Interesse, das früher am Abend zwischen ihnen aufgekeimt war, hatte sich beim Tanzen in Begierde verwandelt. Wenn er bloß Nadias Bruder Sergey gewesen wäre, hätte sie den Abend mit einem Abschiedskuss und einer Verabredung fürs Wochenende ausklingen lassen. Aber nachdem er ihr Sam war ...

Sie hörte eine Hupe. Im Rückspiegel sah sie, wie Sergey ihr zuwinkte. Sie ließ den Wagen an und fuhr von der Hotelzufahrt auf den Bay Highway, der an der Küste entlangführte.

Während der kurzen Heimfahrt grübelte sie fieberhaft, durchdachte sämtliche Optionen, ging alle Eventualitäten durch und wägte die potenziellen Konsequenzen einer Beziehung mit Sergey vor dem Hintergrund ihrer Vergangenheit ab.

Die Fakten sprachen nicht gerade für sie. Unter ihren Freundinnen galt sie als die Nette, Zuverlässige. Doch keine von ihnen hatte sie früher erlebt, als sie noch Wodka in sich hineingekippt hatte wie Mineralwasser. Sie war am College eine hoch funktionale Alkoholikerin gewesen – bis sie kurz davorgestanden hatte zu promovieren und ihre Karriere aufs Spiel setzte, noch ehe die überhaupt begonnen hatte. Ihre Großmutter half ihr, ihr Leben wieder in den Griff zu bekommen, und seitdem war sie nur ein einziges Mal rückfällig geworden. Und auch da war die Großmutter ihre Rettung gewesen.

Seit sie ihr Leben in Michigan hinter sich gelassen und in Crimson Bay ein neues angefangen hatte, war sie trocken.

Inzwischen feilte sie seit einigen Jahren an ihrem Image der brillanten Wissenschaftlerin, die vor jungen Leuten inspirierende Vorträge hielt und ihnen erklärte, wie sie in den sogenannten MINT-Fächern am besten Karriere machen konnten. Es fiel ihr zusehends leicht, dieses neue Ich zu akzeptieren, selbst wenn es ihr hin und wieder noch wie ein schlecht sitzendes Kostüm vorkam, in dem ihre Haut juckte.

Trotzdem führte sie dank ihrer Freunde und ihrer Aktivitäten an der Uni ein erfülltes Leben. Hin und wieder nahm sie an Fakultätsfeiern teil und hatte sogar Dates. Einer festen Beziehung stand sie nach ihrer gescheiterten Verlobung allerdings eher skeptisch gegenüber. Trotzdem konnte es sicher nicht schaden, öfter als einmal wöchentlich in der kontrollierten Unartigkeit des Clubs einen Ausgleich zu suchen …

Vor dem Tor ihrer bewachten Reihenhaussiedlung betätigte sie den Öffner. Sergey war direkt hinter ihr.

Sie mochte die Enclave at Bayview. Hier wohnten hauptsächlich junge Berufstätige und Universitätsmitarbeiter, die Atmosphäre war freundlich, die Nachbarn nicht allzu neugierig – und die namensgebende Aussicht über die Bucht war auch nicht zu verachten. Hier durfte sie gerade so anonym oder gesellig sein, wie sie wollte.

In der Garage ließ sie genügend Platz, damit auch Sergey seinen Wagen abstellen konnte. Sie wartete, bis er den Motor abgestellt hatte, dann öffnete sie den Kofferraum und stieg aus.

»Tolle Wohngegend«, stellte er fest, als er ebenfalls ausgestiegen war. »Und wenn ich richtig informiert bin, ist die Verbrechensrate hier sehr niedrig, es gibt nur wenige häusliche Zwischenfälle ...«

Sie nahm Nadias Brautkleid aus dem Kofferraum und steuerte eine Sicherheitstür an. »Und ich dachte, du bist bei der Campuspolizei?«

»Manchmal helfen wir auch bei anderen Einsätzen aus.« Er griff sich ein paar Tüten aus Vanessas Kofferraum. »Aber in erster Linie hab ich mich gleich zu Anfang schlaugemacht, ob die Stadt, in der meine Schwester und ihre Freundinnen zu Hause sind, auch wirklich sicher genug für sie ist.«

»Diese Stadt ist inzwischen doch auch dein Zuhause«, bemerkte sie und schaltete die Alarmanlage aus.

Er lächelte sie warm an. »Das glaube ich langsam auch.«

Sie brachten alles in ein kleines Zimmer im Erdgeschoss, das Nessa als Büro benutzte.

»Danke für deine Hilfe«, sagte sie, hielt ihm den Kleidersack mit Nadias Hochzeitskleid hin, und er hängte ihn an die Tür.

»War mir ein Vergnügen.«

Sie schnaubte. »Na ja, Vergnügen würde ich das vielleicht nicht nennen, aber ich weiß die Mühe zu schätzen. Das Tanzen und Lachen auch. Ich hab mich heute sehr wohlgefühlt in deiner Gesellschaft.«

»Vielen Dank, Ma'am. Das Kompliment gebe ich gerne zurück: So viel Spaß hatte ich schon lange nicht mehr.«

»Ich auch nicht …« Sie legte ihm die Hand auf den Arm. Er war aus seinem Frack geschlüpft, hatte die Krawatte abgelegt und die Ärmel hochgekrempelt. Die lässige Eleganz fand sie überaus anziehend. »Danke auch dafür.«

Er sah hinab auf ihre Hand. Sie spürte, wie sich seine Armmuskulatur anspannte. Dann legte er seine Hand auf ihre. Hitze strömte ihr von den Fingern durch den Arm direkt ins Herz, das binnen eines Wimpernschlags zu rasen begann.

Langsam hob er den Blick und sah ihr in die Augen. »Ich sollte jetzt wohl gehen.«

Mit dieser Reaktion hatte sie nicht gerechnet, aber die Zurückhaltung in seinen Worten überraschte sie nicht. Sie machte einen kleinen Schritt auf ihn zu.

»Wahrscheinlich … Aber das willst du nicht, oder?«

»Nein.«

»Was willst du, Sergey?«

Er schlug die Augen nieder, sodass sie seine dichten Wimpern bewundern konnte. Als er die Augen wieder öffnete, funkelten sie begierig.

»Ich will dich küssen.«

Einem anderen Wunsch, einem offensiveren, hätte sie vielleicht widerstehen können. Aber seine Bitte nach einem einfachen Kuss entfachte ein tiefes Verlangen in ihr, und sie wusste, dass ihr erster Kuss alles andere als harmlos sein würde.

Sie schlang ihm die Arme um den Nacken.

»Na, dann los«, befahl sie ihm. »Dann küss mich.«

* * *

Sergey musste sich zusammenreißen, um Vanessa nicht in seine Arme zu reißen und um den Verstand zu küssen. Doch er ahnte intuitiv, dass dies die falsche Herangehensweise wäre. Bestimmt erwartete sie ein so impulsives Verhalten, würde es vielleicht sogar begrüßen und gut finden. Mistress Vivienne hingegen würde von ihm erwarten, ihr den gebührenden Respekt zu erweisen, und dazu musste er sich zusammennehmen. Außerdem wollte er den Moment auskosten und jede Sekunde genießen, für den Fall, dass es nicht noch einmal so weit käme.

Er legte ihr beide Hände an die Wangen, und sie sah zu ihm hoch. Ihr Lächeln verblasste, und ihr Blick wurde weich, als er ihre Wangen streichelte. Es kam ihm vor, als hätte er eine Ewigkeit darauf gewartet, sie auf diese Weise berühren zu dürfen, sie so festzuhalten – und jetzt wollte er nichts überstürzen.

»Ich dachte, du wolltest mich küssen«, flüsterte sie und schmiegte sich an ihn.

»Das will ich auch. Aber du sollst mich auch küssen.«

Er berührte ihre Lippen kurz mit seinen, einmal, zweimal, dann noch einmal, und jedes Mal durchzuckten ihn kleine Stromschläge. Beim letzten Mal meinte er, ein fast schon ungeduldiges Schnauben zu hören, dann schob sie ihm die Hand ins Haar, zog ihn zu sich herunter und erwiderte seinen Kuss.

Oh, ja. Er ließ die Hände über ihre Taille gleiten und hielt sie fest, während der Kuss immer intensiver wurde. Sie hatte seit dem Abend den Lippenstift nicht mehr nachgezogen, und ihre Lippen waren weich, voll und süß. Dann öffnete sie halb den Mund und fuhr mit der Zunge über seinen Mundwinkel. Die halbe Erektion, die ihn den ganzen Tag über immer wieder geplagt hatte, meldete sich sofort überdeutlich zurück. Er schob sich ein winziges Stück von ihr weg, was ihr nicht zu gefallen schien. Sie verstärkte den Griff um seinen Hinterkopf, was einen süßen Schmerz zur Folge hatte. Einer von ihnen stöhnte auf, und er war sich ziemlich sicher, dass er es gewesen war.

Dann gab er ihr, was sie wollte, presste seine Lippen auf ihre, und ihre Zungen kämpften miteinander, während sich ihre Körper von der Brust bis zur Hüfte schier passgenau aneinanderschmiegten. Ihm wurde lodernd heiß, als er seine Hände auf ihren Steiß legte, sie spürte und schmeckte.

Sekunden später lösten sie sich voneinander, sahen einander an und atmeten leise keuchend. Seine Handflächen kribbelten vor Verlangen, sie wieder an sich zu ziehen, ihre süßen Kurven zu ertasten und ihren Geschmack erneut zu kosten.

Sie legte die Fingerspitzen an ihre Lippen und kicherte nervös. »Du küsst genauso gut, wie du tanzt, Sergey Spiceland.«

Auch er war nervös. »Überrascht dich das denn?«

»Nein. Es ... gefällt mir.« Sie strich sich über die Taille. »Ja. Es gefällt mir sehr.«

»Heißt das, wir haben eine Dinnerverabredung? Oder ... zumindest Kaffee und Kuchen?«

»Auf jeden Fall. Wenn es dir nichts ausmacht, noch ein bisschen zu bleiben, dann könnte ich jetzt tatsächlich eine Pizza und einen Salat vertragen. Ach was, vergiss den Salat. Das Hochzeitsessen hab ich mir schon vor Stunden wieder abgetanzt. Was meinst du?«

»Pizza essen mit einer schönen Frau? Wie könnte ich da widerstehen?«

»Mit deinem Charme wirst du es noch weit bringen, so viel ist sicher.« Mit einem Seufzer ließ sie sich aufs Sofa fallen. »Leider bringe ich es nicht mehr annähernd so weit. Zumindest nicht in diesen Schuhen. Eine Beyoncé bin ich nämlich nicht.«

»Oh, da kann ich behilflich sein. Mit den Schuhen, meine ich.«

Ohne darüber nachzudenken, ging Sergey vor ihr auf die Knie. Er hörte, wie sie überrascht nach Luft japste, als er ihren linken Fuß anhob und ihn auf seinen Oberschenkel setzte, um das Riemchen am Knöchel zu lösen. Wie sie auf diesem Pfennigabsatz überhaupt hatte stehen können, geschweige denn laufen und stundenlang tanzen, würde ihm wohl für immer ein Rätsel bleiben. Aber die Wirkung, die diese schwindelerregend hohen Absätze auf die Konturen ihrer Beine gehabt hatten, war ihm noch immer nur allzu bewusst.

Sie seufzte vernehmlich, als er anfing, ihr den Fuß zu massieren. Der Laut hallte in ihm wider und führte dazu, dass seine Erektion noch steifer und allmählich unangenehm wurde. Wie oft hatte er während der vergangenen Monate so vor ihr gekniet und auf ihr Kommando oder die Peitsche gewartet? Wie oft hatte sie ihm Lust gespendet, ihn in die Höhe schnellen lassen und auf dem Weg zurück nach unten wieder sanft beruhigt? Und doch verpasste die Fußmassage – dieser einfache und zugleich intime Akt – ihm eine Gänsehaut, die ihresgleichen suchte. Das hier war es, was er wollte. Den Schmerz wollte er auch – manchmal brauchte er ihn sogar, er brauchte die Klarheit, die der Schmerz ihm bescherte. Aber das hier – zu hören, dass sie es genoss, und zu wissen, dass er für diesen Genuss gesorgt hatte – weckte in ihm eine unerträgliche Sehnsucht.

Trotzdem wollte er weder darauf drängen noch sie zu etwas überreden. Er wusste, dass sie im Club auch noch andere Kunden hatte, aber er meinte, mitbekommen zu haben – und hoffte es inständig –, dass sie bislang noch niemanden sonst zu ihrem Sub erkoren hatte. Insofern wäre sie mit den anderen auch nicht weiter gegangen als mit ihm … Er wollte der Erste sein. Er wollte der Einzige sein.

»*Mon cher* …«

Ihre rauchig sündige, sexy Stimme überwältigte ihn und entlockte ihm eine spontane Reaktion. »Ja, Madame?«

Verdammt!

KAPITEL 3

Am liebsten wäre Nessa gewesen, dass die glorreichste Fußmassage ihres Lebens nie aufhörte, aber es war an der Zeit, das Spielchen zu beenden.

Sie sah genau, wie Sergey bewusst wurde, was er da gerade gesagt hatte und was das bedeutete. Mit ihrem Fuß in beiden Händen, war er schlagartig erstarrt. Dann warf er ihr einen verschämten Blick zu.

»Jetzt bin ich aufgeflogen, was?«

»Allerdings.« Sie zog ihren Fuß zurück, weil sie nachdenken musste. Während seiner fantastischen Fußmassage war sie dazu einfach nicht in der Lage gewesen.

Er kniete immer noch auf dem Boden. In derselben Position wartete Sam immer auf den Beginn ihrer Sessions.

»Wodurch hab ich mich verraten?«

»Reicht das nicht schon?« Sie zeigte auf seine Kauerhaltung und stand auf. »Deine Haare, deine Hände, dein Seufzen … Und du hast mich gestern und heute genau so zum Altar begleitet, wie du mich sonst durch den Club begleitest.«

Er lächelte. »Mir war nicht klar, dass du mir so viel Aufmerksamkeit schenkst.«

»Natürlich bin ich aufmerksam. Was bleibt mir denn anderes übrig?« Sie atmete geräuschvoll aus. »Wann kam dir der Verdacht, dass ich Mistress Vivienne sein könnte?«

»Ich habe es bereits geahnt, als ich dich erstmals mit Audie im *Onyx* gesehen habe«, gestand er. »Nadia hat mir einiges von euch erzählt, daher wusste ich, dass ihr vier euch sehr nahesteht. Nachdem ich Audie kennengelernt hatte, war es einfach nur naheliegend, dass du die Frau an ihrer Seite warst. Und beim Probeessen gestern war ich mir schließlich sicher.«

»Hättest du dich mir irgendwann offenbart, oder wolltest du mir auch weiter etwas vormachen?«

»Ich habe dir nichts vorgemacht.« Er schüttelte den Kopf, um seinen Worten Nachdruck zu verleihen. »Ich habe lediglich beobachtet und Indizien gesammelt, weil ich mir ganz sicher sein wollte, bevor ich irgendwelche Schlüsse ziehe.«

Natürlich. Immerhin war er ein Cop. Seine Arbeitsmethoden ähnelten der Herangehensweise, derer sie sich in der Forschung bediente. Noch etwas – mal abgesehen vom Club –, was sie gemeinsam hatten. Wenn sie ehrlich war, dann hatten sie außerhalb des Clubs sogar noch mehr Gemeinsamkeiten als innerhalb. Dort trug er Maske, sie Perücke und Kontaktlinsen. Im Club gaben sie beide vor, jemand anderes zu sein, waren miteinander intim, ohne sich persönlich nahezukommen.

»Falls das was ändert – ich würde auch dann mit dir ausgehen wollen, wenn du nicht Mistress Vivienne wärst. Und weil du Mistress Vivienne bist, will ich mit dir ausgehen *und* dein Sub sein.«

»Aber warum?«

Die Frage war ihr herausgerutscht, ohne dass sie es hätte verhindern können, und überraschte sie beide. Sie winkte eilig ab. »Darauf musst du nicht antworten. Aber jetzt steh bitte wieder auf. Wir können uns nicht unterhalten, solange du dort am Boden kniest.«

Mit einem entschlossenen Gesichtsausdruck erhob er sich. »Ich möchte deine Frage trotzdem beantworten.«

»Na gut«, meinte sie und war schon fast krankhaft gespannt auf seine Erklärung.

»Wir hatten Spaß. Gestern und heute. Beim Probeessen hat dich irgendetwas, was ich gesagt hab, zum Lachen gebracht – keine Ahnung, was es war. Aber ich weiß noch genau, dass ich gedacht habe: Davon will ich mehr. Deswegen habe ich Nadia auch erzählt, dass ich mich an dich ranmachen will. Nach allem, was heute passiert ist, will ich mehr – mehr Zeit, mehr Lachen, mehr Tanzen. Und mehr Küsse.« Er hielt inne und machte ein besorgtes Gesicht. »Ist dir das zu viel?«

Wahrscheinlich sollte es das sein, aber sie hatte sich ebenfalls amüsiert, und auch sie wollte mehr von alledem. Und ab und zu noch eine Fußmassage wäre auch nicht schlecht.

»Nein«, antwortete sie, und seine Anspannung legte sich in Teilen, war aber immer noch klar ersichtlich.

»Hast du Zweifel, weil ich ein Cop bin und kein Akademiker?«

»Natürlich nicht!« Der Gedanke war ihr gar nicht gekommen, auch wenn er das hätte tun sollen, und wenn nur, damit sie ihn prüfen und verwerfen konnte. »Ich beurteile Menschen doch nicht nach ihrem Beruf!«

»Also zögerst du, weil ich Nadias Bruder bin?«

»Zum einen. Und zum anderen, weil du mein Sam bist. Ihr seid in meinem Kopf zwei verschiedene Menschen. Ich brauche bestimmt eine Weile, um das miteinander in Einklang zu bringen, und das schaffe ich bestimmt nicht mit leerem Magen.«

»Okay.« Sein Lächeln war zurück, und er angelte sein Handy aus der Tasche. »Ich bestelle uns Pizza. Gibt es eine bestimmte, die du gern magst?«

»Die Pizzeria Roma liefert hierher, und auf ihrer Karte mag ich wirklich alles, bestell also einfach, was du essen willst.«

»Aber welche magst du am liebsten?«

»Die Pizza Supreme. Und die Knoblauchbrötchen sind auch toll.«

Er bedachte sie mit einem Seitenblick. »Heißt das etwa, du willst mich nicht noch mal küssen? Denn nur damit du Bescheid weißt: Knoblauchbrötchen werden mich nicht davon abhalten.«

Sie lachte. »Du kannst gut küssen. Da halten auch *mich* keine Knoblauchbrötchen ab.«

Er strahlte übers ganze Gesicht, und ihr Magen schlug Purzelbäume.

»Willst du dich eigentlich umziehen?«, fragte er dann. »Du hast vorhin doch erwähnt, dass du das Kleid loswerden willst.«

Hatte sie das? Eine beiläufige Bemerkung, und er erinnerte sich noch daran? Diese Art Aufmerksamkeit war sie nicht gewohnt, und sie war schmeichelhaft und nervenaufreibend zugleich. Aber sein Vorschlag verschaffte ihr die dringend benötigte Zeit zum Nachdenken.

»Danke. Falls du Wechselsachen dabeihast – um die Ecke ist das Gästebad.«

»Nett von dir. Darf ich dir mit dem Reißverschluss helfen?«

Es war leicht verwirrend, wie er ständig zwischen Sergey und Sam hin- und herwechselte. Dann dämmerte ihr, dass die Hilfsbereitschaft einfach Teil seines Charakters war: Ob nun als Sergey oder als Sam – er tat intuitiv immer genau das, was sie wollte, und nichts weiter. Er würde ihr einfach nur das Kleid öffnen und das Ganze mitnichten als Gelegenheit zur Verführung ansehen. Zumindest glaubte sie das.

Also drehte sie sich wortlos um und bot ihm ihren Rücken dar. Sie spürte, wie er sich näherte und die Luft mit jedem seiner Schritte heftiger knisterte. Sein Körper strahlte so viel Wärme aus, dass ihre Brustwarzen hart wurden, während sie gleichzeitig eine Gänsehaut hatte.

»Du frierst ja«, bemerkte er und fuhr mit den Händen die Kontur ihrer Arme nach, ohne sie zu berühren. »Du solltest dir was Warmes, Gemütliches anziehen.«

Warm und gemütlich hieß: von Kopf bis Fuß eingepackt. Nicht verführerisch. Trotz des Kusses und seiner Erklärung, mehr von ihr zu wollen, schien Sergey nicht davon auszugehen, dass er an diesem Abend mehr bekommen würde, und er wollte sie allem Anschein nach auch nicht davon überzeugen, ihm mehr zu geben. Nur wollte sie ihn ihrerseits genau deshalb umso mehr.

»Mache ich gleich«, versprach sie und hörte selbst, wie belegt ihre Stimme klang. »Aber dafür müsstest du erst einmal den Reißverschluss aufziehen ...«

Das sattrote Etuikleid war für sie maßgeschneidert worden und passte wie angegossen. Der Reißverschluss erstreckte sich über ihr komplettes Rückgrat. Sie versuchte, weder zu atmen noch sich zu bewegen, als seine Finger nach ihrem Nacken tasteten. Zitterte er leicht?

Sie schloss die Augen, als er das kleine Häkchen am oberen Ende öffnete. Dann das Ratschen, als er den Reißverschluss langsam aufzog – es hallte fast so laut durch die angespannte Stille wie das Pochen ihres Herzens.

»Madame«, flüsterte er, und sie spürte seinen warmen Atem in ihrem Nacken.

»Ja, *mon cher?*«

»Darf ich Ihnen noch bei etwas anderem behilflich sein?«

Lieber Gott ...

Begierde flammte in ihr auf. Wenn das keine Verführung war – was würde erst passieren, wenn er es tatsächlich darauf anlegte? Da hätte sie keine Chance.

Ihr kamen tausend Sachen gleichzeitig in den Sinn: dass er ihr ins Schlafzimmer folgen und aus den Klamotten helfen könnte. Aber sie durfte nicht mit ihm ins Bett gehen, selbst wenn sie es wollte. Nicht, solange er mit ihr ausgehen wollte. Erst würden sie sich unterhalten müssen.

»Nein danke …«

Der erste Schritt weg von ihm war der schwerste.

»Bestell doch schon mal die Pizza. Ich komme gleich wieder.«

* * *

Sie lief nach oben ins Schlafzimmer und nutzte die Gelegenheit und den Abstand zu Sergey, um mit halbwegs klarem Kopf nachzudenken.

Na gut, sie dachte schon seit gestern Abend nach – seit sie Audie von ihrem Verdacht erzählt hatte. Sie hatte die ganze Party lang und auf der Fahrt nach Hause nachgedacht. Dann hatte er sie geküsst, und sie hatte mit dem Denken aufgehört und lieber *gefühlt*, und dieses Gefühl war wundervoll.

Davon wollte sie mehr, dachte sie, streifte sich das Kleid von den Schultern und ging ins Bad, um sich frisch zu machen.

Seit sie nach Crimson Bay gezogen war, hatte sie durchaus einige Dates gehabt. Doch keines hatte sie je in Versuchung geführt, mehr zuzulassen. Neben dem Ringen um die Abstinenz, den beruflichen Verpflichtungen und der Betreuung ihrer Studenten hatte sie ohnehin kaum Zeit für eine Beziehung.

Doch jetzt war da Sergey – oder vielmehr Sam. Im Club hatte er sich von den anderen unterschieden – und nicht nur, weil er dort eine Maske trug. Er war strebsam, aufmerksamer als andere, empfänglicher, und offensichtlich gefiel es ihm, ihr gefällig zu sein. Sie war mit ihm eine Verbindung eingegangen, die man nur schwer in Worte fassen konnte und die so stark geworden war, dass sie sich zu guter Letzt überlegt hatte, ihre Intimität bei ihrem nächsten Besuch im *Onyx*-Club einen Schritt weiter zu treiben. Wenn sich das als angenehm für sie beide herausgestellt hätte, hätte sie ihn zu ihrem festen Sub gemacht …

Aber das galt für den Club. Und nur für dort. Dass Sam nun Sergey war, änderte alles. Sergey wollte sie daten *und* ihr Sub sein. Wenn sie sich damit einverstanden erklärte, würden sie auch außerhalb des *Onyx* interagieren müssen. Aber würde sie das können? Sie war sich nicht sicher.

»Wo wäre denn das Problem?«, fragte sie sich selbst und nahm ihren Bademantel aus weinrotem Samt vom Bügel. »Er hat kein Problem damit, und Nadia ebenso wenig. Ihren Vätern scheint es auch nichts auszumachen. Wieso dann dir selbst?«

Gute Frage. Doch Vanessa hatte allen Grund, in emotionalen Zusammenhängen misstrauisch zu sein. Aus ihrer letzten Langzeitbeziehung wäre fast eine Ehe geworden, doch als ihr Verlobter sie auf grausamste Art sitzen gelassen hatte, war sie prompt rückfällig geworden, und der Alkohol hätte sie beinahe vernichtet. Seitdem hatte sie ihr Herz und ihre Abstinenz eisern verteidigt. Risikoscheu zu sein hieß für sie auch, ruhig, vernünftig und nüchtern zu bleiben. Heutzutage ging sie nur noch in der Forschung Wagnisse ein, und selbst das nur im Rahmen strenger Grenzen.

Aber vielleicht könnte sie bei Sergey mehr wagen. Sie könnten reden, ihre Grenzen mit der Zeit festzurren und dann ganz langsam weitersehen. Spaß haben, sich miteinander amüsieren, und wenn es Zeit wäre, wieder getrennte Wege zu gehen, könnten sie Freunde bleiben.

Sobald sie den Plan gefasst hatte, machte sie sich wieder auf den Weg nach unten. Sie lief ins Wohnzimmer und entdeckte Sergey an der Haustür, wo er gerade ihr spätes Abendessen bezahlte. Er hatte sich eine dunkle Jeans und ein hellgrünes Oxford-Hemd angezogen. Gab es eigentlich irgendetwas, worin er nicht gut aussah?

Mit einem Lächeln im Gesicht drehte er sich zu ihr um. »Eine große Supreme und einmal Knoblauchbrötchen«, verkündete er. »Wo soll ich's hinstellen?«

»Auf den Couchtisch. Was willst du trinken? Ich hab Mineralwasser, Tee und Light-Limo.«

»Wasser klingt gut.« Er schob die Kartons auf den niedrigen Tisch, richtete sich wieder gerade auf und musterte sie eingehend. »Deine Version von warm und gemütlich gefällt mir.«

Sie spürte sein Lächeln tief in der Magengrube. »Erst wollte ich meinen flauschigen rosa Jumpsuit anziehen, aber dann dachte ich mir, das würde wahrscheinlich keinen guten Eindruck machen.«

»Ich wäre wahrscheinlich von allem beeindruckt, was du anziehst«, murmelte er.

Lachend lief sie in die Küche, um Servietten und zwei Flaschen Wasser zu holen. »Du brauchst dich bei mir nicht einzuschleimen, Sergey«, rief sie. »Ich hab auch so schon beschlossen, dass ich dich noch einmal küssen will.«

»Und hast du auch noch mehr beschlossen?«, fragte er, ging ihr entgegen und nahm ihr die Flaschen ab.

»Vielleicht?« Sie setzte sich ans eine Ende des Sofas und bedeutete ihm, am anderen Ende Platz zu nehmen. »Los, essen wir die Pizza, solange sie warm ist.«

Sie schaltete den Fernseher ein, damit es im Zimmer nicht ganz so ruhig war, und sie machten es sich gemütlich. Während sie aßen, herrschte zwischen ihnen Stille, die tatsächlich angenehm war, auch wenn sie wusste, dass er nur darauf wartete, das vorangegangene Gespräch fortzusetzen.

Nachdem sie ein Stück Pizza und eins dieser Sucht erzeugenden, buttrigen Knoblauchbrötchen gegessen hatte, war sie endlich imstande, ihre Unterhaltung wieder aufzunehmen. Sie hätte auch um den heißen Brei herumreden können, aber sie wollte von Anfang an offen und ehrlich zu ihm sein. Sobald sie sich mit einem Schluck Wasser die Kehle befeuchtet hatte, gab sie sich einen Ruck.

»Zuallererst will ich, dass du weißt, dass ich Alkoholikerin bin.«

»Okay.« Er wischte sich die Hände an seiner Serviette ab und wandte sich ihr zu. »Funktional, nicht funktional? Trocken?«

»Trocken. Ich habe nichts mehr getrunken, seit ich nach Crimson Bay gezogen bin.«

»Dann gratuliere ich dir zur erfolgreichen Abstinenz.«

Sie legte den Kopf leicht schief, als er ihr mit der Wasserflasche zuprostete. »Deine Reaktion überrascht mich ein bisschen. Wundert oder stört dich das gar nicht?«

»Du bist eine der besten Freundinnen meiner Schwester. Ich weiß, dass sie und Siobhan sich bei einer Entziehungskur in Los Angeles kennengelernt haben. Da überrascht es mich nicht, dass eine weitere Freundin ebenfalls Teil ihrer Selbsthilfegruppe ist.«

Sie erlaubte sich einen Moment, um seine Worte und das daraus sprechende Verständnis zu verdauen. Sie redete nicht gern über ihre Krankheit, weil die Leute normalerweise vorgespielt scherzhaft, mit krankhafter Faszination oder ablehnend reagierten. »Kennst du noch andere Alkoholiker?«

»Ich hab schon mit diversen Wiederholungstätern zu tun gehabt, hauptsächlich bei Ruhestörungen im alkoholisierten Zustand. Bei der Polizei in San Diego habe ich sogar mit Alkoholikern zusammengearbeitet. Sie haben sich direkt nach Schichtende einen Rausch angetrunken und kamen am nächsten Tag trotzdem wieder pünktlich zur Arbeit. Jeder wird auf seine Weise mit einem Leben als Cop fertig – manche besser und andere schlechter.«

»Und wie bist du damit fertiggeworden?«

Sie ahnte die Antwort, wollte es aber von ihm hören.

»Ich hab einen privaten BDSM-Club gefunden, in den ich gehen konnte, wenn der Druck zu heftig wurde.«

Das hieß wohl, dass er früher nicht allzu oft hingegangen war. Doch inzwischen war er so gut wie jedes Wochenende im *Onyx*.

»Warst du damals mit deinem Top intim?«

»Nein. Ich war verheiratet, und ich habe mein Eheversprechen ernst genommen.« Er wandte kurz den Blick ab, aber sie hatte gesehen, wie er unwillkürlich die Zähne aufeinandergebissen hatte. »Ich hatte eine Übereinkunft mit einem männlichen Dom, der bereits eine weibliche Sub hatte und niemand anderen vögeln oder an sich binden wollte. Allerdings hat es ihm gefallen, hin und wieder einen anderen Typen zu dominieren. Das funktionierte eine Weile ganz gut.«

Hinter der Geschichte mit seiner Ehe steckte noch mehr, doch Nessa beschloss, fürs Erste nicht nachzubohren – vor allem da sie auch nicht in die Untiefen ihrer eigenen Vergangenheit eintauchen wollte. »Aber jetzt brauchst du mehr ...«

Er nickte. »›Wollen‹ ist vielleicht das bessere Wort. Nachdem ich San Diego hinter mir gelassen hatte, hab ich beschlossen, nicht länger zu verleugnen, wie ich gestrickt bin, was mir gefällt, was ich will und manchmal auch brauche. Es hat eine Weile gedauert, aber jetzt ...«

»Jetzt gibt es kein Zurück mehr«, beendete sie den Satz für ihn. »Und jetzt willst du eine Beziehung mit mir?«

»Ja.«

Die Art, wie er das sagte, so knapp und freiheraus, bescherte ihr eine Gänsehaut. »Aber wie sollte das funktionieren, Sergey? Worauf wir uns im *Onyx* verständigt haben, hat mit Beziehung nichts zu tun. Wenn du rund um die Uhr Peitschen und Fesseln willst, dann bin ich nicht die Richtige für dich.«

»Das will ich doch gar nicht.« Er beugte sich vor. »So wie es heute war, war es doch toll. Einfach mit dir zusammen zu sein, dir beiseitezustehen – das allein macht mich schon glücklich und zufrieden. Ehrlich gesagt, bin ich hart geworden, als ich mich vorhin vor dich gekniet hab … Wie du geseufzt hast, als ich dir die Füße massiert habe, war echt verdammt heiß. Ich will dich ganz normal daten und einfache, schlichte Sachen mit dir machen. Aber ich will auch, dass du mich fesselst und mit mir machst, was du willst.«

Unruhig rutschte sie auf dem Sofa hin und her. Das Verlangen in ihr war soeben von Neuem erwacht. »Du willst in der Öffentlichkeit mein Freund sein und im Schlafzimmer mein Sub …«

»So ungefähr«, erwiderte er und lachte. Dann wurde er wieder ernst. »Können wir es nicht wenigstens mal versuchen? Nadia hat grünes Licht gegeben, und meine Dads schienen auch nichts dagegen zu haben …«

Ihr kam ein Gedanke. »Weiß deine Familie von deinen Besuchen im Club?«

»Nein. Ich frage schließlich auch nicht nach ihrem Liebesleben. So ist es ganz bestimmt besser für alle Beteiligten.«

Wenn sie darüber nachdachte, wie Nadia bei ihrem allwöchentlichen Bitch-Talk berichtet hatte, dass sie und ihr frisch angetrauter Ehemann anfangs einen antiken Sexratgeber nachgestellt hatten, war es wohl tatsächlich besser so. Und mit Audie würde Nessa immer reden können, immerhin war einer ihrer beiden Männer, mit denen sie zusammen war, Miteigentümer des Clubs. Aber mit den anderen sprach sie doch lieber nicht über Einzelheiten. Und sie hatte so eine Ahnung, dass es schon bald einige Einzelheiten geben könnte ...

»Also, was meinst du, Vanessa?«

»Ich meine, wir sollten die Pizza wegpacken.«

Nessa setzte Tee auf, dann räumten sie auf und stellten die Pizzareste beiseite. Maracujaduft hing in der Luft, als sie zurück zum Sofa ging, die Teekanne auf dem Beistelltisch abstellte und sich wieder zu ihm umdrehte.

»Sergey ...«

»Ja?«

Er sah sie so schmeichelhaft aufmerksam an, dass ihre Gedanken sich beinahe in Luft auflösten. »Wenn ich dich außerhalb vom *Onyx ›mon cher‹* nenne, dann ist das mein Signal, dass ich spielen will. Dann gelten dieselben Regeln wie im Club – inklusive deines Safewords. Einverstanden?«

»Ja, Ma'am.«

»Gut.« Sie legte die Hand an seine Wange. »Du kannst mich Ma'am, Madame, Herrin oder wie auch immer nennen, wenn wir spielen oder hier zu Hause sind. Ansonsten nennst du mich Nessa.«

»Nessa.« Er rieb die Wange an ihrer Hand. »Das gefällt mir.«

»Dann gefällt dir vielleicht auch das hier.« Sie trat ein Stück von ihm zurück. »Lass dich ansehen, *mon cher*. Komplett.«

KAPITEL 4

Sergeys Herz hämmerte wie wild, als er anfing, sich auszuziehen. Es hämmerte so laut, dass er sich sicher war, Madame würde es hören.

»Langsam, *mon cher*«, tadelte sie ihn. »Ich will genießen, wie du mein Geschenk auspackst.«

»Ja, Madame.« Sie mochte ihn zwar als ihr Geschenk betrachten, aber in Wirklichkeit war sie es, die ihm ein Geschenk machte: Majestätisch lehnte sie sich in ihrem Samtmantel und mit der Teetasse in der Hand auf dem Sofa zurück und beobachtete ihn. Er wollte ihr gefallen, war sich ihrer Blicke nur allzu bewusst, also ließ er sich Zeit. Mit jedem Kleidungsstück entledigte er sich auch seiner Zweifel und Sorgen, bis nichts mehr übrig war als der Wunsch, ihr gefällig zu sein.

Als er nackt vor ihr stand, straffte er die Schultern und streckte den Rücken durch. Seine Erektion ragte ihr in Habtachtstellung entgegen. Sie stellte den Tee beiseite und stand in einer elegant fließenden Bewegung auf, sodass der samtene Morgenmantel sich an ihre Kurven schmiegte. Ihre dunklen Augen funkelten.

»Ich wusste, dass du ein schöner Mann bist, *mon cher.* Aber erst jetzt sehe ich, *wie* schön du bist. Wie dumm von mir, so lange zu warten, meine Ansprüche geltend zu machen.«

Nein, nicht dumm – nur eine herrlich süße Qual.

»Ich verspreche, dass es das Warten wert war, Madame.«

Ihr tiefes, kehliges Lachen jagte ihm einen lustvollen Schauer über den Rücken. »Das war es jetzt schon.«

Stolz schob er die Brust raus, musste allerdings die Hände zu Fäusten ballen, als sie begann, ihn zu umkreisen. Der Wunsch, sie zu berühren und von ihr berührt zu werden, war so überwältigend, dass er schon glaubte, daran zu ersticken. »Bitte, Madame …«

Sie blieb vor ihm stehen und zog die Augenbraue hoch. »Was, bitte?«

Er leckte sich über die trockenen Lippen. »Bitte … Du musst mich anfassen …«

»Ach, muss ich das? Und wo soll ich dich anfassen?«

»Wo immer du willst, Madame.«

»Das versteht sich ja wohl von selbst.« Sie kam näher, aber nicht nahe genug. »Eigentlich bist du auch so schon schön genug. Trotzdem finde ich, man könnte dich noch ein wenig ausschmücken …«

Er schluckte schwer, als sie ihm die Hand an den Hals legte.

»Du brauchst ein Halsband, damit die anderen Tops im Club wissen, dass du jetzt mir gehörst.« Dann kratzte sie ihm mit den Fingernägeln über die Brust und legte die flache Hand über sein Herz. »Und noch etwas … vielleicht eine lange Kette, die du unter deiner Uniform tragen kannst. Was meinst du?«

Er brauchte einen Moment, bis er seine Stimme wiederfand. »Das … Es wäre mir eine Ehre zu tragen, was immer du für mich vorsiehst, Ma'am.«

»Tatsächlich?«

Sie trat hinter ihn, und er musste die Knie durchdrücken, um nicht unwillkürlich die Hüfte nach vorn zu kippen, als sie sich an ihn presste. Sowie sie um ihn herumgriff und ihm mit den Fingernägeln über die Oberschenkel fuhr, stöhnte er auf.

»So schön dein Schwanz auch ist – eine Verzierung würde ihm sicher ganz prima stehen. Ein hübscher Käfig als Rahmen, bis ich wieder Verwendung für ihn habe. Der wird dich im Zaum halten, damit du erst kommst, wenn ich es will.«

Seine Kehle war fast schmerzhaft trocken, als ihm die lebhaften Bilder, die ihre Worte heraufbeschworen, vor Augen standen. Er spürte, wie sein Glied bereits tropfte, und es war mittlerweile so verdammt hart, dass ihm schwindlig wurde. Eine Berührung würde genügen, um ihn über den Abgrund zu stoßen.

Als hätte sie es gespürt, machte sie wieder ein paar Schritte von ihm weg. Er konnte nicht anders, als enttäuscht aufzuseufzen. Dann stöhnte er, als sie ihm unversehens vom Nacken bis zum Hintern über den Rücken kratzte. Sie umfasste seine Pobacken und massierte sie auf eine Weise, die gleichermaßen beruhigend und unglaublich erotisch war.

»Anspruch auf dich zu erheben, eröffnet mir eine Menge wundervolle Möglichkeiten«, flüsterte sie an seinem Ohr. »Ich könnte dich an mein Bett fesseln und mit dir machen, was immer ich will.«

»Ja, bitte.«

»Ich könnte dich reiten, bis ich nicht mehr kann, und erst anschließend dürftest du kommen.«

»Ja, Ma'am.«

Sie drillte ihm die Fingernägel in die Pobacken. »Manchmal werd ich auch wollen, dass du mich reitest. Und du wirst auf alle viere gehen, wenn es mir gefällt.«

Fuck.

Er hatte im *Onyx* schon öfter gesehen, wie Audie Madames Strap-on geritten hatte. Der Anblick hatte ihn einerseits eifersüchtig gemacht und andererseits unfassbar erregt. Wie oft war er nach

Hause gegangen und hatte das Bild nicht mehr aus dem Kopf bekommen. Und jetzt würde sie das Gleiche mit ihm machen?

»Bist du noch da?«

»J-Ja, Ma'am«, stieß er hervor. Vor Erregung konnte er kaum noch sprechen. »D-Das will ich auch.«

»Ich habe dich schon seit einer Woche nicht mehr markiert«, murmelte sie und strich ihm mit beiden Händen über den nackten Rücken.

»Ja, Ma'am. Und mir fehlen deine Markierungen.« Er erschauderte. »Aber das hier ist noch viel besser.«

»Dir soll es an nichts fehlen.« Sie stellte sich wieder vor ihn. Als er die Begierde in ihren Augen sah, atmete er scharf ein. »Hast du Kondome dabei?«

»Mist.« Obwohl er gehofft und sich gewünscht hatte, dass Nessa sich auf ein Date einlassen würde, hatte er nicht damit gerechnet, dass sie bereits heute Abend so weit gehen würden. »Nein, Ma'am, hab ich nicht ...«

»Ich hab auch keine ...«, seufzte sie. »Wir sollten einkaufen gehen, mein Lieber. Aber zuallererst solltest du mich küssen.«

»Liebend gern, Ma'am«, sagte er und beugte sich ihr entgegen.

* * *

Wow, der Mann konnte einfach verdammt gut küssen.

Als ihre Münder miteinander verschmolzen, schmiegte Nessa sich an ihn. Sie grub ihm die Finger in die Schultern, um sich Halt zu verschaffen. Die sinnlichen Qualen, die sie ihm bereitet hatte, hatten sie gleichermaßen gefoltert, und sie war vor Verlangen fast schon schmerzhaft feucht. »Mach meinen Mantel auf ...«

Er gehorchte augenblicklich und zog mit zitternden Händen den Gürtel um ihre Taille auf. Sie konnte hören, wie er tonlos nach Luft schnappte, als der Stoff sich teilte und darunter nur mehr nackte Haut zum Vorschein kam. »Madame …«

Sein an Ehrfurcht grenzendes Flehen verwandelte ihre Brustwarzen in überempfindliche Spitzen. »Küss mich.«

Es war eher eine Bitte denn ein Befehl, doch sein eifriger Gehorsam machte aus dem Wunsch eine Erlaubnis. Sie schob ihm die gespreizten Finger ins Haar, während er ihren Hals und die Schlüsselbeine mit Küssen bedeckte – langsam, genüsslich, als wollte er jeden Zentimeter ihrer Haut kosten.

Ihr wurde ganz heiß, während er sich mit konzentrierter Zärtlichkeit seiner Aufgabe – und ihr – widmete. Sie kreiste leicht die Schultern, ließ dann den Mantel zu Boden gleiten, gab sich völlig seinen Blicken, seinen Händen und seinem gierigen Mund hin. Als er ihre Brüste in beide Hände nahm und die empfindlichen Spitzen mit den Daumen berührte, brannte ihr Schoß vor Erregung.

»Sie sind so hart …«, flüsterte er mit belegter Stimme.

»Weil mir gefällt, was du da tust«, erwiderte sie und gab sich alle Mühe, nicht aus der Rolle zu fallen. »Und willst du wissen, *wie* sehr?«

»Ja, Madame.«

Sie krallte sich in sein Haar. »Auf die Knie!«

Ohne sie aus den Augen zu lassen, sank er zu Boden. Sie platzierte ihn so, wie sie ihn haben wollte, legte ihm ihren Bademantel als Kissen unter die Knie und stellte einen Fuß auf den Rand des Couchtisches. »Berühr mich, *mon cher.*«

Sein Atem ging stockend, als er die Hand ausstreckte. Er berührte ihren Schoß so federleicht, dass sie sofort mehr wollte. Sie hatte ihm jetzt beide Hände ins Haar geschoben und brachte ihn mit einem aufmunternden Ruck dazu, zwei Finger in sie hineinzuschieben.

Sie stöhnten beide gleichzeitig auf. Dann kippte sie die Hüfte nach vorn und pfählte sich geradezu auf. Die Lust kribbelte auf ihrer Haut und fachte ihre Begierde an. Sie brauchte mehr.

Sie packte seinen Kopf und dirigierte seinen Mund an ihre Öffnung. Beim ersten süßen Schlag seiner Zunge gaben ihre Knie nach. Gerade noch rechtzeitig fingen seine starken Hände sie auf. Behutsam wollte er sie sich rittlings auf die Schultern schieben, doch im allerletzten Moment drehte sie sich um, damit sie seine gerötete Erektion betrachten konnte. Darum würde sie sich kümmern, sobald sie wieder dazu imstande wäre.

Und das war der letzte klare Gedanke, den sie noch fassen konnte. Er fing an, sie mit breiten Zungenschlägen zu lecken, und tauchte tief zwischen ihre Schamlippen ein. Sie ließ sich nach vorn fallen, stützte sich mit beiden Händen ab und ritt seine Zunge. Heiße Schauer liefen ihr über den Rücken und entfachten einen Strudel der Lust, gegen den sie machtlos war. Seine Hüfte zuckte, als könnte er sich nicht mehr lange zurückhalten. Offensichtlich brauchte auch er dringend Erleichterung. Wären sie nicht inmitten ihres Spiels gewesen, hätte sie nach ihm gegriffen und ihn gemeinsam mit ihr kommen lassen. Stattdessen klammerte sie sich an seinen Schenkeln fest und bohrte ihm die Fingernägel in die Haut.

»Ich zuerst«, stieß sie hervor, »dann erst bist du dran. Beeil dich!«

Er leistete ihrem Befehl Folge, krallte sich in ihre Pobacken und unterstützte ihre Hüftbewegungen an seiner Zunge. Laut stöhnend warf sie den Kopf in den Nacken, als der Orgasmus sie überwältigte.

Erschöpft küsste sie ihn, leckte ihm über die Lippen und schmeckte sich selbst.

»Gut gemacht, schöner Mann«, flüsterte sie. »Und jetzt gib mir meinen Tribut.«

Er zuckte, als sie ihm die Hand um den harten, heißen Schaft legte. Wie er es so lange ausgehalten hatte, ohne zu kommen, war ihr ein Rätsel, aber nach allem, was sie vor sich sah, würde sie ihn jetzt nicht mehr länger hinhalten dürfen.

»Fester, Ma'am«, presste er heraus, und seine Brust pumpte vor Anspannung. »Ich brauch es hart und schnell ...«

Sie verstärkte ihren Griff. »Hilf mir. Zeig mir, wie du es magst.«

Er legte seine Hand auf ihre, sodass sein Schwanz schier im Todesgriff zu stecken schien. Seine Muskeln pulsierten, als er ihre ineinander verschränkten Hände in halsbrecherischer Geschwindigkeit über sein Glied bewegte. Er atmete schwer, und vor Anstrengung traten die Sehnen an seinem Hals hervor, als er die Hüften hochschob.

»Ich bin gleich so weit, Ma'am«, keuchte er. »Gleich. Ich ... Ich ...«

»Du willst kommen. Komm für mich!«

Noch einmal, zweimal, dreimal auf und ab, dann bäumte er sich ihr entgegen, und seiner Kehle entrang sich ein gurgelnder Laut. Dicke weiße Spritzer landeten auf seiner Brust, auf seinem Bauch und auf ihren verschränkten Händen. Er sah zu ihr hoch, und seine Lippen umspielte ein schiefes Lächeln, das ihr durch Mark und Bein ging.

»Danke, Ma'am ...«

Nessa war aufgewühlter, als sie zugeben wollte, und versuchte, die Stimmung aufzulockern.

»Jetzt schau dir diese Sauerei an«, neckte sie ihn und strich mit den Fingern über seine Brust. »Was soll ich jetzt bloß mit dir machen?«

»Was du willst. Wann du willst.«

Er schien immer noch nicht ganz von seinem Höhenflug zurück zu sein, insofern würde sie seinen Worten und dem Versprechen in seinen Augen nicht allzu viel Bedeutung beimessen. Ohne seinem hungrigen Blick auszuweichen, hob sie betont langsam ihre Finger an die Lippen und leckte sie ab. »Du schmeckst gut.«

»Mistress …«

Sie beugte sich vor, um ihn erneut zu küssen und die Geschmäcker auf ihren Zungen zu vermischen. »Mir gefallen eine Menge Sachen an dir, *mon cher*. Vor allem gefällt mir die Vorstellung, dass du nach Hause gehst und für den Rest des Abends dieses hübsche Gemälde auf dir trägst. Tust du das für mich?«

Er erschauderte und holte tief Luft. »Ja, Madame.«

Auf ihr Signal hin stand er auf und half ihr auf die Füße. »Morgen treffen wir uns mit deinen Dads zum Essen und tun so, als wären wir ein ganz normales Paar, das sich gerade erst kennengelernt hat. Danach gehen wir Kondome kaufen und schauen mal, ob das heute ein Glückstreffer war oder aber der Beginn von etwas ganz Wunderbarem.«

Sie hätte ein Vermögen auf Letzteres gesetzt. Sie war bereit für etwas Wunderbares. Sie hoffte nur, dass sie es nicht verderben würde.

KAPITEL 5

Sergey summte unmelodisch vor sich hin, als er die Treppe runterkam. Seine Väter saßen bereits an der Frühstückstheke und tranken Kaffee. »Guten Morgen«, rief er ihnen auf dem Weg in seine Küche entgegen. »Habt ihr mir noch Kaffee übrig gelassen?«

»Na, da ist einer aber gut gelaunt«, bemerkte Victor über den Rand seiner Kaffeetasse hinweg. »Dass du noch Koffein brauchst, kann ich nicht glauben.«

»Warum sollte ich denn nicht gut gelaunt sein?« Er konzentrierte sich darauf, sich eine Tasse des tiefschwarzen Getränks einzuschenken, bevor er noch ordentlich Sahne und Zucker dazugab. Victor bereitete Kaffee immer mit dem Anderthalbfachen der empfohlenen Menge zu. »Meine kleine Schwester hat den Mann ihrer Träume geheiratet. In Sachen Enkelkinder könnt ihr zwei von jetzt an Nadia auf die Nerven gehen, nachdem ich euch diesbezüglich ja einen Strich durch die Rechnung gemacht habe.«

Nicholas grummelte in sich hinein. Es war nicht zu übersehen, was er von Sergeys Ex-Frau hielt.

Victor tätschelte ihm beiläufig die Hand und wandte sich dann wieder Sergey zu. »Sicher, dass deine Laune nichts mit Vanessa zu tun hat?«

Sergey wusste im Grunde, dass es keinen Sinn hatte, seine Väter hinters Licht führen zu wollen, aber er versuchte es trotzdem: »Was soll Vanessa denn mit meiner Laune zu tun haben?«

Nicholas zog die Augenbraue hoch; so hatte er ihn schon als Sechsjährigen in Angst und Schrecken versetzt. Und als Vierzehnjährigen. Und als Dreißigjährigen. »Echt jetzt?«

Sergey nahm einen Schluck und verzog das Gesicht. »Verdammt, ist das Kaffee oder Terpentin?«

»Jetzt weich mal nicht aus, junger Mann«, mischte sich Victor ein. »Wir haben dich und Vanessa doch gestern gesehen. Alle haben euch gesehen. Da flogen genügend Funken durch die Luft, um das Hotel in Brand zu stecken. Und ich weiß auch, dass du gestern recht spät heimgekommen bist. So lange braucht doch kein Mensch, um einen Kofferraum auszuladen!«

»Dad …« Auf der Suche nach mehr Kaffeesahne zog Sergey den Kühlschrank auf. Er hoffte, die Kälte würde die Hitze aus seinem Gesicht vertreiben. »Ihr spioniert mir ernsthaft nach, als wäre ich ein Teenager, der gerade von seinem ersten Date nach Hause kommt?«

»Nein, wir spionieren dir nach, als wärst du unser Sohn, der zum ersten Mal seit seiner Scheidung wieder Interesse an jemandem zeigt.«

Es war mehr als nur Interesse. Viel mehr. Sergey rieb sich über die Brust. Er hatte erst heute Morgen geduscht, weil er die sichtbare Erinnerung an die vergangene Nacht so lange wie möglich hatte bewahren wollen. Was gestern Abend geschehen war, hatte all seine Erwartungen an einen Anfang übertroffen. Sie hatte ihre Zweifel angesprochen, und nachdem sie darüber gesprochen hatten, hatte sie sich der Herausforderung gestellt. Er war ihr augenblicklich ausgeliefert gewesen – sowie sie ihm befohlen hatte, sich auszuziehen. Jeder Moment mit ihr – sie zum Höhepunkt zu bringen, für sie zu kommen – hatte ihn umgehauen. Und es würde noch besser werden.

»Sohn?«

»Es wird doch wohl allmählich Zeit, oder nicht? Ich bin jetzt vor fast zwei Jahren zu Hause ausgezogen. Vor etlichen Monaten hab ich die Scheidungspapiere unterschrieben. Ich meine mich zu erinnern, dass ihr beide euch Sorgen um mich gemacht hattet, bis ich endlich hier gelandet war. Ich dachte, ihr freut euch.«

»Natürlich freuen wir uns, wenn du endlich wieder auf die Beine kommst.« Victor klang so beruhigend wie immer. »Du bist hierhergezogen, arbeitest jetzt bei der Campuspolizei, und du lebst dein Leben. Wir sind wirklich stolz auf dich, Serjoscha.«

»Aber?«, hakte Sergey nach, weil er das Wort regelrecht kommen hörte.

»Hast du dir das wirklich gut überlegt?«

Sergey wirbelte zu Nicholas herum und konnte nicht anders, als das Gesicht zu verziehen. »Vanessa ist eine fantastische Frau. Sie ist witzig, klug und wunderschön. Jeder Mann würde sich überglücklich schätzen, sie daten zu dürfen.«

»Du hast deinen Vater missverstanden«, ging Victor dazwischen. »Wir machen uns um euch beide Sorgen. Wir wollen nicht, dass du alte Fehler wiederholst.«

»Vanessa ist anders als Jane«, stieß er hervor.

»Woher willst du das wissen?«, fragte Nicholas erstaunt. »Du kennst sie doch erst seit dem Probedinner.«

»Schon klar.« Sergey biss sich in die Wange, um sich nicht zu verplappern. Ja, offiziell war er Vanessa gerade erst zwei Tage zuvor begegnet. Aber Mistress Vivienne kannte er schon seit Monaten. Sie hatten eine Verbindung aufgebaut, die seit dem

Vorabend noch wesentlich tiefer ging. Aber das konnte er seinen Vätern schlecht erzählen.

»Du kennst sie seit gut vierundzwanzig Stunden. Es gibt eine Menge Sachen, die du noch nicht über sie weißt. Wichtige Sachen.«

»Ihr meint, dass sie trockene Alkoholikerin ist?« Er versuchte, seine aufschäumende Wut im Zaum zu halten. Er wusste es durchaus zu schätzen, dass sie sich Gedanken machten, aber derlei Andeutungen behagten ihm nicht. »Das hat sie mir gestern ganz offen erzählt. Ganz ohne Umschweife oder Beschönigungen. Ich kenne mich mit Menschen in verschiedenen Stadien des Alkoholismus halbwegs gut aus. Sie sagt, dass sie trocken ist, seit sie in Crimson Bay lebt.«

»Wie gut, dass Vanessa offen und ehrlich war«, meinte Nicholas. »Ich hoffe nur, du bist ihr gegenüber auch offen und ehrlich.«

»Warum sollte ich es nicht sein?«

Nicholas stellte sich neben Victor, als würden sie gleich eine Front gegen ihn bilden. »Wir wollen nur, dass du dich vorsiehst.«

»Vorsehen?«, wiederholte Sergey. »Ich werde schon keine Wodka-Shots kippen, wenn sie neben mir steht. Ihr kennt mich doch.«

»So haben wir das nicht gemeint, Junge«, sagte Victor und warf Nicholas einen flüchtigen Blick zu.

»Moment mal. Was soll das hier?« Sergey erstarrte, als es ihm wie Schuppen von den Augen fiel. »Ihr wollt nicht mich vor ihr warnen – ihr warnt sie vor mir.«

Es traf ihn wie ein Schlag in die Magengrube. Wie betäubt stürmte er aus der Küche und auf die Balkontür zu.

»Ihr glaubt, ich bin nicht gut für sie …« Verdammt, es tat weh, das zu sagen. »Ihr meint, dass ich nicht gut für Nessa bin, weil das in San Diego so gelaufen ist, wie es nun mal gelaufen ist … Weil ich weder meine Partnerin noch meine Ehe retten konnte. Aber ich hab es versucht«, sagte er und drehte sich wieder zu den beiden um. »Ich hab wirklich versucht, das mit Jane geradezubiegen. Aber ab einem bestimmten Zeitpunkt wäre es Wahnsinn gewesen, es einfach nur noch in die Länge zu ziehen. Es tut mir leid, wenn ich euch damit enttäuscht habe. Ich bin vielleicht ein Masochist, aber kein Fußabtreter. Und was Ernestine angeht …«

»Sergey!«

Bei Nicholas' Tonfall verstummte er augenblicklich und stand kerzengerade. Mit geballten Fäusten sah er der Standpauke entgegen.

Aber es kam keine. Nicholas machte ein paar Schritte auf ihn zu, und in seinen Augen spiegelten sich weder Ärger noch Enttäuschung, sondern Sorge.

»Serjoscha«, sagte er und legte Sergey beide Hände auf die Schultern.

Mist. Nicholas musste offenbar denken, dass er immer noch strauchelte, wenn er den alten Kosenamen bemühte.

»Dad, ich weiß nicht, wie ich es dir erklären soll. Ihr habt beide gesagt, dass ihr die Funken bemerkt habt. Sie sind da. Und sie sind echt. Ich habe keine Ahnung, ob das Ganze ein Strohfeuer ist oder sich mit der Zeit zu etwas Stabilem entwickelt, aber es ist da … und ich muss es herausfinden.«

Nicholas seufzte. »Wir wollen nur, dass ihr beide vorsichtig seid. Und das würden wir auch ihr genau so sagen. Du verliebst dich so schnell mit ganzem Herzen. Und sie hat ihres gepanzert, wenn ich es richtig einschätze. Ich glaube nicht, dass sie bislang je irgendwem ihr wahres Ich offenbart hat – nicht einmal ihren drei besten Freundinnen.«

Das glaubte Sergey ihm aufs Wort. Nessa schlüpfte in die Rolle der Mistress Vivienne wie andere in ihre Lieblingsjeans. Im selben Moment fiel ihm wieder ein, wie sie beschlossen hatte, ganz normal zu tun, sobald sie mit seinen Vätern zusammensäßen. Hatte sie ihm gestern Abend einen Blick auf ihr wahres Ich gewährt? Außerdem erinnerte er sich wieder daran, dass sie gesagt hatte, sie wolle herausfinden, ob ihr gemeinsamer Abend ein Glückstreffer oder aber der Anfang von etwas Wunderbarem gewesen war. Sprach da nur die Rolle aus ihr, oder war das die Wahrheit gewesen?

Victor gesellte sich zu ihnen. »Du weißt, dass wir dich lieben. Und auch Vanessa ist uns wichtig. Wir wollen nicht, dass einer von euch zu Schaden kommt.«

»Das weiß ich zu schätzen. Aber haltet euch ab jetzt bitte zurück. Was immer es ist, wohin es auch führt und was auch immer dabei herauskommen sollte, geht nur Nessa und mich etwas an.«

Und er würde alles tun, um sie davon zu überzeugen, dass er das Risiko wert war.

* * *

Nessa saß mit einer Tasse Tee in einer und ihrem Tablet in der anderen Hand auf dem Balkon. Sie hatte vor Beginn des Herbstsemesters noch eine Menge zu tun, brachte aber beim besten Willen keine Ordnung in ihre Gedanken. Es fiel ihr schwer, für ihren wöchentlichen Podcast *Dancing Through the Stars* all die Indizien in Worte zu fassen, die dafürsprachen, dass unter der Eisschicht des Saturnmonds Enceladus Unterwasserlebewesen lebten, solange in ihrem Kopfkino Szenen des vorangegangenen Abends mit Sergey abliefen.

Es war heiß gewesen. Damit hatte sie nach ihren gemeinsamen Spielen im Club natürlich gerechnet. Dort war er immer so empfänglich, so freigiebig und so begeistert bei der Sache, dass sie schon mehr als einmal versucht gewesen war, weiter zu gehen. Der vergangene Abend hatte ihr bewiesen, wie dumm sie gewesen war, dass sie ihn nicht längst als Sub für sich beansprucht hatte.

Der für Audie reservierte Klingelton riss sie aus den Gedanken. Erleichtert legte sie das Tablet beiseite und griff nach dem Telefon. »Audie! Wieso rufst du so früh an? Solltest du nicht mit José und Nolan im Bett liegen?«

»Hab ich bis eben auch«, erwiderte Audie und lachte. »Sie hatten die letzte freie Suite im Hotel gebucht, um mich zu überraschen, aber da mussten wir gerade auschecken. Ich dachte, wir wollten uns treffen und Nadias Suite aufräumen? Aber gerade meinte der Hotelmanager, das sei bereits erledigt.«

»Das haben wir gestern Abend noch schnell gemacht. Eigentlich hatte ich dir und Siobhan eine SMS schicken wollen, aber dann dachte ich mir: Ihr seid alle beide sicher gut anderweitig beschäftigt.«

Nessa nahm einen Schluck Chai. Sie hatte nur noch eine halbe Stunde, dann würde sie sich für das Essen mit Sergey und seinen Vätern fertig machen müssen. Trotzdem war sie froh, dass Audie sich gemeldet hatte.

»Also lief eure Versöhnung gut?«

»Besser, als ich hätte hoffen können.« Audies Stimme geriet kurz ins Zittern. »Wir wollen was essen gehen, dann zu mir fahren und ein paar von meinen Sachen holen. Ich ziehe heute noch bei ihnen ein.«

»Ach, Audie, wie schön! Ich freue mich für dich!«

»Freust du dich genug, um Siobhan die Hiobsbotschaft zu

überbringen, dass ich aus ihrem Mietvertrag aussteige, um bei meinen Männern zu wohnen?«

Audie hatte sich lange geweigert, mit Nolan und José zusammenzuziehen – nicht so sehr, weil sie sich einen Rückzugsort hatte bewahren wollen, sondern eher, weil sie ihren eigenen Gefühlen nicht über den Weg getraut und wenig Zuversicht hinsichtlich der festen Beziehung zu ihren zwei Traummännern an den Tag gelegt hatte. Doch nun war sie allem Anschein nach endlich so weit.

Nessa konnte sich ein Lächeln nicht verkneifen. »Die gute Neuigkeit kannst du ihr am Dienstag zum Bitch-Talk schön selbst verkünden. Es macht ihr ganz sicher nichts aus. Sie hat dir doch auch die Daumen gedrückt. Das haben wir alle.«

»Ich weiß. Und ich bin euch so dankbar dafür. Ihr seid die besten Freunde aller Zeiten.« Ein hörbares Schniefen drang durch die Leitung, dann räusperte sie sich. »Aber genug von mir. Wir müssen über dich reden. Glaub ja nicht, dass ich das ›wir‹ in ›Das haben wir gestern noch schnell gemacht‹ überhört hätte. Wen meinst du damit? Hast du mit Sergey geredet? Ist er wirklich Sam?«

»Ja. Ja, ist er.«

»Oh, Gott ... Und was hast du gemacht? Was hat er gesagt? Alle Einzelheiten, bitte!«

»Er hat Nadia bei der Party erzählt, dass er sich an mich ranmachen würde, und sie fand das toll. Wir haben den Großteil der Feier zusammen verbracht. Erst als wir später bei mir zu Hause waren, haben wir einander bezüglich unserer Alter Egos reinen Wein eingeschenkt.«

»Moment mal! Er war bei dir?« Audie senkte die Stimme, als fürchtete sie, es könnte sie jemand belauschen. »Habt ihr es getan? Bitte sag mir, dass ihr es getan habt!«

»Keiner von uns hatte ein Kondom zur Hand, aber es ging trotzdem ziemlich heiß zur Sache.«

Audies begeistertes Quietschen war laut genug, um das Vogelpärchen aufzuschrecken, das im Baum neben Nessas Balkon nistete. Mit dem Handy am Ohr ging sie nach drinnen.

»Nicht so laut! Du erschreckst noch die Seelöwen von Redondo Beach!«

»Mir doch egal! Solche Neuigkeiten sollte man laut in die Welt hinausschreien! Dann hatten wir also alle Sex – juchhu!«

Audies Begeisterung war ansteckend, und lachend gab Nessa klein bei. »Tja, und nach dem Mittagessen mit Sergeys Dads müssen wir wohl dringend in den Drogeriemarkt …«

»Wow! Du und Sergey, ihr trefft euch mit Victor und Nicholas? Geht das nicht ein bisschen schnell?«

Nessa starrte kurz ihr Handy an. »Was soll das heißen, schnell? Und ist es nicht ein bisschen paradox, dass ausgerechnet du mir erzählen willst, was zu schnell geht?«

»Klar, aber du bist nicht ich«, erwiderte Audie unbeirrt. »Du nimmst dir doch sonst immer alle Zeit der Welt und lässt dir die Dinge erst tausendmal durch den Kopf gehen. Ist das für dich jetzt nicht so, als würdest du ins tiefe Wasser springen, ohne vorher sicherzustellen, dass auch garantiert keine Piranhas im Pool schwimmen?«

»Ich werde gar nicht erst versuchen, diese Metapher zu verstehen«, sagte Nessa und schüttelte den Kopf, obwohl ihre Freundin sie nicht sehen konnte. »Schon vergessen, dass ich mit Sam schon genauso lang spiele, wie du mit Nolan zusammen bist?«

»Im Club als Sam und Mistress Vivienne miteinander zu spielen, ist etwas anderes, als in der echten Welt Sergey und Vanessa zu sein.«

»Das weiß ich«, erwiderte sie und war überrascht, dass ausgerechnet Audie – die impulsive, sexuell befreite Audie – sie durch die Blume zur Vorsicht mahnte. »Ich hab es mir gut überlegt, Audie. Ich hatte ohnehin schon darüber nachgedacht, Sam zu unterwerfen und einen Schritt weiter zu gehen. Zu wissen, dass Sergey Sam ist, hat weder an meinem Vorsatz noch an meinem Verlangen etwas geändert. Erst war es seltsam, aber wir haben darüber gesprochen und sind uns einig.«

»Das kann ich mir vorstellen«, prustete Audie. »Hör zu, tut mir leid. Ich habe gerade selbst einen Haufen ziemlich frischer Emotionssachen zu verarbeiten, die mich, ehrlich gesagt, ganz schön aufwühlen.«

»Du meinst – *Gefühle?*«, hakte Nessa nach und blieb bei ihrem lockeren, neckenden Ton. Sie wusste, dass Audie sich verändert hatte, seit sie gewissen emotionalen Verstrickungen aus dem Weg ging, sich mit ihrer Schwester ausgesöhnt hatte und inzwischen gleich in zwei Männer verliebt war, die ihrerseits schier verrückt nach ihr waren. Sie gönnte ihrer Freundin alle guten Gefühle der Welt.

»Gefühle und der ganze Mist, ganz richtig. Aber gerade meldet sich bei mir eine Art Beschützerinstinkt. So intensiv eure Spiele im *Onyx* auch sein mögen – wenn man aus dem Club kommt, lässt man das hinter sich. Und das schafft eine Art … ich weiß auch nicht … Distanz? Die hast du nicht mehr, wenn du daraus eine Beziehung machst.«

»Audie.« Nessa holte tief Luft. »Mir ist klar, dass du es gut meinst und aus eigener Erfahrung sprichst, und das weiß ich zu schätzen.«

»Aber?«

»Aber ich will keine Distanz. Ich will mit Sergey alles erleben – die BDSM-Sache *und* normale Dates. Seit gestern Abend spricht alles dafür, dass das hier was Gutes ist, und das will ich in vollen Zügen genießen, egal, wie lange es hält.«

»Okay. Wie hab ich mich als gute Freundin gemacht?«

Nessa runzelte die Stirn. »Wie meinst du das?«

»Na ja, als Freundin, die einen zur Vernunft bringt und zur Vorsicht mahnt? Wie war ich?«

»Sag mir lieber, was du wirklich denkst.«

»Sicher, dass du das hören willst?«

»Muss ich bis zum nächsten Bitch-Talk warten? Ich werd schon nicht sauer, Audie. Sag mir deine ehrliche Meinung.«

»Na schön.« Audie zögerte, doch dann sprudelte es nur so aus ihr heraus: »Mach es! Hab Spaß! Lass dich gehen! Lass mal richtig die Sau raus! Geh bis ganz vor zur Klippe und spring, wenn du willst. Du weißt, dass deine Schwestern für dich da sind.«

»Meine Güte, Audie!« Der leidenschaftliche Appell ihrer Freundin hatte ihr schier die Tränen in die Augen getrieben.

»Dass ich so glücklich bin, verdanke ich dir, Nessa.« Audies Stimme klang belegt. »Nadia und Siobhan natürlich auch, aber dir ganz besonders. Du hast mich ins *Onyx* mitgenommen. Du hast mich mit Nolan zusammengebracht. Du hast mich dazu ermutigt, mit José auszugehen. Du hast geholfen, uns alle zusammenzubringen. Du hast mir geholfen, mit der Trennung fertigzuwerden, und ich wette, bei der Versöhnung hattest du auch die Finger im Spiel!«

Nessa hatte einen Kloß im Hals. »Ich hab dich doch nur ermuntert, das zu tun, was du wolltest, und dahin zu kommen, wo du hinwolltest. Die Schwerstarbeit hast du selbst gemacht.«

»Blödsinn!« Audie schniefte laut vernehmlich. »Ich schulde dir mehr, als ich je wiedergutmachen könnte. Da ist es das Mindeste, dass ich dich jetzt zu hundert Prozent unterstütze.«

»Schluss jetzt!« Nessa tupfte sich die Augen trocken. »In einer knappen halben Stunde treffe ich mich mit Nicholas, Victor und Sergey. Wenn ich da mit roten Augen aufkreuze, denken die noch, dass mit mir irgendetwas nicht stimmt.«

»Tut mir kein bisschen leid«, lachte Audie. »Ich will übrigens alles wissen. Und ich kann es kaum erwarten, euch beide zusammen zu sehen. Ich meine, es war ja vorher schon heiß, aber jetzt, da ihr miteinander noch weiter geht? Sag mir, dass wir uns am Samstag im *Onyx* sehen!«

»Wahrscheinlich, immerhin ist das unser regulärer Session-Abend. Aber wir spielen dort trotzdem unsere Rollen, also nenn ihn bitte Sam, in Ordnung?«

»Natürlich, Ma'am.«

»Und weißt du, ich bin zwar nicht mehr deine Domse, aber glaub trotzdem nicht, dass ich Nolan und José nicht bitten würde, dich in meinem Namen zu bestrafen.«

»Das würdest du nicht tun!«

»Willst du mich herausfordern, Rotschopf?«

»Nein, Ma'am.« Audie atmete geräuschvoll aus. »Da kann sich Sam ja auf etwas gefasst machen! Ich wäre echt eifersüchtig, wenn ich meine Männer nicht hätte.«

»Das Tolle ist aber, *dass* du sie hast. Dann sehen wir uns am Dienstag zum Bitch-Talk, oder? Wir müssen wohl alle Revue passieren lassen, was die gute Fee Nadia für uns getan hat, auch wenn sie selbst nicht dabei ist.«

»Abgemacht. He, lasst das, ihr zwei!«, lachte Audie. »Tut mir leid, die Jungs foltern mich, indem sie in der Tür stehen und knutschen.«

»Dann genieß mal deine Folter. Ich muss mich fertig machen. Danke, Audie!«

»Ich muss dir danken, Nessa. Also bis Dienstag!«

Nachdem sie aufgelegt hatte, lief Nessa ins Schlafzimmer, um sich für ihre Lunch-Verabredung umzuziehen. Nervosität flackerte in ihr auf, als sie ihren begehbaren Kleiderschrank betrat. Dabei gab es dafür keinen Grund. Sie kannte Nicholas und Victor Spiceland schon fast genauso lange wie deren Tochter. Die beiden hatten Nadias kunterbunten Freundeskreis sofort ins Herz geschlossen, und Siobhan, Audie und sie selbst betrachteten die zwei als liebe Onkel, wenn nicht sogar als Ersatz für die eigenen Väter, zu denen sie alle kein sonderlich gutes Verhältnis hatten. Die Spicelands gratulierten ihnen zum Geburtstag, luden sie zum Essen ein, wann immer sie in der Stadt waren, und bejubelten ihre Erfolge. Nessa respektierte die beiden Männer, aber in erster Linie hatte sie sie von ganzem Herzen lieb.

Deshalb stand sie jetzt auch in ihrem Schrank und fragte sich, was sie anziehen sollte. Das passierte ihr sonst nie. Es war das erste Mal, dass sie ganz bewusst einen guten Eindruck bei ihnen hinterlassen wollte – und das lag einzig und allein an Sergey. Die beiden Väter wussten zwar, dass sie Alkoholikerin war, hatten sie aber in der wirklich schlimmen Zeit nicht erlebt. Das hatte niemand aus Crimson Bay. Und so sollte es auch bleiben.

Sie würde die gleiche Art Kompetenz und Selbstsicherheit ausstrahlen müssen wie bei der Arbeit, damit sie keinen Grund sähen, an Nessas und Sergeys Beziehung zu zweifeln. Gleichzeitig wollte sie etwas Unkompliziertes, Hübsches anziehen, das lässig genug wäre für einen Sonntagsbrunch.

Am Ende entschied sie sich für ein fließendes, meerblaues Wickelkleid mit Blumenmuster und die dazu passende Strickjacke. Schick genug für ein Date, aber auch hinreichend leger, um durchs Stadtzentrum ihres Küstenstädtchens spazieren zu können. Besser wollte sie sich auch nicht vorbereiten. Also machte sie sich auf den Weg.

Die Spiceland-Männer erwarteten sie schon, als sie das edle Bistro erreichte. Sie umarmte Victor, hauchte Nicholas zwei Küsschen auf die Wangen und gab Sergey anschließend einen flüchtigen Kuss. Dann setzte sie sich auf den Stuhl, den er ihr zurechtgerückt hatte.

»Danke für die Einladung«, sagte sie und legte sich die Serviette auf den Schoß. »Schade, dass Anton nicht mit von der Partie ist.«

»Hollywood kann eben nicht warten, auch nicht auf Hochzeiten«, erwiderte Nicholas. »Aber wir sind ja froh, dass er überhaupt kommen konnte.«

Dann herrschte kurz peinliches Schweigen, bis der Kellner kam und die Getränkebestellung aufnahm. Nessa studierte die Speisekarte, dann warf sie Sergey einen kurzen Blick zu und bemerkte, dass er die Zähne zusammenbiss und die Schultern hochgezogen hatte. Er war angespannt und sah verärgert aus, versuchte aber, sich nichts anmerken zu lassen. Irgendetwas musste passiert sein, nachdem er ihr zuvor eine zuckersüße Guten-Morgen-SMS geschickt hatte. Unter Garantie war der Grund für seine Anspannung bei den beiden Männern auf der anderen Seite des Tisches zu finden.

»Wie geht es dir, Vanessa?«, fragte Victor und legte die Speisekarte zur Seite. »Hast du dich schon von gestern erholt?«

»Mir geht es prima, danke der Nachfrage.« Sie sah Sergey absichtlich nicht an. »Die Trauung war wunderbar, und was Nadia für Siobhan und Audie getan hat, war ganz und gar hinreißend, findet ihr nicht? Und die Party erst! So hab ich seit Ewigkeiten nicht mehr getanzt! Tanzen als Work-out ist sogar besser, als über den Campus zu joggen.« Sie faltete die Hände über der Speisekarte und lächelte die beiden Väter an. »Und ihr? Ihr habt es den anderen beim Electric Slide ja richtig gezeigt!«

»Einer der wenigen Tänze, die wir beherrschen«, erwiderte Victor und lachte. »Ist aber auch einfach, wenn der Song dir sagt, wann du welche Bewegung machen musst.«

»Meinetwegen brauchst du nicht so bescheiden zu tun. Sergey ist ein ausgezeichneter Tänzer, und von irgendjemandem muss er es ja haben!«

Sergey berührte ihr Knie mit seinem. »Es hilft, wenn man eine tolle Tanzpartnerin hat. Wir sollten bald wieder tanzen gehen.«

Sie lächelte ihn an. »Sehr gerne.«

»Die Uni fängt bald wieder an, oder?«, wollte Nicholas wissen, nachdem sie ihr Essen bestellt hatten. »Da hast du doch sicherlich wieder viel zu tun.«

Was sollte denn das werden? Sergey neben ihr sah erneut grässlich angespannt aus.

»Ich habe immer viel zu tun«, antwortete sie. »Seminare vorbereiten, Forschung betreiben, Vorträge halten ... Aber Sergey hat sicher auch einiges um die Ohren, vor allem jetzt, da die Studenten im Lauf der kommenden Woche zurück auf den Campus strömen.«

»In nächster Zeit wird einiges anfallen«, bestätigte Sergey knapp. »Aber wir stehen bereit und haben die Sicherheitslage im Griff.«

Nessa gab sich alle Mühe, freundlich dreinzublicken. Irgendetwas war zwischen Sergey und seinen Vätern vorgefallen und hatte ihm die Laune verhagelt. Sie war bestimmt nicht ichbezogen, aber es fiel ihr schwer zu glauben, dass das Ganze nichts mit ihr zu tun haben sollte. Befürchteten sie, dass sie nicht zu

Sergey passte? Oder dass sie zu beschäftigt wäre, um einer Beziehung gerecht zu werden?

Unauffällig legte sie die Hand in den Schoß und schob sie dann hinüber auf Sergeys Knie.

»Du weißt ja, wie es immer heißt«, sagte sie und ließ ihre Stimme absichtlich leicht heiser klingen. »Erst die Arbeit, dann das Vergnügen. Das müssen wir uns eben zuerst verdienen, stimmt's?«

»Stimmt.« Er entspannte sich wieder ein bisschen und lockerte die Muskeln. »Und ich werde besonders hart arbeiten, weil das Vergnügen es wert ist.«

Das war es eindeutig. Sie kniff ihm leicht in den Oberschenkel, dann griff sie nach ihrem Wasserglas. »Das sehe ich ganz genauso.«

»Passt einfach auf euch auf«, brummte Nicholas. »Wir wollen nicht, dass ihr euch zu viel zumutet.«

»Keine Sorge, Dad«, erwiderte Sergey bissig. »Ich passe schon auf, dass Vanessa sich um sich kümmert.«

Alles klar. Es gab hier wohl unterschwellige Botschaften. Sie würde das Essen nicht ruinieren, indem sie nachhakte, aber hinterher, wenn die beiden Spiceland-Väter sich auf den Heimweg gemacht hätten, würde sie sich Sergey zur Brust nehmen und eine Erklärung einfordern. Sie hoffte nur, dass sie mit seiner Antwort würde umgehen können.

KAPITEL 6

Nessa wartete, bis Sergey die Tür aufgeschlossen hatte, damit sie der Spannung ein Ende setzen und sich mit dem beschäftigen konnte, was ihn so schweigsam und verkrampft gemacht hatte. Die Spiceland-Väter hatten sich noch im Restaurant von ihnen verabschiedet und waren zurück in Richtung San Francisco aufgebrochen. Nessa war mit Sergey über den Platz vor dem Bistro geschlendert, aber die Stille war kaum auszuhalten gewesen.

»Das war das merkwürdigste Essen, das ich mit deinen Dads je erlebt habe«, bemerkte sie, als sie zu Hause über die Türschwelle trat. »Dabei hab ich sogar einige von Victors legendären Kochorgien mitbekommen!«

»Du hast dich prima geschlagen.« Er schob die Tür ins Schloss, lehnte sich dagegen und starrte sie an, als wäre sie der Nachtisch.

»Was ist los?«

»Du siehst so verdammt hübsch aus«, sagte er mit rauer Stimme. »Das hab ich dir eigentlich schon im Restaurant sagen wollen, aber da hatte es mir wohl die Sprache verschlagen.«

»Sergey …« Sie trat auf ihn zu, als würde sie von einem Gravitationsfeld angezogen, dem sie sich nicht entziehen konnte. Als er die Arme ausbreitete, stürzte sie regelrecht auf ihn zu und seufzte, als ihre Münder sich zu einem Kuss trafen.

Er stöhnte leise, schlang seine Arme um ihre Taille und zog

sie fest an sich. Ob ihrer beider Anziehungskraft nun an der Chemie zwischen ihnen, an unterdrückten Emotionen oder einfach nur an der körperlichen Nähe lag, war ihr egal – es fühlte sich einfach gut an.

Widerwillig gestattete sie sich eine Verschnaufpause und wischte mit dem Daumen den Lippenstift weg, den sie an seinem Mundwinkel hinterlassen hatte. »Na, wenn das mal keine tolle Belohnung dafür war, dass ich das brave Mädchen gespielt habe.«

Ihr Versuch, einen Scherz zu machen, schlug fehl.

»Tut mir leid, wie es gelaufen ist«, murmelte er und wich ein Stück zurück.

Sie musterte ihn und versuchte, seine Laune einzuordnen. Obwohl er sich beim Mittagessen aufmerksam gezeigt hatte, war seine Anspannung nicht zu übersehen gewesen, und sie hatte erst nachgelassen, nachdem sie ihm die Hand aufs Bein gelegt hatte, als hätte er den Körperkontakt, die Verbindung zu ihr dringend gebraucht. Doch wenn sie ehrlich zu sich war, hatte sie den Körperkontakt und diese Verbindung ebenfalls gebraucht und genossen.

»Waren die beiden so komisch, weil sie geahnt haben, dass wir gestern Sex hatten?«

Er zog sie hinter sich her ins Wohnzimmer. »Victor hat mich darauf angesprochen, dass ich später als erwartet wieder zu Hause gewesen bin. Aber ich hab weder bestätigt noch bestritten, dass zwischen uns irgendetwas gelaufen ist. Das geht nur uns beide etwas an.«

Sie fand es gut, dass er niemanden sonst, nicht mal seine Väter, in ihre Angelegenheiten mit hineinziehen wollte.

»Aber gestern hat ihnen die Vorstellung von uns beiden als Paar doch noch gefallen?«, rief sie sich ins Gedächtnis. »Was ist denn in der Zwischenzeit passiert, dass sie es sich anders überlegt haben?«

Er zuckte mit den Schultern, schien aber alles andere als ahnungslos zu sein. »Wahrscheinlich hatten sie inzwischen Zeit, sich alles durch den Kopf gehen zu lassen, und haben Bedenken …«

»Bedenken.« Statt sich hinzusetzen, verschränkte sie die Arme. »Du weichst mir aus. Willst du mir gerade irgendetwas vorenthalten, was ihr besprochen habt? Bevor ich im Restaurant aufgetaucht bin?«

»Die beiden hatten immer schon einen ausgeprägten Beschützerinstinkt. Als ihr euch mit Nadia angefreundet habt, bist du quasi zum Teil der Familie geworden. Das heißt, dass sie dich ebenfalls beschützen wollen.« Er fuhr sich durchs Haar. »Sie wollen verhindern, dass du verletzt wirst. Aber ich will genauso wenig verletzt werden – zumindest nicht auf diese Art …«

Sie wusste nicht, ob sie gerührt oder sauer sein sollte, weil seine Väter sich wegen ihrer frischen Beziehung so besorgt zeigten. »Ihnen ist aber schon klar, dass wir beide erwachsen sind, oder? Wir haben beide einen anspruchsvollen Job. Wir haben beide keine Zeit für Spielchen – mal abgesehen von denen im Schlafzimmer …«

»Ich weiß, das sehe ich genauso«, erwiderte er. »Aber sie glauben nun mal, dass ich dich nicht kenne und dass das alles ein bisschen schnell geht. Aber ich hab ihnen auch nicht mitgeteilt, dass wir uns längst aus dem *Onyx*-Club kennen.«

»Glaubst *du* denn, dass das mit uns zu schnell geht?«

»Nein.« Er sah ihr ins Gesicht. »Du etwa?«

»Nein, wir tasten uns langsam aneinander heran. Wir lernen uns besser kennen, indem wir uns unterhalten.«

»Apropos unterhalten. Du hast mir gestern etwas von dir preisgegeben. Dafür möchte ich mich heute revanchieren.«

Oh, oh. Sie ließ die Hände sinken, um weniger angriffslustig auszusehen. »Nach deinem Gesichtsausdruck und dem Verhalten deiner Dads zu urteilen, glaubst du anscheinend, dass mir das, was du gleich erzählen wirst, nicht gefällt, stimmt's?«

Er verzog keine Miene, aber sie hörte die Resignation in seiner Stimme, als er antwortete: »Das halte ich zumindest für möglich.«

»Gut.« Sie ging zur Couchgarnitur, ließ sich darauf nieder, schlug die Beine übereinander und klopfte neben sich aufs Polster. »Komm her, mach es dir bequem.«

Er setzte sich in Bewegung, und ohne groß darüber nachzudenken, legte er sich mit dem Kopf auf ihrem Schoß neben sie. Langsam schloss er die Augen, und sie spielte mit seinem Haar. Die zärtliche Geste beruhigte ihn und ließ Ärger, Verwirrung und Zweifel langsam von ihm abfallen.

»Für Menschen, die nicht Bescheid wissen, sieht es von außen vielleicht so aus, als würden wir uns von einer Klippe stürzen, ohne zu wissen, wie tief das Wasser ist«, sagte sie leise. »Dabei lernen wir einander schon seit Monaten Samstag für Samstag besser kennen.«

Er presste die Wange gegen ihren Oberschenkel. »Und jetzt gehen wir noch einen Schritt weiter.«

»Genau. Ich weiß, dass du das Paddle mehr magst als den Flogger. Dass du manchmal trotzdem beides willst. Ich weiß, dass du dich gern fesseln lässt. Ich weiß, dass du Erfahrungen magst, die all deine Sinne ansprechen. Ich weiß, dass du dir gern eine sinnliche Belohnung verdienst. Ich weiß ... wovon du steif wirst. Was ich bislang noch nicht kenne, ist deine Lieblingsfarbe. Ich weiß nicht, ob du ein Lieblingsessen hast. Und ich weiß nicht, was du machst, wenn du weder Uniform trägst noch gefesselt darauf wartest, dass ich dich mit dem Paddle bearbeite.«

Obwohl sie im Club einen derart engen Umgang pflegten, gab es tatsächlich eine ganze Menge Dinge, die sie nicht voneinander wussten. Und ihm dämmerte, dass ihr deutlich mehr über ihn bekannt war als umgekehrt, und das trotz seiner Internetrecherche.

»Stört es dich«, fragte er, »dass du all das noch nicht weißt?«

»Mit Betonung auf *noch* nicht.« Sie fing an, ihm die Kopfhaut zu massieren. »Aber derlei Dinge können wir doch in aller Ruhe herausfinden. Über all diese Dinge noch keine Kenntnis zu haben, steht uns doch nicht im Weg, wenn es zur Sache geht.«

»Wenn es zur Sache geht ... Es gefällt mir, wie du das nennst.« Er wälzte sich herum, sodass er sie ansehen konnte. »Ich hätte übrigens nichts dagegen, jetzt gleich zur Sache zu kommen.«

Ihre Augen blitzten belustigt. »Davon gehe ich aus. Aber glaub ja nicht, dass ich darüber vergesse, dass du mir etwas erzählen wolltest.«

»Ach.« Er verzog das Gesicht. »Ich hatte gehofft, du hättest es längst vergessen.«

»Hab ich aber nicht.« Sie strich ihm sanft über die Augenbrauen, dann über die Nase bis zu den Lippen. »Du musst mir nichts erzählen, wenn du nicht willst, aber ich hätte es gern aus der Welt. Vor allem weil ich nicht noch mal so ein verkrampftes Essen mit deinen Dads erleben möchte.«

»Ich auch nicht.« Er küsste ihre Finger und drehte sich wieder auf die Seite. »Okay, ich würde dir gerne erzählen, wie es mich nach Crimson Bay verschlagen hat.«

Er überlegte kurz, wo er anfangen sollte. »Ich war verheiratet, hab in San Diego gelebt und als Streifenpolizist gearbeitet ... bis vor ein paar Jahren alles in die Brüche gegangen ist. Es kann sehr belastend sein, mit einem Cop verheiratet zu sein, aber es gab mit der Zeit auch noch ein paar andere Probleme in unserer Ehe, die letztlich eskaliert sind.«

»Hat das was mit deiner Neigung zu tun, dich zu unterwerfen?«

»Zum Teil. Ich hätte mir wohl jemanden suchen müssen, der diesen Lebensstil zumindest kennt, wenn schon nicht aktiv lebt …« Er seufzte. »Einer von vielen Fehlern, die ich gemacht habe. Ich war mir irgendwann im Klaren darüber, dass meine Ehe vor dem Aus stand. Aber wer hätte denn ahnen können, dass dann auch noch meine Partnerin sterben würde …«

Sie hielt mitten in der Bewegung inne und holte erschrocken Luft.

»Oh, Sergey«, hauchte sie. »Das tut mir so leid! Ist es bei einem Einsatz passiert?«

Er nickte. »Sie wurde im Dienst getötet, als wir einen Verdächtigen verhaften wollten. Er ist mit dem Messer auf sie losgegangen. Ich konnte ihr nicht mehr helfen.«

Ihm schnürte sich die Brust zu. Es fiel ihm immer noch schwer, darüber zu sprechen.

»Sie ist in meinen Armen verblutet. Und der Verdächtige hat den Einsatz auch nicht überlebt … Ich bin beurlaubt worden, aber geholfen hat mir das nicht, ganz im Gegenteil, es wurde alles immer schlimmer.«

»Du hast dir die Schuld gegeben.« Sie streichelte ihm über den Rücken.

»Natürlich hab ich das … und ihr Mann auch. Und meine Frau. Es war ihrer Ansicht nach der Beweis dafür, dass ich schwach war.«

»Schwach?«

»Ja. Wäre ich ein richtiger Mann gewesen, hätte ich sie gerettet statt mich selbst. Und wäre ich ein echter Kerl gewesen, dann hätte es auch mit dem Nachwuchs geklappt ... Als sie irgendwann anfing, meine Dads dafür verantwortlich zu machen, musste ich einen Schlussstrich ziehen.«

Ihre Hand lag schwer auf seinem Rücken, und sie murmelte etwas Unverständliches.

»Ich hab meine Ehe und meine Karriere in San Diego hinter mir gelassen. Eine Zeit lang fehlte mir komplett die Orientierung, ich hab so ziemlich alles außer mir selbst infrage gestellt ... und einfach nur versucht, nicht total abzustürzen. Ich musste erst wieder herausfinden, was ich als Nächstes tun sollte. Schließlich hab ich mehrere Dinge ausprobiert. Nadia hat mich damals genau zum richtigen Zeitpunkt angerufen und wegen Audie um Rat gefragt. Ich kam her, half, wo ich konnte, und hatte das Gefühl, dass mir Crimson Bay gefallen könnte. Mein alter Captain wiederum kannte die Chefin der Campuspolizei. Die hab ich dann getroffen, und wie der Zufall wollte, war dort gerade eine Stelle frei geworden. Also haben sie mich eingestellt. Dann hab ich auch noch den *Onyx*-Club für mich entdeckt – und der Rest ist Geschichte.«

Schweigen. Er setzte sich wieder gerade auf, nicht dass ihr Zuspruch sich noch in Mitleid verwandelte.

»Und das wollte ich dir erzählen.«

Sie schwieg immer noch.

Die Anspannung, die sie ihm zunächst genommen hatte, kehrte zurück. Was dachte sie jetzt von ihm? Hielt sie ihn ebenfalls für schwach, weil er all das nicht hatte verarbeiten können?

Bevor er etwas sagen konnte, verschränkte sie ihre Finger mit seinen, lehnte sich an ihn und legte den Kopf an seine Schulter.

Die tröstliche, verständnisvolle Geste wärmte ihn wie eine Decke. Er schloss die Augen.

»Nessa ...«

»Und bei welchem Teil der Geschichte hätte ich meine Meinung über dich – oder über uns – ändern sollen?«, fragte sie mit belegter Stimme. »Wer dich wegen so etwas gering schätzt, hat keine Ahnung von Verlusten, geschweige denn von Mitgefühl.«

Er flüsterte erneut ihren Namen und küsste sie auf die Stirn. Doch das reichte ihr nicht. Sie drehte sich zu ihm um und schlang ihm die Arme um den Leib. Er beugte sich zu ihr hinab und küsste sie – weil er gar nicht anders konnte – und versuchte, ihr auf diese Weise seinen Dank für ihr Verständnis entgegenzubringen.

Die Leidenschaft, mit der sie seinen Kuss erwiderte, sprang auf ihn über. Ihre Leidenschaft, ihr Feuer, ihre Hitze – alles an ihr zog ihn an und schrie nach mehr.

Spontan stand er auf und zog sie hoch. Sowie sie sich an ihn schmiegte, war es, als hätte sein Hirn einen Kurzschluss erlitten. Noch immer in den Kuss versunken, hob er sie hoch und trug sie zur Treppe. Er musste nach oben, sie ausziehen, sie spüren.

In seinem Ungestüm stieß er sie versehentlich mit den Füßen gegen das Treppengeländer, und lachend wand sie sich aus seinen Armen. »Du wolltest mich jetzt nicht wirklich die Treppe hochtragen, oder?«

»Ich hab darüber nachgedacht.« Er stellte sie sicher auf die Füße, ließ sie aber noch immer nicht los. »Na ja, besser gesagt, hab ich kein bisschen darüber nachgedacht. Aber zum Glück hat sich die Vernunft durchgesetzt. Denn wenn ich dich fallen gelassen hätte, wärst du bestimmt nicht mehr in der Stimmung gewesen, um zur Sache zu kommen.«

»Kein bisschen, da hast du wohl recht. Aber wenn es dir hilft, auch selbst in Stimmung zu kommen, lauf doch hinter mir und glotz mir auf den Hintern, während ich die Treppe hochgehe.«

»Ja, Ma'am.«

Sie nahm seine Hand, hielt dann aber inne. »Äh, du schläfst aber nicht in dem großen Schlafzimmer, oder?«

»Nein, dort steht jetzt das Gästebett für meine Väter. Ich selbst bin ins frühere Gästezimmer gezogen. Ich wollte, ehrlich gesagt, nicht im Bett meiner Schwester schlafen.«

»Dem Himmel sei Dank«, erwiderte sie und grinste. »Ich fand die Vorstellung, es im Bett meiner Freundin mit ihrem Bruder zu treiben, auch nicht gerade prickelnd.«

»Darüber wollen wir lieber gar nicht erst nachdenken.« Er folgte ihr die Treppe hinauf und bewunderte die schöne Aussicht auf ihren Hintern, der unter dem fließenden Stoff des Kleides hin- und herschwang. Nessa war im Lauf ihrer Freundschaft mit Nadia schon oft in der Wohnung gewesen und steuerte schnurstracks das Zimmer an, in das Sergey gezogen war.

In der Mitte des Zimmers blieb sie stehen und drehte sich so schwungvoll um, dass ihr Kleid hochwehte und ihre wohlgeformten Beine entblößte.

»Schön hast du's hier!«, stellte sie fest.

Er hatte nicht viel nach Crimson Bay mitgebracht, aber die wenigen Dinge, die er aus seinem früheren Leben behalten hatte, waren ihm kostbar: ein dunkler, überwiegend weinroter Quilt, den Nicholas' Mutter genäht hatte. Familienfotos. Ein paar Steine, die er seit seiner frühesten Kindheit an den verschiedensten Orten gesammelt hatte. Und in der Ecke, wo das Licht am besten war ...

»Eine Staffelei!«, rief sie und lief darauf zu. Auf dem verstellbaren Rahmen aus hellem Eichenholz lag ein großer Block. »Zeichnest oder malst du?«

»Ein bisschen von beidem«, antwortete er. »Allerdings beides nicht besonders gut.«

Sie strich über den Skizzenblock. »Darf ich …?«

»Natürlich.«

Er sah gebannt zu, wie sie durch die Seiten blätterte. Durch die großen Fenster schien die Sonne herein und tauchte alles in orange-goldenes Nachmittagslicht, das ihr dunkles Haar zum Leuchten brachte und die Umrisse ihrer Beine unter dem Kleid betonte. Der Effekt war gleichermaßen ätherisch und sinnlich, und seine Finger zuckten. Entweder würde er sie berühren oder sie zeichnen müssen: Er wollte diese vollen Lippen sowohl mit den Fingerspitzen als auch mit dem Bleistift nachziehen und das sexy Funkeln in ihren Augen einfangen.

»Du hast uns gezeichnet …« Sie sah zu ihm hoch, und in ihren Augen schimmerten Überraschung und aufrichtige Freude. »Mistress Vivienne und Sam im Club!«

Er stellte sich neben sie. Sie hatte die letzten Skizzen aufgeschlagen: Sam – halb ausgearbeitet –, der seiner in Leder gekleideten Göttin zu Füßen kniete. Madame, die das Paddle in der einen Hand hielt und die andere in sein Haar gekrallt hatte. Sein Rücken im Detail, nachdem sie ihm zugesetzt hatte; die Striemen waren immer noch frisch und deutlich zu erkennen.

»Wow, Sergey«, hauchte sie. »Ich bin bestimmt keine Expertin, aber die sind der Wahnsinn!«

»Danke. Ich zeichne schon, seit ich klein war. Ich hatte eine Zeit lang damit aufgehört. Aber nach San Diego habe ich wieder angefangen. Wahrscheinlich ist das für mich eine Art Therapie.«

»Und es ist etwas, was dir Spaß macht. Jeder braucht so ein Ventil. Ich spiele zum Beispiel viel zu oft Online-Games.« Sie grinste ihn an. »Vielleicht sollten wir mal die Szene aus *Titanic* nachspielen – du zeichnest mich, während ich nichts als eine Halskette trage. Oder eine Perlenkette ...«

Meinte sie die Kette, die sie zur Hochzeit getragen hatte? Oder eine »Perlenkette« aus seinem Sperma auf ihren Brüsten?

»Solange wir sonst nichts aus dem Film nachstellen ...«

»Abgemacht.« Sie griff nach dem Gürtel an ihrer Taille. »Willst du gleich loslegen?«

KAPITEL 7

Nessa öffnete ihr Wickelkleid und spürte Sergeys Blick auf sich. Ihre Haut prickelte in der spannungsgeladenen Luft, die inzwischen vor Verlangen und Vorfreude aufeinander vibrierte. Die rasende Begierde hätte sie eigentlich nicht überraschen dürfen, aber sie tat es. Sie hätte nicht für möglich gehalten, dass sie jemanden so sehr wollen könnte, wie sie Sergey wollte, aber bei ihm spürte sie alles. Und wollte alles.

Seine Miene veränderte sich, je länger er sie ansah. Sie wusste, was seinen Blick so sehr fesselte. Sie hatte ihn tatsächlich nur seinetwegen ausgesucht: einen himmelblauen Balconette-BH aus Spitze, der ihre Brüste fest und voll wirken ließ, und ein passend hoch geschnittenes Höschen, das den Blick auf ihren runden Hintern lenkte. Sie drehte sich langsam vor ihm um die eigene Achse, damit er sich sattsehen konnte.

»Blau«, stieß er hervor. »Blau ist meine Lieblingsfarbe.«

»Gut zu wissen.« Sie trat an ihn heran und knöpfte sein Hemd auf. »Wenn ich mir deine Skizzen angucke, dann brauchst du wohl keine Fotos als Anregung.«

»Ich hab eine ziemlich rege Vorstellungskraft«, gestand er und schlüpfte aus seinem Hemd. »Trotzdem geht doch nichts über die Wirklichkeit, die man direkt vor der eigenen Nase hat.«

»Absolut.« Sie strich ihm über die Schultern, den Hals und über die harten Brustmuskeln, auf denen vereinzelt krauses dunkles Haar wuchs. Er atmete scharf ein, als sie sanft über seine flachen Brustwarzen streichelte. Ganz schön empfindlich.

Das schrie nach weiteren Experimenten. Neugierig stupste sie eine mit dem Fingernagel an. Er schob die Brust raus und holte tief Luft. Seine Reaktion veranlasste sie, die kleine Knospe zwischen Daumen und Zeigefinger zu nehmen. Er antwortete mit einem leisen Stöhnen.

Der Laut ging ihr durch Mark und Bein. Weil sie ihm mehr Lust bereiten wollte, beugte sie sich vor und bedeckte seinen Hals und die Brust mit heißen Küssen. Sein Körper spannte sich an, und seine Muskeln zuckten, so schwer fiel es ihm stillzuhalten.

Sie rieb ihm mit dem Daumen über einen flachen Nippel und leckte den anderen ab. Erneut zuckte er zusammen und legte ihr die Hände auf die Schultern. Als sie seine Brustwarze mit dem Mund bedeckte und begann, daran zu saugen, krallte er sich in ihre Haut.

»Ja«, flüsterte er kaum hörbar. »Mehr.«

Seiner Bitte konnte sie nur auf eine Weise nachkommen. Vorsichtig nahm sie die Brustwarze zwischen die Zähne, während sie ihm sanft in die andere kniff.

Er warf den Kopf in den Nacken, umfing mit der Hand ihren Hinterkopf und presste sie an seine Brust. Sie neckte ihn weiter mit den Lippen, der Zunge und den Zähnen, steigerte seine Lust, wollte ihn in Richtung Abgrund treiben.

»Gelb, gelb …«

Sofort ließ sie von ihm ab und wich zurück. Schwer atmend und mit wildem Blick sah er sie an.

»Verdammt. Du … Das war … Aber, Nessa … Ich will in dir sein, wenn ich komme. Bitte.«

»Das will ich auch«, brach es aus ihr heraus, während ihr Blut zusehends ins Kochen geriet. »Dann sorgen wir mal dafür, okay?«

»Ja, Ma'am.«

Er wollte schon seinen Gürtel öffnen, als sie danach griff und ihn aus den Schlaufen zog. Dann legte sie ihn über seine Schulter.

»Vielleicht brauche ich den später noch«, sagte sie, »wenn wir überhaupt noch können.«

»Das ist auf jeden Fall ein Ansporn.« Schnell entledigte er sich seiner restlichen Klamotten und streckte die Hände nach ihr aus. »Darf ich?«

»Natürlich.«

Sie sah zu, wie er den Vorderverschluss ihres BHs öffnete und die Körbchen beiseiteschob. Ihre dunklen Nippel waren jetzt schon schmerzhaft hart.

»Du bist so schön«, murmelte er und legte ihr die Hände an die Brüste. »Perfekt.«

Sie badete in seiner Ehrfurcht, die so tief und überwältigend war, dass sie darin zu ertrinken drohte. Sie hatte schon einmal versucht, perfekt zu sein, doch diesem unerreichbaren Ideal nachzueifern, hatte sie beinahe umgebracht.

»Ich bin nicht perfekt, Sergey«, flüsterte sie. »Nicht einmal annähernd.«

»Ja, Ma'am.«

Sie wusste, dass er das nur sagte, um sie zu besänftigen, und wollte gerade darauf kontern, doch stattdessen schnappte sie heftig nach Luft, als er ihr mit beiden Daumen über die steinharten Brustwarzen fuhr und dabei ein genüsslich sonores Stöhnen ausstieß. Als er ihr dann auch noch in die Brustwarzen kniff, war sie mit dem Stöhnen an der Reihe.

Ein Doppelblitz aus lustvollem Schmerz zuckte bis hinunter in ihr Geschlecht. Jetzt krallte sie ihm ihrerseits die Finger in die Schultern, als ihre Beine nachzugeben drohten.

Mit ihrem Blut schoss pures Verlangen durch ihre Adern. Eine Berührung – eine einfache Berührung reichte schon aus, und sie hätte sich am liebsten aufs Bett geworfen.

Er ließ die Hände über ihren Bauch und seitlich über ihre Hüften gleiten. Als seine Fingerspitzen das Spitzenbündchen ihres Slips berührten, folgten sie dessen Verlauf. Er ging vor ihr in die Knie, zog behutsam den Slip über ihre Schenkel, während sie sich an seinen Schultern festhielt und aus dem Höschen stieg.

Als er wieder aufstand, strich er ihr über die Rückseite der Schenkel, bis beide Hände über ihrem Po lagen. Er zog sie an sich, und ihre Welt geriet ins Wanken, als er sie erneut hochhob und hinüber zum Bett trug, aber es war ihr einerlei – sie vermochte nur mehr daran zu denken, wie sie endlich ihr Verlangen stillen konnte, das sie bei lebendigem Leib zu verbrennen drohte.

Nessa keuchte laut auf, als er sich über sie beugte und sein Mund intuitiv ihren Nippel fand. Als seine heiße Zunge die harte Knospe berührte, schnappte sie wieder nach Luft. Sie klammerte sich am Bettpfosten fest, während er sie liebkoste, beiden Brüsten bewundernde Aufmerksamkeit schenkte und sich zu guter Letzt über ihren Bauch nach unten küsste. Dort hielt er inne.

Als sie den Kopf hob, sah sie, wie er ihren Schoß mit einer Mischung aus Faszination und Lust betrachtete. Verführerisch spreizte sie die Beine und forderte ihn wortlos auf, die Musterung gründlicher fortzusetzen. Er schenkte ihr ein dankbares Lächeln. Dann strich er ihr mit dem Daumen über die feuchte Öffnung, bevor er ihre Klitoris umkreiste.

»Nessa, schöne, sexy Nessa«, hauchte er und beugte sich nach unten.

Beim ersten kräftigen Zungenschlag bäumte sie sich auf, und er schob ihr die Hände unter die Pobacken. Ihr wurde schwindlig, als er mit der Zunge ihren Kitzler umspielte und zwischen ihre Schamlippen eintauchte. Sie ließ die Hüften kreisen, spürte, wie all ihre Sinne nur mehr auf eins zusteuerten – und dann stieß er auch noch unvermittelt zwei Finger in sie hinein. Sie war kaum mehr zu halten.

Im nächsten Moment zog er seine Finger wieder zurück und bedeckte ihren zum Zerreißen angespannten Leib mit zärtlichen Küssen.

»Kondom … sofort …«, keuchte sie.

»Ja, Ma'am.« Er griff zum Nachtschränkchen und tastete nach der Kondomschachtel, riss sie auf, zog eins heraus und reichte es ihr.

»Leg dich hin«, flüsterte sie und setzte sich auf.

Sobald er sich neben sie gelegt hatte, riss sie die Verpackung auf, kniete sich zwischen seine ausgestreckten Beine und packte seinen Schwanz so fest, wie er es mochte. Er stöhnte auf, ließ sie dabei aber nicht aus den Augen. Ein Lusttropfen perlte an der Spitze hervor, und fast hätte sie sich vorgebeugt, um ihn zu kosten.

»Beim nächsten Mal«, versprach sie ihm und rollte das Gummi über den dicken Schaft. »Nächstes Mal werd ich dich kosten.«

Weil sie wusste, dass er es genießen würde, ihr zuzusehen, setzte sie sich erst rittlings auf seine Oberschenkel. »Sieh mir zu«, befahl sie ihm. »Sieh mir zu, wie ich dich nehme.«

Sie stemmte sich auf die Knie hoch und richtete seinen Penis aus, bis er ihre Öffnung berührte. Das Kondom war feucht, sie war noch feuchter, trotzdem dauerte es einen Moment, bis sie sein pralles Glied in sich aufgenommen hatte. Sie spürte jeden Zentimeter, der in sie eindrang und sie ausfüllte.

Ein Seufzen ließ sie erbeben, als sie endlich auf ihm saß.

»Sieh uns an«, flüsterte sie und spreizte mit den Fingern die Schamlippen. »Sieh dir an, wie gut wir zusammenpassen.«

»Perfekt«, keuchte er, und sie spürte erneut seinen Blick wie eine heiße Berührung.

Da war es wieder, dieses Wort, doch in diesem überwältigenden Augenblick hätte sie ihm beinahe beigepflichtet. Sie beugte sich nach vorn, stützte sich auf seinen Armen ab und begann, ihn zu reiten. Sowie sie sich auf das lustvolle Gefühl konzentrierte, das ihr über den Rücken rieselte, musste sie die Augen schließen. Er half ihr, indem er nach oben stieß, wenn sie sich nach unten bewegte, und Winkel und Rhythmus übten einen angenehmen Druck auf ihre Klitoris aus.

Sie wollte kommen. Sie *musste* kommen. Vor Verlangen brannten ihre Nerven. Und er sollte bei ihr sein.

Als sie die Augen wieder aufschlug, sah er sie immer noch unverwandt und mit purer Leidenschaft im Blick an. Sie veränderte leicht ihre Position, und ein Schauder ließ ihn erbeben. Sie spürte, wie er tief in ihr zuckte.

»Halt es nicht zurück, Sergey.« Es war ein Flehen und ein Befehl gleichermaßen. »Fick mich hart und komm.«

Mit einer Bewegung, die sie nicht hatte kommen sehen, setzte er sich auf, schlang die Arme um sie und bugsierte sie auf die Matratze, sodass sie auf dem Rücken landete, während er immer noch in ihr war. Er stützte sich zu beiden Seiten ihres Kopfes ab, beugte sich nach unten und gab ihr einen Kuss, der bis hinunter in ihre Zehen kribbelte.

Dann fing er an, sich in harten, treibenden Stößen zu bewegen, sodass das Bett laut knarzte. Sie schlang ihm die Beine um die Hüften und grub ihm die Finger in den Rücken. Er stöhnte auf, warf den Kopf in den Nacken und ließ sich gehen, gab sich ganz und gar der Leidenschaft hin, die sie beide erfasst hatte.

Seine Bewegungen wurden immer heftiger, und sie spürte, dass er drauf und dran war zu kommen. Sie schob die Hand zwischen ihre Körper und rieb über ihre geschwollene Klitoris. Mit der anderen Hand strich sie ihm über den Rücken und packte dann seinen Hintern, sodass er erneut den Winkel veränderte und umso wilder in sie hineinstieß.

Mit einem tiefen Schrei der Lust warf er den Kopf zurück, und sein Körper erstarrte über ihr, als er kam. Sein Höhepunkt entzündete ihren, und sie umklammerte ihn mit Beinen, Armen und ihrem Geschlecht, als die lustvollen Wellen sie erfassten.

Atemlos und erschöpft zog sich Sergey zurück und wälzte sich neben ihr auf den Rücken. Sein Atem ging genauso schnell wie sein Puls. Es dauerte eine Weile, bis er sich dazu durchringen konnte, aufzustehen und das Kondom zu entsorgen. Als er zurück ins Schlafzimmer kam, hatte Nessa sich zugedeckt.

Sie sah wunderschön aus in seinem Bett – mit ihrem vom Sex verwuschelten Haar und einem verschleierten Blick, der genauso süß war wie das Lächeln, das sie ihm schenkte. Sie strich über die Matratze, und er legte sich neben sie und zog sie an sich. Sie küssten einander beinahe keusch, wenn auch nicht weniger mitreißend. Dann legte sie ihm die Hand an die Wange. »Das war genauso großartig, wie ich es mir vorgestellt hatte.«

»Das sehe ich auch so.« Er küsste sie erneut.

»Ich hoffe, du hast nichts dagegen, wenn ich noch ein bisschen bleibe«, sagte sie leise und schmiegte sich an ihn. »Ich brauche noch einen Moment, bis ich wieder laufen kann.«

»Ich hab ganz und gar nichts dagegen. Ich bin froh, dass du da bist.« Und das war er wirklich – mehr, als er in Worte fassen konnte. »Die nächsten Wochen werden anstrengend. Sobald die Studenten wieder zurück auf den Campus kommen, muss ich höchstwahrscheinlich länger arbeiten, und freitags hab ich, wie gesagt, Spätschicht …«

»Ich leite in diesem Semester zwei Seminare und freitags Wissenschaftsveranstaltungen in mehreren Gesamtschulen. Und diese Woche hab ich am Donnerstag und Freitag mit ein paar Kollegen vom Caltech Beobachtungstermine im Palomar-Observatorium. Das heißt wohl, dass wir uns erst am Samstag wiedersehen?«

»Dann haben wir etwas, worauf wir uns freuen können. Und es wird garantiert ein tolles Wiedersehen.« Er strich ihr mit der Fingerspitze über die vollen Lippen. »Ich hab echt Glück …«

»Inwiefern?« Sie hob den Kopf und zog die Augenbrauen kraus. »Glück, weil wir beide so viel zu tun haben, dass wir uns vor Samstag nicht wiedersehen?«

»Nein. Ich habe Glück, weil eine kluge, schöne Frau in meinem Bett liegt«, sagte er mit einem breiten Grinsen. »Ich werd mich anstrengen müssen, damit du weiter so vom Sex benebelt bleibst, dass dir gar nicht auffällt, wie wenig wir zusammenpassen.«

»Bitte?« Sie zog eine Augenbraue hoch. »Ich dachte, die letzten zwei Tage hätten unter Beweis gestellt, was sich seit Monaten abgezeichnet hat.«

»Was denn?«, fragte er, einfach nur, weil er es hören wollte.

»Dass wir ziemlich gut zusammenpassen.« Sie gab ihm einen Klaps auf die Brust. »Und das wusstest du genau, sonst hättest du wohl kaum darum gebeten, mein Sub sein zu dürfen, oder deiner Schwester erzählt, dass du dich an mich ranmachen würdest. Also Hut ab dafür, dass du so schlau warst, das zu erkennen und auch gleich in die Tat umzusetzen.«

Ihm wurde ganz warm. »Hättest du etwas dagegen, wenn ich dich schnell zeichne?«

»Jetzt?«

»In diesem Licht siehst du toll aus, vor allem nach dem Sex bist du unfassbar schön«, sagte er. »Dann hab ich etwas, womit ich mich beschäftigen kann, bis wir uns wiedersehen.«

»Na gut.« Sie schlug die Bettdecke zurück. »Arrangier mich, so wie du mich haben willst. Aber ich warne dich, ich schlafe gleich ein. Da hat mir jemand gestern und heute ein ordentliches Work-out verpasst.«

»Schlaf ruhig ein, wenn du willst. Das ist völlig okay.«

Während er sie beim Einschlafen beobachtete, verspürte er fast so etwas wie einen Besitzanspruch. Es bedeutete ihm unendlich viel, dass sie sich in seiner Gegenwart so wohlfühlte und sich entspannen konnte. Sie hatte so viele verborgene Seiten, und er war sich sicher, dass sie die mitnichten jedem offenbarte. Er würde sich anstrengen müssen, um sich ihr Vertrauen und jede weitere kleine Offenbarung zu verdienen. Er würde ihr alles geben, was sie ihm gab, und mehr.

Er suchte sich den richtigen Stift und zog erste Umrisse auf dem Papier. Seine persönliche Venus. In den vergangenen Monaten hatte er mehr als nur einen Skizzenblock mit Bildern von ihr gefüllt. Sein Bedürfnis, seine Interaktionen mit Mistress Vivienne festzuhalten, hatte fast an Besessenheit gegrenzt. Zeichnungen, die ihn zu ihren Füßen kniend zeigten, wie er sich unter dem Paddle wand und sich in die Fesseln stemmte. Szenen aus heimlichsten Träumen, ihrer Lust eines Tages ganz dienen zu dürfen.

Einerseits gab es Mistress Vivienne – und dann gab es Vanessa. Nessa. Diese Erscheinung in Rot, die zu Beginn der Hochzeitsfeier so glücklich und zugleich tieftraurig ausgesehen hatte. Die Frau, die mit ihm gelacht und getanzt hatte, die die Lust genossen hatte, die er ihr beschert hatte, während er mit ihr den besten Sex seines Lebens gehabt hatte. Die Frau, die verstand, dass er ein Bild vor Augen ebenso brauchte wie das Ertastete, Spürbare. Sie war der Wahnsinn, diese Frau, die so trocken festgestellt hatte, dass sie gut zueinanderpassten, dass er gar keine andere Wahl mehr gehabt hatte, als ihr zu glauben. Diese Frau wollte er auf dem Papier einfangen – diese schöne, schlummernde Frau mit dem befriedigten Lächeln auf den Lippen. Süß und sündig, geistreich und geil. Sie hatte dies alles – und er wollte es.

Ihm war klar, dass es ihn bereits jetzt so schwer erwischt hatte, dass er sich wahrscheinlich nie wieder von ihr würde befreien können. Aber das wollte er auch gar nicht. Immerhin war sie die erste Frau, die auch seine unterwürfige Seite akzeptierte, ohne ihm deshalb das Gefühl zu geben, kein echter Kerl zu sein. Er selbst hatte mit dieser unterwürfigen Seite seinen Frieden gemacht und sich neu erfunden. Nie wieder würde er sich selbst und seine Bedürfnisse verleugnen. Bei Nessa musste er das zum Glück auch nicht.

Vielleicht war ihm das Schicksal ja endlich hold, und er war im Leben endlich auf der Gewinnerstraße gelandet. Jetzt konnte er nur hoffen, dass er es nicht irgendwie versaute und im Straßengraben landete.

KAPITEL 8

Als er hörte, wie sich ein Schlüssel im Türschloss drehte, griff Sergey nach seiner Dienstwaffe. Erst nach einigen Sekunden des Herzklopfens konnte er wieder logisch denken. Ein Einbrecher würde wohl kaum mit einem Schlüssel in seine Wohnung reinspazieren – und das Apartment über dem bereits geöffneten Café wäre auch kein sonderlich gutes Ziel für einen Raubzug am frühen Morgen. Weil seine Väter niemals ohne Vorwarnung aus San Francisco hergekommen wären, blieb nur mehr eine Person, die einen Schlüssel besaß und unangekündigt bei ihm auf der Matte stehen würde.

Er schob die Waffe zurück ins Holster und schlich zur Tür, die langsam aufging.

Nadia kreischte auf, als sie ihn sah, und ließ die Sachen fallen, die sie vor sich herbalanciert hatte. Den Halter mit den Kaffeebechern konnte er gerade noch auffangen, sodass sie nicht beide in Kaffee duschten. Aber die braune Papiertüte landete in hohem Bogen auf dem Boden.

»Mann, Sergey!« Sie schlug sich die Hand vor die Brust. »Du hast mich zu Tode erschreckt!«

»Angst wäre eher angebracht. Ich bin immerhin Cop und bewaffnet. Hättest du nicht klingeln oder anklopfen können?«

»Mann«, wiederholte sie, diesmal allerdings weniger streng. »Daran hab ich gar nicht gedacht ... Ich wollte meinen großen Bruder schließlich überraschen.«

»Das hast du auch geschafft, gratuliere.« Er machte einen Schritt zurück und versuchte, seinen Adrenalinspiegel durch kontrolliertes Ein- und Ausatmen wieder nach unten zu zwingen. »Deine Flitterwochen müssen ja toll gewesen sein, wenn du nicht mehr weißt, dass du dich besser nicht an mich heranschleichen solltest.«

»Natürlich waren die Flitterwochen toll. Aber danke, dass du mir im Handumdrehen die rosa Brille abgenommen hast. Na ja, ich hab's wohl nicht anders verdient.« Sie zeigte auf die Tüte. »Friedensangebot: Ich hab drei Sorten Muffins und Zimtschnecken mitgebracht. Vielleicht sind sie ja nicht komplett zerbröselt.«

»Friedensangebot angenommen.« Er wandte sich zum Frühstückstresen und nahm die Kaffeebecher aus der Halterung. »Wieso sind das denn drei Becher? Kommt dein Professor Doktor, Ehemann Kaname, auch?«

»Oh. Ach so ...« Sie errötete. »Ich dachte, vielleicht ist *deine* Doktorin da ...«

»Meine Doktorin?«

»Stell dich nicht dumm. Du weißt genau, dass ich Vanessa meine.«

Natürlich wusste er es, aber er zog seine kleine Schwester nun einmal gern auf. »Warum sollte Vanessa hier sein?«

»Na, weil du ... sie ...« Seine Schwester sah ihn mit offenem Mund an. »Bitte sag mir, dass du das mit ihr nicht vergeigt hast.«

Er verzog keine Miene. »Ich weiß nicht, wovon du sprichst.«

»Willst du mich verarschen? Du weißt ganz genau, wovon ich spreche. Ihr beide wart unzertrennlich, als Kaname und ich am Abend der Hochzeit aufgebrochen sind. Versuch jetzt nicht, mir weiszumachen, ihr hättet euch in der Zwischenzeit nicht gesehen.«

»Na gut, mach ich nicht. Hast du denn schon mit ihr gesprochen?«, fragte er betont beiläufig.

»Wir sind seit gestern erst wieder da, und nachdem wir erstmals als Ehepaar nach Hause kamen …« Sie wurde wieder rot. »Jedenfalls war ich müde und wusste, dass ich heute früh ins Café müsste, also hab ich noch mit niemandem sprechen können. Muss ich sie anrufen, um Einzelheiten zu erfahren?«

»Nein, musst du nicht.« Er riss die Tüte auf und benutzte sie als Unterlage für die leicht zerdrückten Gebäckstücke. »Wir hatten eine Menge Spaß bei eurer Hochzeit.«

»Und wie läuft es seitdem?«, hakte Nadia nach und nahm sich einen Double-Chocolate-Muffin. »Ihr zwei hattet doch bestimmt ein, zwei Dates, während wir weg waren, oder nicht?«

»Stimmt.« Es war mehr als das gewesen, aber genau wie er keine Details aus den Flitterwochen seiner kleinen Schwester hören wollte, würde er ihr auch nicht in allen Einzelheiten von seiner Zeit mit Nessa erzählen. »Sie ist eine tolle Frau, und je mehr ich in den letzten Monaten von ihr erfahren habe, umso interessanter wird sie.«

»Monate?«, echote Nadia. »Ich war doch nur zwei Wochen weg! Und ich bin mir ziemlich sicher, dass es weder in Thailand noch in Japan irgendein Zeitloch gab.«

Oh, oh! Normalerweise gelang es ihm besser, Sachen für sich zu behalten. »Ach, dort wart ihr?«

»Ja, und wenn du mal in deine Social-Media-Accounts gucken würdest, wüsstest du das auch.« Sie stemmte die Hände in die Hüfte. »Und jetzt beantworte meine Frage.«

Er biss ein großes Stück von der Zimtschnecke ab, um seinen knurrenden Magen zu beruhigen. Na gut, möglicherweise versuchte er auch, seine Antwort noch ein paar Sekunden länger hinauszuzögern. »Hey, die ist ja lecker! Kein Wunder, dass die immer ausverkauft sind, wenn ich mal im Café bin.«

»Sprich nicht mit vollem Mund«, rügte sie ihn. »Und wo du schon dabei bist – lenk ja nicht vom Thema ab, indem du mir Komplimente für meine Backwaren machst. Das hat schon damals nicht funktioniert, als du als Teenager meine Puppe auf den Grill geworfen hast.«

»Deswegen bist du immer noch sauer?«

»Ich kann sehr nachtragend sein.« Sie kniff die Augen zusammen. »Versteh das lieber als Warnung. Und jetzt sag die Wahrheit. Hast du Vanessa gestalkt?«

»Das traust du mir zu, ja?«

Er hatte eigentlich nur einen Grund, seiner Schwester nicht die Wahrheit zu sagen: weil er es zuvor nicht mit Nessa abgesprochen hatte. Aber er wusste, dass Nadia und ihre Freundinnen einander bei ihren Treffen alles Mögliche erzählten. Sie und Siobhan wussten bestimmt, dass Nessa und Audie ins *Onyx* gingen, insofern wussten sie womöglich auch, was das genau für ein Club war und was ihre Freundinnen dort machten.

»Na? Raus damit!«

Er nahm einen Schluck Kaffee, der genauso zubereitet war, wie er ihn mochte, und fasste sich ein Herz. »Ich kannte sie schon aus dem *Onyx*-Club, noch bevor Audie mit Nolan zusammengekommen ist. Aber bis zu deiner Hochzeit wusste ich nicht, dass sie Vanessa ist, und sie wusste nicht, dass ich dein Bruder bin.«

»Du hast es im Club mit ihr getrieben?«

»Nicht so, wie du jetzt denkst. Ich hatte wöchentlich Sessions mit ihr.« Er nahm noch einen Schluck und wartete, bis sie sein Bekenntnis verdaut hatte.

»Sessions«, wiederholte sie langsam. »Vanessa nennt sich im *Onyx* Mistress Vivienne, und Audie war ihre Übungs-Bottom oder wie das heißt, als sie die Ausbildung … *Ach du Scheiße!*« Sie starrte ihn mit weit aufgerissenen Augen an. »Bist du Vanessas Bottom?«

»Ihr Sub. Submissiv«, stellte er klar. »Yep.«

»Das ist ja Wahnsinn!« Sie stocherte ihm mit dem Finger in den Oberarm. »Nicht schlecht, Brüderchen – damit gibst du dem ganzen Freund-und-Helfer-Ding ja eine völlig neue Bedeutung. Und nicht schlecht, Vanessa!«

Ihre begeisterte Reaktion erleichterte ihn zutiefst. »Danke, dass du kein Problem damit hast.«

»Wieso sollte ich? Anscheinend mischen sie dem Herscher-Personal ganz ordentlich was in den Kaffee.«

Sergey grinste. »Du und dein Professor also auch, hm?«

Nadia griff nach der zweiten Zimtschnecke.

»Ich weiß nicht, was du meinst«, murmelte sie mit vollem Mund.

»Deine roten Wangen sprechen da aber eine ganz andere Sprache«, neckte er sie. »Willst du mir nicht auch was gestehen?«

»Seit wann so aufmerksam?«

Er tätschelte sich die Brust. »Du weißt schon, dass ich in Uniform nicht nur gut aussehen soll, oder?«

»Wie kommst du darauf, dass du gut aussiehst?«

Sie mussten beide lachen. Es kam ihm vor, als wären sie um Jahre in die Vergangenheit gereist und würden hinter Victors Rücken kichern und Grimassen schneiden, während der sie eine seiner merkwürdigen Kreationen kosten ließ und es dann doch wieder nur Fischstäbchen gab.

Aus einem spontanen Impuls heraus fiel Nadia ihm um den Hals. »Danke!«

»Wofür denn?«, wollte er wissen und erwiderte die Umarmung. »Dass ich dich nicht in den Schwitzkasten nehme und dir eine Kopfnuss verpasse?«

»Dafür auch.« Sie wand sich aus seinen Armen, nahm sich eine Serviette und betupfte sich die Augen. »Dafür, dass du so ein toller Bruder bist. Das war … Ich wusste gar nicht, dass ich das gebraucht habe. Du hättest mich auch einfach in die Wüste schicken können, als ich mich damals durch die Sucht so auf die Schnauze gelegt habe … und keiner hätte es dir übel genommen. Nicht einmal ich. Vor allem nicht ich.«

»Hey!« Er zog sie wieder an sich. »Du bist immerhin meine Schwester! Ich hätte dich wegen dieser Sache doch nicht im Stich gelassen. Genauso wenig wie du mich im Stich gelassen hast, als ich total am Ende war und hier angekrochen kam.«

»Würde ich nie tun.« Sie sah ihn mit feuchten Augen an. »Außerdem brauchte ich jemanden, der hier wohnen wollte, als ich zu Kaname gezogen bin.«

»Ach so? Dafür bin ich also gut genug – für satte Mieteinnahmen«, scherzte er.

»Und als Schulter zum Ausweinen, als Hochzeitsunterstützung und anscheinend auch als Sub.«

»Was soll ich sagen? Ich bin eben ein Multitalent.«

»Ja, das bist du. Aber lass dir das nicht zu Kopf steigen, ja? Deine Vermieterin hat nämlich nicht vor, eine breitere Tür einzubauen.« Sie hob den Kaffeebecher an. »Darauf stoßen wir an. Auf uns und gewisse dominante Akademiker. Möge der Unterricht lehrreich sein und noch lange andauern!«

Er stieß mit ihr an. »Prost!«

»Soll ich dir eigentlich meinen Schlüssel geben?«, fragte sie nach dem Frühstück.

»Behalt ihn ruhig. Die Dads haben auch einen, also warum nicht du? Außerdem *bist* du meine Vermieterin, oder?«

»Stimmt.« Sie entsorgte den Müll. »Dann machen wir es so: Ich behalte ihn, bis du beschließt, ihn an Vanessa weiterzugeben.«

»Langsam, langsam! Wir sind gerade erst seit zwei Wochen zusammen. Dafür ist es noch viel zu früh.«

»Aber du hast sie gern, oder?«

Er warf ihr einen vielsagenden Blick zu. »Musst du das wirklich fragen? Natürlich hab ich sie gern. Bei ihr kann ich ganz ich selbst sein. Das ist eine Riesensache für mich.«

»Kann sie das bei dir auch?«

»Wieso sollte sie das nicht können? Ich halte mich für einen ziemlich offenen Kerl.«

»Ich weiß nicht ...« Nadia spielte mit ihrem Kaffeebecher. »Es fühlt sich irgendwie verkehrt an, mit dir darüber zu reden ... über sie. Vielleicht sollte ich lieber nichts sagen ...«

»Wenn du glaubst, dass es mir helfen würde, mit ihr umzugehen, dann erzähl es mir bitte. Ich würde erwarten, dass du das Gleiche umgekehrt bei ihr machen würdest. Ich meine es wirklich ernst mit ihr. Für mich ist sie nahezu perfekt.«

»Okay«, seufzte sie. »Es ist nur ... Vanessa ist ziemlich verschlossen, weißt du? Sie hat diese total ausgeglichene Art und lässt sich durch nichts aus der Ruhe bringen, und darum beneide ich sie. Wir verlassen uns alle auf sie als Stimme der Vernunft, und das ist ihr gegenüber nicht fair, auch wenn sie echt gut darin ist. Ich frage mich allerdings, ob das nur deshalb so ist, weil wir ihr keine Chance gegeben haben, auch mal anders zu sein. Sie selbst zu sein.« Sie lächelte und drückte seine Hand. »Wir brauchen alle einen Ort, an dem wir uns sicher fühlen, Sergey. Ich hoffe, du kannst für sie dieser Ort sein.«

Er erwiderte den Händedruck. »Ich werde es versuchen, versprochen.«

Das tat er bereits, aber gemeinsam Zeit als Paar zu verbringen, war nicht immer einfach. Zumindest glaubte er, dass sie ein Paar waren. Jetzt da die Uni wieder losgegangen war, hatten sie nicht mehr allzu viel Zeit füreinander, aber die Stunden, die sie miteinander verbrachten, kosteten sie beide voll aus. Allerdings hatte sie ihm noch immer kein Halsband angelegt, obwohl er damit gerechnet hatte. Das Halsband wäre für ihn das Zeichen gewesen, dass sie ihm vollends vertraute und ihn akzeptierte und dass sie sich einen gemeinsamen Rückzugsort wünschte.

Doch er hatte sich geschworen, erst einmal geduldig abzuwarten und jeden Augenblick mit ihr zu genießen. Trotzdem würde er nicht aufgeben, bis er sich das Halsband verdient hätte.

* * *

Nessa klopfte an die angelehnte Bürotür und streckte den Kopf hinein. »Hi, Anjela. Du wolltest mit mir sprechen?«

Die Miteigentümerin des *Onyx*-Clubs sah von einem Stoß Unterlagen auf und lächelte. »Mistress Vivienne. Danke, dass du gekommen bist. Setz dich doch.«

Nessa schob die Tür hinter sich ins Schloss und nahm auf dem Stuhl vor dem Schreibtisch Platz.

Anjela Cordero war eine beeindruckende Frau und in jedem Sinne des Wortes dominant. Sie überwachte die Mitgliedschaften des Privatclubs, prüfte persönlich jede Bewerbung auf Herz und Nieren und entschied darüber, ob jemand in den Club aufgenommen wurde oder nicht. Außerdem half sie Neulingen in der BDSM-Szene dabei, sich zu orientieren. Nessa wusste, dass sie außerhalb des Clubs Psychologin und spezialisiert auf Paartherapie war. Sie wusste allerdings nicht, warum Anjela sich selbst kaum mehr in den Räumlichkeiten des Clubs blicken ließ und anscheinend keinen eigenen Sub hatte.

Anjela faltete über dem Blätterstapel die Hände. »Wahrscheinlich fragst du dich, warum ich dich hergebeten habe.«

»Ich nehme an, es geht um Termine für neue Sessions?«

Anjela nickte. »Ich hab fünf neue Anfragen für dich erhalten.«

Fünf? Innerlich wurde Nessa kreidebleich. Auf gar keinen Fall würde sie Platz für fünf Neue in ihrem Terminplan freischaufeln können. Sie hatte außerhalb des Clubs schon genug zu tun, und das Geld – auch wenn es natürlich ein schönes Zubrot war – brauchte sie nicht. Doch in erster Linie wollte sie ihre knappe Freizeit gerade lieber mit Sergey verbringen, jetzt da sie am Anfang einer richtigen Beziehung standen.

»Du kannst auch Nein sagen.«

Nessa blinzelte. »Tut mir leid ... Ich hab nur gerade überlegt, ob ich das mit meinem Terminkalender überhaupt vereinbaren könnte ...«

Anjela grinste sie schelmisch an. »Du kannst doch deine jetzigen Kunden schon nicht mehr mit deinem Kalender vereinbaren – so gefragt, wie du an der Herscher bist.«

Nessa warf einen Blick zur Tür und vergewisserte sich, dass sie sie hinter sich zugemacht hatte. Anjela wusste mehr über ihr Leben außerhalb des Clubs, als Nessa lieb war, aber deshalb musste es ja nicht gleich jeder hören, der am Büro vorbeikam. »Stimmt, aber muss ich es nicht wenigstens versuchen?«

»Für wen? Dich? Mich? Den Club?«

Anjela stand auf und ging um den Tisch herum. »Du hast dich in deiner Ausbildung gut geschlagen, aber du bist auf allen

Gebieten erfolgreich, wenn du dir mal etwas in den Kopf gesetzt hast, nicht wahr? Du und dein Rotschopf, ihr habt bei unseren Mitgliedern bleibenden Eindruck hinterlassen. Eine ganze Reihe ungebundener Subs hat sich um deine Dienste beworben. Was wäre ich für eine Geschäftsfrau, wenn ich dir da nicht anbieten würde, Teil des Teams zu werden?«

»Keine besonders clevere«, sagte Nessa. »Nichts für ungut!«

»Schon in Ordnung.« Anjelas Augen leuchteten. »Als clevere Geschäftsfrau muss ich sämtliche Bereiche meines kleinen Imperiums im Blick behalten. Was du hier machst – und wie gut du bist –, ist nicht nur für mich von Bedeutung, sondern für den gesamten *Onyx*-Club.«

Nessa setzte sich kerzengerade auf. »Gab es Beschwerden?«

»Im Gegenteil. Wie gesagt, die Nachfrage nach dir ist gestiegen.« Sie lehnte sich gegen die Schreibtischkante und überkreuzte die Knöchel. »Aber ich glaube nicht, dass es das Richtige für dich wäre.«

Vanessa erstarrte.

»Du willst mich feuern?«, fragte sie fassungslos.

Von sämtlichen Aspekten ihres Lebens, die schiefgehen konnten, hätte sie es bei ihren Ausflügen in die Clubwelt am allerwenigsten erwartet. Sie war in den vergangenen Jahren unendlich vorsichtig gewesen, hatte sich jeden Erfolg durch gründliche Vorbereitung und harte Arbeit verdient. Sie hatte um alles einen Bogen geschlagen, was auch nur entfernt nach Versagen ausgesehen hätte, weil jeder Rückschlag, ganz egal, wie klein, einen Rückfall in die Sucht hätte bewirken können, und das konnte und durfte sie sich nicht leisten.

»Nein. Aber ich bitte dich, dir zu überlegen, was du eigentlich willst.« Anjela beugte sich vor und durchbohrte sie mit dem Blick. »Was willst du wirklich, Vanessa? Für ein paar handverlesene Subs Mistress Vivienne sein? Oder willst du die Domse für jemand ganz Bestimmten sein?«

Sofort war sie in Gedanken bei Sergey, was ihr in letzter Zeit so oft passierte, dass es sie mitunter überraschte und manchmal sogar erschreckte. Vor ihm war ihr Leben von Strukturen und Ritualen geprägt gewesen, mittels derer sie nicht nur funktioniert hatte, sondern auch erfolgreich gewesen war. Einen Ausgleich hatte sie im Bitch-Talk mit den Mädels und in den Spielstunden erst mit Audie und dann mit Sam gefunden – aber beides war an zweiter Stelle nach ihrer Arbeit gekommen.

Inzwischen jedoch versuchte sie, ihren Zeitplan neu zu gestalten, um auch noch Zeit für ihre Beziehung zu haben, und war damit eigentlich ziemlich glücklich …

Ja, sie wollte mehr Zeit mit Sergey verbringen. Nicht nur im Club, sondern auch außerhalb. Sie wollte mit ihm essen gehen, für ihn Modell sitzen und mit ihm spielen. Sie wollte Sergey. Und nur Sergey.

»Willst du überhaupt weiterhin Session-Termine anbieten?«, riss Anjela sie aus den Gedanken.

»Das würde ich gerne …«

»Ein Nein reicht als Antwort. Vor allem hier bei uns.«

»Ja, Ma'am«, erwiderte sie intuitiv. Kein Zweifel, wer hier im *Onyx* die größte Domse war. Sie straffte die Schultern, sah der Clubbesitzerin in die Augen und sagte: »Nein.«

»Siehst du?« Anjela strahlte sie an. »War doch gar nicht so schwer. Ich streiche dich aus dem Plan, dann gehört der Samstag wieder dir. Es könnte natürlich sein, dass dich ein paar Enttäuschte hier im Club darauf ansprechen.«

»Damit komme ich klar.« Da hatte sich die Erziehung ihres Vaters ausgezahlt. Hauptsächlich seinetwegen vermochte sie mit Enttäuschung und Kritik jeglicher Art gut umzugehen.

»Am einfachsten wäre es, wenn du ihm ein Halsband anlegtest …«

Vanessa versuchte gar nicht erst, nach Ausflüchten zu suchen oder so zu tun, als verstünde sie nicht, worauf Anjela anspielte. Anjela wusste über alles Bescheid, was im Club vor sich ging. Außerdem war ihr Geschäftspartner gerade mit einer von Vanessas besten Freundinnen zusammengezogen, und Audie hatte noch nie etwas für sich behalten können. Abgesehen davon gab es auch gar keinen Grund, warum sie sich ihren Männern nicht anvertrauen sollte. Nessa musste davon ausgehen, dass neben Audie wahrscheinlich auch Nolan und José von ihrer Beziehung mit Sergey wussten.

»Ich werde ihm kein Halsband anlegen, nur damit mich keine anderen Subs nerven …«

Anjela legte den Kopf schief und musterte Nessa gründlicher, als ihr lieb gewesen wäre. »Hast du denn überhaupt vor, ihm ein Halsband anzulegen?«

»Wir haben darüber gesprochen«, entgegnete sie knapp. Nur weil Anjela das Recht hatte zu erfahren, was in ihrem Club vor sich ging, hatte sie noch lange nicht das Recht dazu, sich in Nessas private Angelegenheiten einzumischen. »Ist das irgendwie ein Problem?«

Die Clubchefin warf ihr einen Blick zu, der jede Sub in die Knie gezwungen hätte. Doch Nessa war keine Sub. »Für mich ganz gewiss nicht. Aber er will es.«

»Ich weiß.« Die stumme Bitte hatte sie ihm nach einer der Sessions vom Gesicht ablesen können, als sie beide so euphorisch gewesen waren, dass er sich mit allem einverstanden erklärt hätte. Allerdings wollte sie sichergehen, dass das Anlegen des Halsbandes für sie beide eine Bedeutung hätte. Sie wollte sicher sein, dass sie ihn nicht enttäuschen würde. »Hat er mit dir darüber gesprochen?«

Es schien ihr zwar nicht Sergeys Art zu sein, aber wer konnte Anjela schon etwas abschlagen.

»Nein.« Mehr sagte sie nicht. Offensichtlich hatte Anjela ihre eigene Philosophie verinnerlicht, dass ein Nein eine hinreichende Antwort war. »Aber darf ich dir einen Rat geben?«

Nessa hob die Hände. »Du hast auf dem Gebiet mehr Erfahrung als ich. Ich lasse mir bestimmt keinen deiner Ratschläge entgehen.«

»Du weißt, dass das Anlegen eines Halsbandes eine viel intimere Angelegenheit ist, als bloß eine Session mit einem Kunden zu haben. Ich bin mir nicht sicher, ob er rund um die Uhr das volle Programm durchziehen würde, aber ich weiß genau, dass Subs wie er ihrer Herrin liebend gern dienen und sich aufopferungsvoll um sie kümmern. Wenn du meinst, dass du all dem gewachsen bist, was das Halsband mit sich bringt – der Verantwortung, die ihr beide dann tragt –, dann mach es. Wenn nicht, gib ihn frei, damit er sich jemand anderen suchen kann.«

Ihn freigeben? Bei der Vorstellung klammerte Nessa sich widerwillig an die Armlehnen. Sergey wollte sie. Er wollte das, was sie mit ihm machte und was sie ihm gab. Und sie wollte ihn ebenfalls. Sie wollte seine Unterwerfung, wollte das Hochgefühl, wenn sie seine Lust in die Länge zog und ihn zum Äußersten trieb. Und sie wollte die entspannten Momente, wenn er sie zeichnete, während sie sich, noch immer vom Sex benebelt, erholte.

Ja, sie wollte ihn glücklich machen und würde ein klares Zeichen setzen, dass er ihr gehörte.

Sie stand auf und nahm ihre Tasche. »Danke für das Gespräch.«

»Jederzeit. Sagst du mir, wie du dich entscheidest?«

»Nein.«

Anjelas heiseres Lachen folgte ihr aus der Tür.

KAPITEL 9

Klick.

Das Geräusch der ins Schloss fallenden Tür jagte ihm Adrenalin durch die Adern. Seine Hoden zogen sich vor Erwartung, Verlangen und Gier zusammen. Mistress Vivienne war gekommen, und er war bereit, ihr zu geben, was immer sie von ihm verlangen würde.

Früher hatte er sie immer mit nichts als einer schwarzen Unterhose bekleidet und auf einer Matte inmitten des Amethystzimmers kniend willkommen geheißen. Jetzt, da er offiziell zu ihr gehörte, erwartete er sie splitternackt, selbst ohne Maske – und meist vollständig erigiert.

Er wollte kurz das Gesicht verziehen, verkniff es sich aber. Denn in Wahrheit hatte Madame ihn immer noch nicht hochoffiziell für sich beansprucht. Er trug noch immer nicht ihr Halsband. Er versuchte, sich davon nicht beirren zu lassen und in seinen Wünschen und seiner Begierde nicht zu fordernd zu werden. Ihre gemeinsame Zeit außerhalb des Clubs war fantastisch, aufregend und beinahe alles, was er sich von ihrer Beziehung erhoffte. Beinahe alles …

Wenn sie zusammen waren, war es so gut wie perfekt. Sie mochten die Gesellschaft des jeweils anderen, er unterhielt sich gern mit ihr, ging gern mit ihr essen, zeichnete sie und feierte mit ihr. Damit hätte er sich zufriedengeben können – aber das wollte er nicht länger. Mit dem Zufriedengeben hatte er abgeschlossen. Zufriedenheit war lediglich ein Abziehbild von Glück.

Die Tasche landete dumpf neben ihm am Boden, und er zuckte zusammen. Mit gesenktem Kopf sah er bloß die hochhackigen schwarzen Schnürstiefel, die ihre schönen Beine umschmeichelten. Die Schnürsenkel hatte er bisher immer mit den Zähnen öffnen dürfen.

»Woran denkst du, *mon cher?*«

»An dich«, antwortete er.

Das war die Wahrheit, wenn auch nicht die ganze Wahrheit.

Madame schnalzte mit der Zunge und trat hinter ihn. »Du scheinst mir heute viel zu sehr in Gedanken versunken zu sein, *mon cher*. Das werd ich dir schon noch austreiben.«

Oh, ja, das brauchte er heute. Er musste sich dringend von seinen Gedanken befreien und einfach *fühlen*.

Er schreckte erneut zusammen, als sie ihm eine Augenbinde anlegte. Die Maske hatte er nicht mehr getragen, seit er ihr seine wahre Identität offenbart hatte. Nur in den öffentlichen Bereichen des Clubs kam sie noch zum Einsatz. Die Augen hatte sie ihm noch nie verbunden, und sich der Situation derart ausgeliefert zu fühlen, jagte ihm erneut Adrenalin durch die Adern und das Blut in seinen Schwanz.

Sie machte einen Schritt zurück. »Hinstellen.«

Eilig sprang er auf und war gespannt, was sie als Nächstes vorhatte. Obwohl es in dem Raum angenehm warm war, zitterte er leicht. Sogar seine Brustwarzen zogen sich zusammen. Das Amethystzimmer war zum Züchtigen ausgelegt und mit Spanking-Bänken, verstellbaren Kreuzen und Ketten ausgestattet. Viele der Gäste, die sich hierfür anmeldeten, verließen den Raum glückselig und übersät mit blauen Flecken. So wie er.

»Hände ausstrecken!«

»Ja, Ma'am.« Er streckte die Hände aus und erwartete bereits, dass sie ihn hinüber zum Andreaskreuz führen würde, wo sie ihre Sessions normalerweise begannen. Stattdessen legte sie ihm an beiden Handgelenken Fesseln an, die sich trotz der Polsterung überraschend hart auf der Haut anfühlten. Dann hörte er Ketten rasseln, und ihm dämmerte, dass sie ihn daran nach vorn ziehen würde. Er hob die Arme und streckte sie über den Kopf.

Abgesehen von seiner Atmung, herrschte Stille. Angestrengt spitzte er die Ohren und lauschte darauf, dass irgendein Geräusch ihre Absichten verriet. Das köstliche Gefühl der Hilflosigkeit, ihrer unerbittlichen Gnade ausgeliefert zu sein, bescherte ihm eine Gänsehaut.

»So gefällst du mir, *mon cher*«, schnurrte sie rauchig. »So erwartungsvoll – so gespannt darauf, was ich mit dir anstellen könnte.«

Er zuckte von Neuem zusammen, als sie ihm mit beiden Händen über die Brust strich.

»All diese Muskeln – wie jede Wölbung und jede Kuhle sich danach sehnt, dass ich daran lecke, sauge und hineinbeiße ... Möchtest du meinen Mund an dir spüren, *mon cher?* Möchtest du, dass meine Zähne überall an dir Abdrücke hinterlassen?«

Überall? Er erschauderte.

»Ja«, stieß er hervor. »Ja, bitte, Madame.«

»Hm.« Sie wich zurück. »Das würde bestimmt ein schönes Bild abgeben. Aber erst brauchen wir noch mehr Schmuck, finde ich.«

Ein Klirren von Ketten und ein weiches, ledernes Reiben drangen an sein Ohr. Bekam er jetzt endlich sein Halsband? Seine Haut kribbelte, als er sie auf sich zukommen spürte. Das

Herz schlug ihm bis zum Hals, während sie ihm mit den Fingernägeln von der Kehle bis hinunter zum Schritt kratzte. Als sie dann auch noch seine Eier umfasste, konnte er ein leises Fluchen nicht mehr zurückhalten. Er biss die Zähne zusammen und kämpfte dagegen an, in ihrer Hand zu kommen.

Kühles Metall streifte erst seinen Schwanz, dann seine Hoden. Er spürte es immer wieder, während sie gleichzeitig einen Lederriemen über seine Haut gleiten ließ und um seine Taille legte. Anschließend arbeitete sie sich an seinem Oberkörper hinauf und schnallte ihn fest, legte ihm zwei breite Riemen über die Schultern und verband sie mit einem Gurt, der über seinem Rückgrat hinaufführte.

Das war ein Harness, kein Halsband.

»Beine auseinander, *mon cher*«, befahl sie ihm und klatschte ihm auf den Hintern.

»Ja, Mistress.« Er brachte nur noch ein Flüstern zustande.

Sie presste sich an seinen Rücken und griff nach seinen Pobacken. Er stöhnte, als sie ihre rhythmische Massage begann – spreizen, loslassen, spreizen, loslassen. Er reckte sich ihr entgegen und hätte sie beinahe angefleht, ihren Strap-on anzulegen. Stattdessen wich sie ein Stückchen zurück und griff zwischen seinen Beinen hindurch nach dem letzten Lederriemen.

Er spürte einen sanften Druck, als sie den Riemen zwischen seinen Pobacken nach oben zog und mit dem Taillengurt verband.

»Da sieh dich einer an, mein Schöner«, murmelte sie, und Bewunderung klang in ihrer Stimme mit. »Jetzt bist du ordentlich verpackt – wie ein Geschenk. Und jeder Fingerbreit gehört nur mir allein.«

»Ja, Mistress.« Ungeduldig zerrte er an den Handfesseln. »Bitte …«

»Bitte, was?«

»Ich will dein Halsband tragen. Ich will dein sein. Nur dein. Bitte leg mir eins an …«

Es war ihm einfach herausgerutscht. Er hätte lieber nicht so verdammt verzweifelt geklungen – aber ein Harness war nun mal kein Halsband, und die Enttäuschung war einfach zu viel für ihn.

»Vertraust du deiner Mistress, *mon cher?*«

»Ja, Madame, das tue ich.« Hatte er das nicht längst unter Beweis gestellt?

»Ach, wirklich?«

Es war kaum mehr als ein Flüstern, und vielleicht hätte er es gar nicht hören sollen, aber er hatte es gehört. Panik schnürte ihm die Kehle zu. Was, wenn sie ihm nicht glaubte? Was, wenn er nicht genug getan hatte, um sie zufriedenzustellen? Was, wenn sie ihm nur deshalb noch kein Halsband angelegt hatte?

»Sergey …«

Der Klang seines Namens, den sie so leise und tonlos ausgesprochen hatte, ließ ihn überrascht aufhorchen. Einen Augenblick lang wusste er nicht, wie er reagieren sollte, wusste nicht, ob er sich trauen würde.

Sie berührte seine Brust direkt über dem Herzen. »Wenn ich dir das hier abnehmen und dich befreien soll, dann musst du nur das entscheidende Wort sagen.«

Ihm drehte sich der Magen um. Sobald er das Safeword flüsterte, würde sie ihn losbinden, und er hätte verloren, wahrscheinlich nicht nur für heute. Der Gedanke jagte ihm Angst ein. Vielleicht war das hier ein Test, und er war längst durchgefallen …

»Tut mir leid, Mistress. Ich wollte nicht an dir zweifeln. Ich vertraue dir. Ich werde alles tun, um es dir zu beweisen und mir dein Vertrauen und dein Halsband zu verdienen.«

»Dabei muss ich mir doch in Wahrheit dich verdienen.«

Erneut hatte er kaum hören können, was sie da sagte. Dann entfernte sie sich von ihm, und er musste sich zusammenreißen, um nicht nach ihr zu rufen. Aber sie war nicht fort. Er hörte ein Rascheln, das er nicht zuordnen konnte, und dann vibrierte die Luft, als sie sich wieder näherte. Er spürte, wie sie um ihn herumging. Ihn betrachtete.

Bei der ersten Berührung in seinem Nacken zuckte er heftig zusammen.

»So viel makellose, goldene Haut«, murmelte sie. »Wie geschaffen, um von deiner Mistress markiert zu werden.«

Sie fuhr ihm mit beiden Händen über Rücken und Hintern und hinterließ mit ihren Fingernägeln auf seiner Haut eine unsichtbare Spur aus Feuer. Dann leckte sie ihm über die glühenden Schulterblätter und biss hinein. Zischend holte er Luft. Sie setzte das Ganze an seinem Rücken und Po fort und fachte all seine Sinne an. Sie ging erneut um ihn herum, bedeckte Brust, Bauch, Lenden und Schenkel mit sanften, saugenden Bissen. Er stemmte sich gegen die Fesseln und weidete sich an den Empfindungen, weidete sich an der Lust.

»Wundervoll, *mon cher*«, lobte sie ihn. »Ich will dir noch mehr geben. Kannst du noch mehr verkraften?«

»Ja, Mistress.«

Etwas streifte seine Wange. Die Spitze einer Gerte. »*Madame* …«

»Ich weiß genau, was du willst, *mon cher*«, sagte sie und griff mit der freien Hand nach seinem Penis. Langsam, fast nachlässig bewegte sie ihre Finger auf und ab. Der Druck würde nie im Leben reichen, um es ihm zu besorgen. »Und ich werde es dir geben …«

Gänzlich unvermittelt verpasste sie ihm ein paar Schläge mit der Gerte und ließ seine Nervenenden von den Schultern bis zu den Schienbeinen erzittern. Der Schmerz ging in Lust und dann wieder in Schmerz über, während sie hier und da innehielt und ihm beruhigend über das brennende Fleisch strich. Er tanzte, stöhnte, ächzte und sang für sie, als er jenen erhabenen Zustand erreichte, in dem es keine Gedanken mehr gab, nur noch Gefühle. Sein Körper loderte unter ihrer Aufmerksamkeit, loderte für sie.

Als ihm verschwommen bewusst wurde, dass das rhythmische Schlagen aufgehört hatte, verrauchte ein Teil seiner Euphorie. Die Ketten rasselten, und seine Arme fielen nach unten. Als sie ihn von den Handgelenkfesseln befreite, übermannten ihn die Emotionen. Er fiel auf die Knie und schlang ihr die Arme um die Oberschenkel. Der Duft ihrer Erregung stieg ihm in die Nase, und er presste sich an sie, schob ihr die Hände unter den winzigen Lederstreifen, der als Rock durchgehen sollte, und begeistert stellte er fest, dass sie keine Unterwäsche trug.

Oh, Gott, ja. Er musste sie schmecken, musste sie vor Lust stöhnen hören. Musste in ihr sein und sie zum Höhepunkt bringen. »Mistress …«

»Langsam, mein Schöner«, flüsterte sie und legte ihm eine weiche Decke um die Schultern. »Ich bin bei dir.«

Das stimmte. Halsband hin oder her – sie war bei ihm. In diesem Moment gehörte er ihr, und für den Augenblick brauchte er zum Beweis dafür auch kein Stück Leder um den Hals. Nicht nachdem sein Körper immer noch beglückt knisterte und ihre Spuren trug.

Obwohl er noch benommen war, gab er sich alle Mühe, sich nicht zu schwer auf sie zu stützen, während sie ihm auf die Füße half und ihn zu einer Matratze führte. Das weiche Laken war fast zu viel für seine gereizte Haut. Erst ganz allmählich kam er wieder zu sich.

Sie massierte ihm Hände und Arme, und Gefühle, Begierde und Lust vermischten sich in ihm und lösten eine Kettenreaktion aus, die zur Explosion zu werden drohte. »Ich will dich. Ich will dich sehen. Ich will …«

»Ganz ruhig, *mon cher*.« Sie strich ihm übers Haar und die Wange. »Alles zu seiner Zeit, versprochen.«

* * *

Sie beugte sich über ihn, um ihm die Augenbinde abzunehmen, achtete aber darauf, dass ihre eigene Maske nicht verrutschte. Nicht irgendeine Schmuckmaske – sondern die aus Schall, Rauch und einem falschen französischen Akzent.

Fast wäre die Sache aus dem Ruder gelaufen und hätte in einem Desaster geendet. Die Luft zwischen ihnen war zum Schneiden dick gewesen. Es war ihre Verantwortung, all das im Griff zu behalten und es mit ihm nicht zu weit zu treiben. Seine flehentliche Bitte hatte neuerlich Zweifel in ihr geweckt, ob sie die Richtige für ihn war; ob sie tatsächlich diejenige war, die ihm würde geben können, was er brauchte.

Sie kannte sich damit aus, Verantwortung zu tragen und ihre Pflichten zu erfüllen. Diese Last hätte sie über Jahre ihres Lebens immer wieder fast zu Fall gebracht, und beinahe schon paranoid hatte sie sich darauf konzentriert, nicht zu versagen. Deshalb hatte sie ihm auch ein Hintertürchen gewiesen – sein Safeword. Und auch Anjelas Worte hallten noch immer in ihren Ohren wider. Sie war sich nur allzu deutlich bewusst, dass sie ihn aller Wahrscheinlichkeit nach enttäuschen würde.

Doch Sergey wollte sie. Er wollte Mistress Vivienne, und was er wollte, sollte er auch bekommen.

Sie hoffte nur, dass sie die gleichmütige erotische Selbstsicherheit ausstrahlte, nach der er sich sehnte, und setzte sich neben ihm aufs Bett. »Na, *mon cher*, wie gefällt dir mein Kunstwerk?«

Er spannte die Bauchmuskeln an und setzte sich auf. Die Riemen seines Geschirrs spannten – und dann blickte er auf seine gerötete und mit Schrammen übersäte Haut hinab und berührte eine der Striemen über seinem linken Brustmuskel.

»Wunderschön«, flüsterte er.

Sie lächelte, diesmal wahrhaftig, weil seine Freude ansteckend war. Ihm zu geben, was er brauchte, war genau, was sie brauchte.

»Auf so einem schönen Untergrund muss es ja auch schön aussehen«, sagte sie und strich sanft über eine rote Stelle an der Innenseite seines Oberschenkels. Dann drückte sie den Daumen darauf. Einen Wimpernschlag lang schnappte er nach Luft, dann stöhnte er lustvoll, und sein Glied zuckte.

»Ich glaube allerdings, dass du noch etwas anderes brauchst. Ein *richtiges* Schmuckstück.«

Er sah sie ungeduldig an. »Und was sollte das sein?«

Sie nahm seine Hand und legte sie sich an die Brust. Ohne ihn aus dem Blick zu lassen, löste sie das Lederarmband, das ihn als ungebundenen Sub auswies.

Seine Finger begannen leicht zu zittern, und sein Atem ging schneller. Sie griff in ihr Dekolleté, das dank eines blau-goldenen Korsetts in astronomische Höhen gepusht war, und zog ganz vorsichtig ein breites Lederband daraus hervor. Schweigend drückte sie ihm das Geschenk in die Hand.

Fast schon reflexhaft griff er danach. Er holte noch einmal tief Luft, dann sah er sich an, was sie ihm überreicht hatte.

Mit einem flauen Gefühl im Magen beobachtete sie, wie er das Halsband untersuchte, das aus weichem schwarzem Leder gefertigt war und per Druckknopf verschlossen wurde. In der Mitte war ein *Ring der O* angebracht, an dem ein stilisiertes V aus gehämmertem Silber baumelte. Es sah maskulin und edel aus – und ihrer Meinung nach würde es Sergey perfekt stehen.

»Das hab ich bei Master Adrian in Auftrag gegeben«, erklärte sie. »Es sollte alles, nur nicht nullachtfünfzehn sein. Ich wollte, dass du weißt – und auch sonst jeder –, zu wem du fortan gehörst.«

Er starrte das Halsband so lange an, dass ihr ganz schlecht wurde. Fand er es furchtbar? Hatte er es sich in der Zwischenzeit anders überlegt? Hätte sie für ihn etwas Schlichteres auswählen müssen?

Dann sah er hoch, und beim Anblick seiner leuchtenden Augen blieb ihr die Luft weg. Sein Blick versprühte Glück, Erleichterung und Lust.

»Könntest du ... Würdest du es mir bitte anlegen, Madame?«

Wortlos nahm sie ihm das Halsband ab, öffnete den Verschluss und beugte sich vor. Das Knistern zwischen ihnen war fast hörbar, als sie ihm das Lederband um den Hals legte.

Er berührte den silbernen Anhänger und strahlte, holte einmal, dann noch ein zweites Mal Luft – und stürzte sich regelrecht auf sie.

Nessa japste, als er ihren Hinterkopf umfasste und ihren Mund mit einem Kuss eroberte, der ihr die Sinne schwinden ließ. Ihr Magen krampfte sich vor Verlangen zusammen. Seine von der Session befeuerte Begierde brannte nun lichterloh, und sie gab sich den Flammen hin. Sie drückte ihn zurück auf die Matratze und setzte sich rittlings auf ihn. Selbst jetzt, da die Lust sie quälte, würde sie sich an die Spielregeln halten müssen. Sie legte ihm eine Hand um den Penis. »Wem gehört das hier?«

Er atmete schwer. »Dir, Madame. Nur dir.«

Sie strich ihm anerkennend über das Glied – so fest, wie er es gernhatte. »Und was kann ich damit machen?«

»Alles. Egal. Was du willst.«

Ihre Hand glitt weiter nach unten und stimulierte seine Hoden.

»Vorsicht, *mon cher*«, warnte sie ihn. »Das solltest du lieber nicht versprechen. Sonst tut dir eines Tages die falsche Person verdammt weh.«

»Du bist aber nicht die Falsche«, entgegnete er mit funkelndem Blick. »Ich liebe es, wenn du mir wehtust.«

»Du sagst so wunderbare Sachen.« Sie streichelte ihn wieder und drehte die Hand, als sie an der Eichel angelangt war. Sie schob die Vorhaut zurück, und ein Lusttropfen benetzte ihre Finger. »Wenn du so weitermachst, wirst du noch reich belohnt werden.«

»Ja, Ma'am ... und danke schön.«

Sie beugte sich vor, umspielte mit der Zunge die gerötete Spitze und lächelte, als er aufstöhnte. »Tut das auch weh, *mon cher?*«

»Nein«, antwortete er. »Gar nicht.«

Sie küsste ihn auf den Mund, und er erwiderte den Kuss gierig, schlang seine Zunge um ihre. Sein harter Schwanz pochte gegen ihren Leib, und er stöhnte kurz auf, als sie seine Unterlippe zwischen ihre Zähne saugte.

Dann nahm sie erneut seinen Schwanz in die Hand und führte ihn in ihr hungriges Geschlecht ein. Mit vorsichtigen Hüftbewegungen ließ sie sich darauf nieder, bis er vollständig in ihr war.

»Du fühlst dich so gut an«, sagte sie und spannte die innere Muskulatur an. »Lass mich kommen, und dann kriegst auch du, was du brauchst.«

Er setzte die Füße flach auf und hob die Hüfte an. Dann stieß er nach oben und nahm sie mit unbarmherziger, atemberaubender Stärke. Ihre Mitte schmolz vor Verlangen dahin, als sie die Leidenschaft in seinem Gesichtsausdruck sah, sie an seinem ganzen Körper spürte.

Dann schob er eine Hand zwischen sie beide und strich mit dem Daumen über ihre geschwollene Klitoris. Es waren nur wenige Berührungen nötig, bis ein Blitz sie durchzuckte und ihre Sinne zu Asche verbrannte.

Sie brauchte ein paar Sekunden, bis sie wieder bei Sinnen war, dann griff sie mit einer Hand hinter sich und umklammerte seine Pobacke. »Hör jetzt bloß nicht auf. Fick mich, bis ich nicht mehr laufen kann.«

Sie hatte die Worte kaum ausgesprochen, da trieb er bereits wieder so schnell und sinnlich brutal in sie hinein, dass ihr Innerstes sich zusammenkrampfte. Sie wollte jeden Tropfen Lust aus diesem Moment herauspressen. Seine Bewegungen wurden wilder, ruckartiger, und sie genoss jeden Augenblick, liebte es zuzusehen, wie er die Kontrolle verlor.

Nachdem sie beide gekommen waren, rollte er sich auf die Seite und zog sie an sich. Stirn an Stirn lagen sie da und versuchten, wieder zu Atem zu kommen. Eine warme Zärtlichkeit ergriff von ihr Besitz, und sie drückte ihm einen Kuss aufs Kinn und auf die Lippen.

»Ich will hier nie wieder weg«, gestand er. »Als würde die Seifenblase zerplatzen, wenn wir die Tür aufmachen.«

Sie strich ihm mit dem Daumen über den Kiefer, streichelte seine Bartstoppeln. »Wenn wir jetzt die Tür aufmachen, sieht jeder im Club, dass ich dich markiert und für mich beansprucht habe. Ich nehm dich mit nach Hause. Dort duschen wir und gehen schlafen.«

»Und morgen bringe ich dir ein Frühstück ans Bett und trage dabei nur dieses Halsband ...«

Es hatte eher wie eine Frage geklungen, also gab sie ihm die Antwort, die er hören wollte. Selten war es ihr so leichtgefallen, die Wahrheit zu sagen: »Frühstück im Bett hört sich fabelhaft an.«

KAPITEL 10

Der Duft ihres Lieblingstees kitzelte Nessas Nase. Als sie die Augen aufschlug, stellte Sergey gerade eine dampfende Tasse auf den Nachttisch. Zu dem versprochenen Halsband trug er eine schwarze Unterhose. Die Knutschflecken und Striemen vom Vorabend hoben sich mittlerweile blau-lila auf seiner gebräunten Haut ab.

»Wow, schau dich an – da hab ich dir gestern ja echt was verpasst …«

Schmunzelnd fuhr er sich über den Oberkörper. »Ja, hast du. Und ich hab jede Sekunde genossen. Aber ich glaube, du hast gestern überdies ein paar Herzen gebrochen, als wir durch den Club gelaufen sind …«

Nach ihrem Rausch hatten sie hinter sich aufgeräumt und sich angezogen, wobei ihm Nessa befohlen hatte, sein Hemd vorerst nicht überzuziehen. Dann hatte sie eine kurze Leine an seinem Harness befestigt und ihn in den offenen Spielbereich geführt, wo sie sich von den anderen verabschiedet hatten, bevor sie gegangen waren. Sie hatte damit gerechnet, dass es ihn glücklich machen würde, wenn sie ihm das Halsband anlegte, aber das Strahlen in seinem Gesicht, als sie ihn stolz im Club vorgeführt hatte, war heller gewesen als das des Polarsterns.

Sie schielte zum Wecker auf dem Nachttisch. Es war noch nicht Mittag, aber der Morgen war bereits so gut wie vorbei.

»Wie geht es dir? Ich will nicht, dass du dich bei der Arbeit beeinträchtigt fühlst.«

»Es brennt an genau den richtigen Stellen«, erwiderte er. »Und was die Arbeit angeht – du hast die Striemen so gesetzt, dass sie unter der Uniform versteckt bleiben.«

»Gut.« Sie versuchte, sich aufzusetzen, zuckte aber zusammen, weil ihre Muskeln sich beschwerten.

Sergey war sofort bei ihr und half ihr, sich aufzurichten.

»Wo tut es denn weh?«, fragte er besorgt.

»Ist nur ein Muskelkater, keine Schmerzen«, beschwichtigte sie ihn. »Na ja, eigentlich überall ... aber ganz besonders in der Vagina.«

»Das tut mir leid.«

Sein Bedauern behagte ihr gar nicht. »Warum sollte es dir leidtun? Als hätte ich nicht gewollt, dass du mich ordentlich rannimmst.«

Endlich lächelte er wieder. »Okay. Dann willst du wohl auch keine Massage. Wie wär's stattdessen mit einer heißen Dusche oder einem Bad?«

»Oh, ein Bad wäre toll.« Ihre riesige, tiefe Badewanne hatte sie bislang vielleicht dreimal benutzt, seit sie das Haus gekauft hatte. Es wäre die perfekte Gelegenheit.

»In Ordnung.« Er stand auf. »Ich lass dir schon mal Wasser ein.«

»Hey.« Sie hielt seine Hand fest. »Ich will aber mit dir zusammen baden. Immerhin kam deine Nachsorge gestern nach der Session ein wenig kurz ...«

Er grinste. »Der Sex mit dir war meine Nachsorge. Trink deinen Tee. Ich bin gleich wieder da.«

Als er sich umdrehte, um ins Bad zu gehen, bot er ihr eine berauschende Aussicht. Sie war erstaunt, dass er sich so geschmeidig bewegen konnte. Sie hatte ihm ordentlich zugesetzt, damit er den Tag, an dem er sein Halsband bekommen hatte, nicht so schnell wieder vergaß. Nach seinem Lächeln zu urteilen, war sie damit auf ganzer Linie erfolgreich gewesen.

Sie griff nach der Teetasse und nahm vorsichtig einen Schluck. Er schmeckte fantastisch, genau wie sie ihn am liebsten mochte. Ihr wurde innerlich ganz warm. Seine Aufmerksamkeit rührte sie und gab ihr das Gefühl, wertgeschätzt zu werden, während seine Unterwürfigkeit und sein Vertrauen ihr ein Gefühl von Macht verliehen. Alles an ihm befeuerte ihr Verlangen, und das wahrscheinlich mehr, als gut für sie war.

Ihre Muskeln ziepten erneut, als sie die Beine über die Bettkante schwang. Jetzt, da er ihr Halsband trug, würden sie miteinander besprechen müssen, wie es weitergehen sollte. Was das für ihre Beziehung bedeutete. Was er sich davon versprach. Was er von ihr erwartete. Sie brauchte Einzelheiten und Ziele, die sie sich stecken konnte. Ohne eine genaue Vorstellung würde sie ins Straucheln geraten. Straucheln führte zu Fehlern und letztlich ins Verderben. Und bei ihm wollte sie das unter keinen Umständen riskieren.

Sie tappte hinter ihm her ins Bad, als er gerade den Wasserhahn zudrehte. Die Wanne war bis oben hin voller Schaum. »Willst du die Temperatur testen? Ich hätte fragen sollen, wie warm du es gern hast.«

»Gleich. Ich muss erst mal.«

»Okay.« Er machte keine Anstalten zu gehen.

»Sergey?« Sie blinzelte ihn an. »Ich kann nicht aufs Klo gehen, solange du im Bad bist.«

»Wieso denn nicht?« Er runzelte verwirrt die Stirn. »Die Toilette hat doch eine Tür.«

»Trotzdem hörst du mich«, sagte sie und schämte sich dafür, es ihm erklären zu müssen.

Er grinste sie an. »Du stehst nackt vor mir. Gestern hast du mir dein Halsband angelegt, und gleich willst du mit mir baden. Aber wenn ich hören könnte, wie du pinkelst, dann ist dir das zu intim?«

Sie bekam rote Ohren. Sie hatte komplett ausgeblendet, dass sie splitternackt und sorglos ins Bad spaziert war. Womöglich war es tatsächlich ein bisschen weit hergeholt, sich da über Toilettenetikette Gedanken zu machen, aber … »Genau. Ist das ein Problem für dich?«

»Nein, Ma'am.« Er war tatsächlich so frech, ihr auch noch zuzuzwinkern und zu salutieren. »Soll ich dir schon mal deinen Bademantel holen, während du tust, was du tun musst?«

»Von mir aus.«

Sie stürmte so würdevoll ins WC, wie sie konnte, schloss die Tür und brachte es so schnell und still wie möglich hinter sich. Sie war gewiss nicht prüde, aber sie wollte auch nicht jede ihrer Körperfunktionen mit Sergey teilen, Halsband hin oder her. Es war eine Sache, ihn in ihr Leben zu lassen, aber ihn an jedem Detail teilhaben zu lassen, war etwas völlig anderes.

Vielleicht war sie auch einfach nur vorsichtig. Bei Audie war es anders gewesen, weil sie bereits eng befreundet gewesen waren. Trotzdem – während der kurzen Zeit, die Audie vor ihrem Einzug in Siobhans Bungalow bei ihr gewohnt hatte, hatte sie immer das Gäste-WC benutzt. Und mit ihrem Ex in Michigan hatte sie damals noch nicht zusammengewohnt – was, im Nachhinein betrachtet, kein gutes Zeichen gewesen war.

Sergey gehörte jetzt ihr. Er trug ihr Halsband. Sie hatte ihm zwar gesagt, dass sie nicht rund um die Uhr eine Top-Bottom-Beziehung führen wollte, dennoch schwangen gewisse Erwartungen mit, über die sie würden reden müssen. Sollten sie sich tatsächlich jeden Tag sehen? Sollte einer beim anderen einziehen? War sie dafür schon bereit? Sie waren erst seit fünf Wochen ein Liebespaar, aber sie dominierte ihn schon seit Monaten. Wahrscheinlich wäre es der nächste logische Schritt, aber diesbezüglich war sie unsicher. Und die Ungewissheit sorgte dafür, dass ihr Magen sich vor Angst zusammenkrampfte.

Sie schob die Gedanken beiseite und ging Zähne putzen. Sergey und sie waren beide erwachsen. Sie konnten über alles sprechen und würden gemeinsam einen Schlachtplan entwerfen, mit dem sie beide einverstanden wären. Scheitern war keine Option.

* * *

Sergey ließ sich Zeit, bis er mit Nessas Bademantel über dem Arm wieder ins Bad kam. Sie stand immer noch an einem der Waschbecken. Er blieb kurz in der Tür stehen und betrachtete sie. Für jemand so Verschlossenen wie Nessa kamen all diese winzigen Offenbarungen einer Sammlung von Easter Eggs aus einem Videospiel gleich – und jedes einzelne war kostbar.

Er griff sich an die Kehle und fuhr mit den Fingern am Rand seines Halsbands entlang. Er liebte es, liebte die Symbolik dahinter und das Eingeständnis, dass sie ihn für würdig befunden hatte und ihn auf diese Weise in Besitz nehmen wollte.

Als sie ihm das Armband abgenommen hatte, war ihm vor Erleichterung regelrecht schwindlig geworden. In den fünf Wochen, die sie jetzt zusammen waren, ohne dass ein Halsband in Sicht gewesen wäre, hatte er immer häufiger bezweifelt, ob sie ihn je wirklich für sich beanspruchen würde. Sie lebten in verschiedenen Welten – ein Umstand, der durch den Beginn des neuen Semesters verschärft worden war. Die Forscherin und der Cop – Köpfchen und Muckis. Öl und Wasser. Von außen betrachtet, passten sie kein bisschen zusammen.

Er wusste, dass er nicht perfekt war. Ach was – an manchen Tagen fragte er sich sogar, ob er überhaupt ein normaler Mensch war. Aber das wollte er sein – ihretwegen. Wenn das Halsband bedeutete, dass er ihr gehörte, dann bedeutete es letztlich im Umkehrschluss auch, dass sie ihm gehörte – auf dass er sie verehren, beschützen und umsorgen möge. Er wollte der Mann sein, den sie verdiente.

Sie spülte sich den Mund aus und trocknete sich ab, dann drehte sie sich lächelnd zu ihm um. »Gehen wir jetzt baden?«

»Unbedingt.« Er hängte ihren Bademantel an die Tür, nahm sein Halsband ab und legte es auf den Waschtisch. Dann nahm er ihre Hand und führte sie hinüber zu der großen Badewanne. Er half ihr hinein, setzte sich hinter sie und positionierte sie vor sich, sodass ihr Rücken an seiner Brust lag.

Schweigend genossen sie die Wirkung des warmen Wassers auf ihre Muskeln. Er massierte ihr sanft die Schultern, die Arme und Hände und versuchte, dabei nicht zu sehr an seinen Schwanz zu denken, der sich gegen ihren herrlichen Hintern presste. Er hatte das Gefühl, dass sie sich nicht oft die Zeit nahm, einfach gar nichts zu tun, und dass er ihr jetzt einen solchen Moment schenken konnte, erfüllte ihn mit Zufriedenheit.

Sie lehnte ihm seufzend den Kopf an die Schulter. »Das fühlt sich so … angenehm an. Auch wenn meine Haare sich durch die Feuchtigkeit irre kräuseln – das ist es wert.«

Er strich ihr über die Arme. »Wenn deine Haare sich beim Baden kräuseln, was machst du dann unter der Dusche?«

»Ich wickele sie in ein Seidentuch und setze eine Duschhaube auf, damit sie trocken bleiben. Das Tuch trage ich auch zum Schlafen.«

»Letzte Nacht hast du es nicht getragen.« Das hätte er noch gewusst – ganz gleich, wie erschöpft er gewesen war. Es war die erste Nacht gewesen, die er bei ihr verbracht hatte. Jeder Moment hatte sich ihm ins Gedächtnis eingebrannt.

»Weil du da warst.«

Das überraschte ihn. »Wieso bleibst du nicht bei deinen Gewohnheiten, nur weil ich hier bin?«

»Ich will keine deiner Illusionen über mich zerstören.« Sie verdrehte den Hals, um ihn ansehen zu können. »Du musst doch nicht auch noch die Vorbereitungen hinter den Kulissen sehen, oder? Reicht nicht einfach die Show?«

Die Frage versetzte ihm einen Stich, und er zögerte, bevor er reagierte. »Ich weiß wirklich nicht, wie ich es netter verpacken soll, also versteh mich jetzt bitte nicht falsch …«

Unwillkürlich verspannte sie sich. »Wenn das jemand sagt, dann geht es meistens um etwas, was der andere negativ auffassen wird.«

»Ich weiß, aber ich sag es jetzt trotzdem.« Er ließ die Hände an ihrer Taille hinabgleiten. »Mir wäre es lieber, wenn meine Frau nicht das Gefühl hätte, für mich eine Show abziehen zu müssen.«

Sie schwieg, und er fragte sich, ob er gleich einen Ellbogen in die Magengrube ernten würde – oder Schlimmeres. Er hielt still und traute sich kaum zu atmen, während er auf ihre Reaktion wartete.

»Das alles ist neu für mich, Sergey«, sagte sie schließlich. »Ich hab nicht mehr mit jemandem gebadet, seit ich ungefähr drei war – und das war mit meiner Schwester. Ich hab noch nie jemandem ein Halsband umgelegt. Außer Audie hab ich niemanden je so richtig nah an mich herangelassen, seit ich nach Crimson Bay gezogen bin. Ich kenne die Regeln für das hier nicht – und das ist mir unangenehm.«

»Nessa.« Er schlang die Arme um sie. »Es ist auch für mich fremdes Terrain. Ich hatte noch nie ein Halsband um. Wieso legen wir nicht einfach selber die Regeln fest und schauen mal, wie es läuft?«

»Okay.« Sie entspannte sich langsam wieder. »Dann fangen wir an, indem du mir erklärst, was das Halsband für dich bedeutet – außer dass wir monogam sein wollen und ich die Paddles nur noch an dir einsetze? Hoffentlich etwas anderes, als mir beim Pinkeln zuzuhören …«

Sein Lachen wirbelte das Wasser und den Schaum um sie herum auf. »Es bedeutet, dass ich gewisse Dinge für dich tun darf. Große und kleine. Es würde mich wahnsinnig glücklich machen, mich um dich kümmern zu dürfen – wie damals, als ich dir nach Nadias Hochzeit die Füße massiert habe. Oder das hier gerade – dass ich dir das Bad eingelassen hab.«

»Hm. Ich hab nichts dagegen, verwöhnt zu werden. Normalerweise denke ich über so etwas gar nicht nach …«

»Dann wird es mir ab sofort ein Vergnügen sein, dich zu verwöhnen.«

»Einverstanden.« Sie streichelte ihm über die Oberschenkel. »Das heißt aber auch, dass ich mich um dich kümmern darf.«

»Das muss nicht …«

»Oh, doch. Das brauchen wir beide. Die Sache mit dem Halsband funktioniert nur, wenn wir beide davon profitieren.«

»Ja, Ma'am.«

»Apropos Halsband … Das trägst du, wenn wir ins *Onyx* gehen. Wenn wir hier sind oder bei dir und ich dir sage, dass du es anlegen sollst, dann ist das für dich das Signal, dass wir jetzt spielen.«

Sein Schwanz zuckte. »Darf ich es auch tragen, wenn ich dir diene, selbst wenn wir gerade keine Szene spielen?«

»Ja. Und wenn du es nicht trägst, dann sind wir einfach so, wie wir sind … so Vanille-mäßig, wie es eben geht. Einverstanden?«

Er setzte sich hinter ihr zurecht, was seine Erektion umso spürbarer machte. »Also nicht sonderlich Vanille-mäßig …«

Sie lachte. »Stimmt!«

»Wenn ich könnte, würde ich es immer tragen«, flüsterte er. »Es passt nur leider nicht zur Uniform.«

»Tja, und in Crimson Bay ist man zwar ziemlich liberal, aber so liberal nun auch wieder nicht.«

Sie streichelte ihm fast abwesend über die Oberschenkel. Ihm gefiel der Gedanke, dass sie es unbewusst tat.

»Ach, das hab ich ganz vergessen zu erzählen – den V-Anhänger kann man vom Halsband abnehmen. Du kannst ihn auch an einer Kette tragen. Ich hab bei Master Adrian auch eine Kette bestellt, die du anlegen kannst, wenn du willst.«

»Und ob ich das will.« Er umarmte sie. »Dann kann ich den Anhänger unter der Uniform tragen und wenn wir ausgehen. So werde ich ständig daran erinnert, dass ich dir gehöre.«

»Reichen diese Spuren hier nicht als Erinnerung?« Sie berührte wieder sein Bein.

»Die verschwinden irgendwann.« Er legte ihr die Hände an den Brustkorb und berührte nur ganz leicht die Unterseite ihrer Brüste. »Nicht dass ich daran erinnert werden müsste, zu wem ich gehöre …« Auf einmal hatte er einen Kloß im Hals. »Danke, Nessa – danke für alles! Das Wochenende – einfach alles! Es hat lange gedauert, bis ich meine zwei Seiten akzeptieren konnte. Als Polizist Verantwortung zu tragen und mich gleichzeitig emotional und sexuell unterordnen zu wollen – das können nicht viele nachvollziehen. Und es zu akzeptieren, fällt den meisten noch schwerer.«

»Ich glaube, genau deswegen sind Orte wie der *Onyx*-Club auch so wichtig«, sagte sie. »Ich kenne mehrere Männer und Frauen, die in ihrem Alltag die Hosen anhaben, und für viele von ihnen ist es eine Riesenerleichterung, mal für eine Weile den Kopf freizukriegen und nichts mehr entscheiden zu müssen. Bei dir geht es wahrscheinlich aber eher darum, Druck abzulassen, oder?«

»Das stimmt.« Er strich ihr mit den Daumen sanft und kreisförmig über die Haut und hoffte, dass sie das angenehm und anregend fand. »Ich brauche das. Es ist ein Teil von mir, mich der richtigen Frau zu unterwerfen und das auf verschiedene Weise auszudrücken, auch indem ich mich um sie kümmere.«

»Und indem du sie total verwöhnst«, schnurrte sie. »Es gibt Leute, denen es schwerfällt, diese Neigung zu akzeptieren – aber dieses Problem hast du anscheinend nicht.«

»Nicht mehr.« Er rieb ihr mit dem Daumen über die Brustwarze und schmunzelte, als die sich zusammenzog. Er sollte sie jetzt nicht auch noch reizen, aber der Wunsch, ihr Freude und Lust zu bereiten, war in ihm genauso selbstverständlich da wie der Atemreflex. »Ich habe mich erst in den letzten paar Jahren damit abgefunden und angefreundet. Leider musste ich dafür eine Scheidung hinnehmen und bei der Arbeit meine engste Kollegin verlieren.«

Sie griff nach seiner Hand. Er hielt sofort inne und wartete auf ihr Kommando. Es kam keins. Stattdessen lächelte sie. »Und jetzt bist du hier.«

»Ja.« Er entspannte sich wieder. »Jetzt bin ich hier. Genau da, wo ich sein will.«

Sie ließ seine Hand wieder los und lehnte sich zurück, was er als Signal verstand, fortzufahren. Er ließ sich erneut Zeit damit. Sie zu berühren, wurde einfach nicht langweilig – ebenso wenig, wie die Lust in ihren Augen zu sehen. Mit ihr zusammen zu sein, fühlte sich derart perfekt an, dass er sich insgeheim fragte, wann die Seifenblase platzen würde.

»Das Wasser wird langsam kalt«, sagte sie nach einer Weile. »Los, raus aus der Wanne, dann weihe ich dich in die Freuden der Sheabutter ein.«

»Cool. Ich wollte dir ohnehin ein Omelett zum Frühstück machen.«

Ihr Lachen schallte durchs Bad. »Sheabutter benutzt man zur Hautpflege! Aber nachdem du sie mir auf dem ganzen Körper verrieben hast, könnte ich dein Frühstück sein. Was meinst du?«

»Dieser Plan gefällt mir umso besser!«

KAPITEL 11

Ein Donnern krachte durch den Raum und riss Nessa aus dem Schlaf. Ihr Notizblock, Stift und Tablet fielen zu Boden, als sie sich mit hämmerndem Herzen aufsetzte. Sie brauchte eine Weile, bis ihr dämmerte, dass das Geräusch von ihrer Haustür kam. Sie griff nach ihrem Handy, um Sergey anzurufen, aber der Akku war leer.

Im nächsten Moment hörte sie seine Stimme von der Tür – er rief ihren Namen.

»Nessa!«

Ach du Schande! Sie eilte zur Tür und vergewisserte sich, dass es wirklich Sergey war, bevor sie aufschloss. Eilig zwängte er sich an ihr vorbei und suchte kurz ihr Wohnzimmer ab, dann drehte er sich zu ihr um und schob seine Waffe zurück ins Holster.

»Alles in Ordnung?«

»Hattest du gerade deine Waffe gezogen?« Sie griff sich an die Brust. »Sergey – kann es sein, dass du ein bisschen übertreibst?«

»Nein.« Er runzelte die Stirn. »Du bist nicht ans Telefon gegangen. Ich versuche seit zwei Stunden, dich zu erreichen.«

Zwei Stunden? »Ich hab gearbeitet und nicht gemerkt, dass mein Handyakku leer ist …«

Doch das beruhigte ihn kein bisschen. »Und ich hab an der Tür geklingelt. Zweimal. Du hast nicht aufgemacht.«

Langsam wurde es ihr zu blöd. Sie stemmte die Hände in die Hüften. »Jetzt schalt mal einen Gang zurück. Ich war müde. Ich bin eingeschlafen. So was kommt vor.«

»Schlimmere Sachen kommen ebenfalls vor«, beharrte er. »Ich habe mir schreckliche Sorgen gemacht.«

»Sich Sorgen zu machen, ist das eine – aber deshalb gleich wie ein Sondereinsatzteam hier einzumarschieren?«

»Na gut.« Er seufzte und fuhr sich mit der Hand durchs Haar. »Tut mir leid. Ich habe wohl wirklich ein bisschen übertrieben. Ich hatte einfach ... Angst, als du nicht reagiert hast.«

Sie ging auf ihn zu und legte ihm die Hände auf die Oberarme. Seine Muskeln waren immer noch angespannt. Ihr Ärger verflog. Er hatte sich wirklich nur Gedanken um sie gemacht, das war offensichtlich. »Mir tut es auch leid. Ich hätte nicht gleich sauer werden dürfen. Ich hab irgendwie schlechte Laune und leichte Schmerzen ... Na ja, eher richtig miese Laune und höllische Schmerzen.«

»Oh.« Schlagartig stand ihm die Besorgnis wieder ins Gesicht geschrieben, und er legte ihr die Hand auf den Bauch. »Ist es PMS?«

Das hatte er der einen beiläufigen Bemerkung über Schmerzen entnommen? »Seit wann bist du hier als Privatschnüffler tätig, Sergeant?«

»Ich war mehr als zehn Jahre verheiratet und habe, seit ich denken kann, eine Schwester. Ich erkenne die Symptome. Und irgendwann musste es ja mal zur Sprache kommen, oder etwa nicht?«

Sie lief zurück ins Wohnzimmer. »Da du dich ja ohnehin ganz gern in meine Angelegenheiten einmischst, musst du dich wohl auch früher oder später mit meinem Zyklus auseinandersetzen, ja. Aber findest du das nicht ganz fürchterlich?«

»Nicht mehr, seitdem ich zum ersten Mal Binden und Tampons einkaufen gehen musste. Von diesem Trauma hab ich mich schnell wieder erholt.«

»Willst du jetzt einen Keks, weil du so ein schlaues Kerlchen bist?«

»Ich sollte dir jetzt wohl eher nicht sagen, dass ich die übellaunige Nessa total süß finde, oder?«

Sie warf ihm einen eisigen Blick zu. »Nicht, wenn du deine Eier behalten willst.«

»Gut, ich erwähne es nie wieder«, versprach er und half ihr, ihre Sachen vom Boden aufzuklauben. »Soll ich dir vielleicht lieber sagen, wie hübsch du gerade aussiehst?«

Sie sah zögerlich an sich hinunter. Sie trug eine Herscher-Jogginghose, ein T-Shirt, das sie längst hätte aussortieren müssen, hatte sich das Haar zu einem unordentlichen Dutt zusammengesteckt und sah alles andere als vorzeigbar aus, vor allem angesichts eines Typen, der seit nicht mal zwei Monaten ihr Liebhaber war. »Hat das Adrenalin dir die Sinne vernebelt?«

»Schon möglich. Mir fällt auch jetzt erst deine Brille auf. Ich wusste gar nicht, dass du Brillenträgerin bist.«

»Ich muss astronomisch viele astronomische Daten überblicken«, entgegnete sie. »Natürlich trage ich da eine Brille.«

»Solltest du öfter tun.«

Sie blinzelte. »Was?«

»Ich finde dich mit Brille sehr sexy.«

»Sexy?« Sie drehte sich zu ihm um. »Ich stehe hier in einer gammligen Jogginghose und ohne Make-up, dafür mit wirrer Frisur und supernovamäßig explodierenden Eierstöcken vor dir – und du nennst das sexy?«

»Gibt es so etwas wie gemütlich-sexy? Dann ja.« Lächelnd musterte er sie von Kopf bis Fuß, und bei seinem anerkennenden Grinsen verkrampfte sich ihr Bauch noch aus ganz anderen Gründen. »Aber gerade hast du mich auf eine Idee gebracht. Vielleicht können wir nächstes Mal im *Onyx* ja ein Wissenschaftlerinnen-Rollenspiel machen? Du bist die scharfe Professorin und ich der ahnungslose Student, der sich die Urknalltheorie noch mal ganz praktisch erklären lassen muss.«

Einen elektrisierenden Moment lang sah sie ihn mit fassungslos aufgerissenen Augen an. Dann brach sie in schallendes Gelächter aus. Sie schlang ihm die Arme um den Hals und küsste ihn. »Ich hab echt Glück mit dir!«

»Beruht auf Gegenseitigkeit.«

»Das hast du wahrscheinlich nicht gedacht, als ich eben im Zickenmodus die Tür aufgemacht hab ...« Sie schob den Plunder auf ihrem Couchtisch beiseite. »Übrigens – wer von uns soll in deiner Vorstellung denn für den Urknall verantwortlich sein?«

»Wir könnten eine Münze werfen«, schlug er vor. »Kopf oder Zahl. Aber ich gewinne sowieso.«

Ach ja? »Ich finde, wir gewinnen beide.«

»Auf jeden Fall.« Er legte die Hände auf ihre Taille und massierte mit den Daumen ihren schmerzenden Bauch. »Geht's so besser?«

»Ich bin, wie gesagt, müde und hab Schmerzen, aber sonst geht's schon wieder.«

»Wann hast du zuletzt etwas gegessen?«

Sie dachte kurz nach. »Ich glaube, vor dem Seminar hab ich einen Apfel gegessen ...«

»Heute Morgen?« Er runzelte die Stirn und wandte sich zur Küche um. »Setz dich hin, ich mache dir Abendessen.«

»Ist es überhaupt schon spät genug fürs Abendessen?« Sie hatte keine Ahnung, wie viel Uhr es war. Sie war nach der Uni nach Hause gekommen, hatte sich etwas Bequemes angezogen, eine Schmerztablette genommen und sich an die Arbeit gemacht. Aber dann war sie eingeschlafen.

»Schon längst!«

Das erklärte die Dunkelheit hinter den Wohnzimmervorhängen …

»Wieso hast du eigentlich immer noch deine Uniform an?«

»Weil es ein beschissener Tag war, und dann herrschte auch noch über zwei Stunden Funkstille bei meiner Freundin. Da fand ich es wichtiger, nachzusehen, ob sie noch lebt, als mich umziehen zu gehen.«

Ihre Hormone schrien regelrecht danach, dass sie ihm für seinen ruppigen Tonfall den Marsch blies. Sie verkniff es sich. Stattdessen folgte sie ihm in die Küche. Sie zog eine Schublade auf, nahm einen Umschlag heraus und legte ihn vor ihm auf die Arbeitsfläche. »Dein Schlüssel, der Öffner für das Garagentor und der Code für die Alarmanlage.«

Statt danach zu greifen, ballte er die Hand zur Faust. »Ich will das nicht, nur weil du dich gerade schuldig fühlst.«

Sie schnaubte. »Sergey, du kannst mir glauben, ich fühle mich gerade alles andere als schuldig, vor allem jetzt, da das Paracetamol seine Wirkung verliert.«

»Ach, was soll's.« Er drehte sich zu ihr um, lehnte sich an den Schrank hinter sich und sah ihr ins Gesicht. Er wirkte mitgenommen. »Heute ist der Jahrestag …«

»Wovon?«

»Von dem Tag, als ich Ernie verloren hab – meine Partnerin in San Diego.«

Jetzt fühlte sie sich tatsächlich schuldig. »Ach verdammt, Sergey … Das tut mir leid! Wie geht es dir?«

Ihr war augenblicklich klar, was das für eine dumme Frage gewesen war. Es ging ihm ganz offensichtlich nicht gut.

»Ich will nicht drüber reden.« Er drehte sich zum Kühlschrank um, zog ihn auf, schloss ihn sofort wieder und spähte stattdessen in ihre Speisekammer. »Ich mach dir schnell was zu essen, und dann hau ich wieder ab. Lad einfach dein Handy auf, okay?«

So würde sie ihn ganz bestimmt nicht gehen lassen, aber sie würde ihn nur zum Bleiben bewegen können, indem sie es ihm befähle. Sie fühlte sich zwar gerade nicht nach Mistress Vivienne, aber die Chefin konnte sie trotzdem raushängen lassen. »Sergey!«

»Ja?«

Sie verlieh ihrer Stimme einen Befehlston. »Dreh dich um!«

Er leistete ihrer Aufforderung Folge, wenn auch widerwillig. Sie hob die Hand und zog die Kette aus dem T-Shirt, das unter seiner Uniform hervorblitzte. Das stilisierte V schimmerte unter der Deckenbeleuchtung. Sie ließ den Anhänger auf seine Brust hinabfallen und legte die Hand darauf.

»Stell deinen Wagen in die Garage. Dann nimm deine Tasche und komm wieder rein. Du gehst duschen, und ich kümmere mich unterdessen ums Essen. Sobald du fertig bist, legst du dein Halsband um. Verstanden?«

Starrsinnig verzog er das Gesicht. Als er gerade den Mund aufmachen wollte, um zu widersprechen, legte sie ihm den Zeigefinger an die Lippen.

»Es gibt zwei Optionen: ›Ja, Madame‹ – oder aber du sagst dein Safeword. Verstanden?«

Einen verdrießlichen Augenblick lang glaubte sie schon, er würde das Safeword benutzen und sie stehen lassen. Doch dann entspannten sich seine Züge, und er drückte ihr einen sanften Kuss auf den Finger. »Ja, Madame.«

»Gut.« Sie ließ die Hand sinken, machte einen Schritt zurück und bemühte sich um einen neutralen Gesichtsausdruck. »Und jetzt geh schon. Ich koch uns was.«

»Ich hoffe, das verärgert dich jetzt nicht, Madame, aber in deinem Kühlschrank herrscht totale Ebbe«, teilte er ihr mit. »Und die Speisekammer sieht genauso erbärmlich aus. Du brauchst mehr zu essen als nur Tee und Toast.«

Sie war so sehr in ihre Forschungsnotizen und die Vorbereitungen fürs erste Seminar des Semesters vertieft gewesen, dass sie sich seit Tagen nicht um den Einkauf gekümmert hatte. »Gut, dann bestelle ich etwas beim Chinesen – und zwar genug, dass für morgen auch noch was übrig ist.«

Er schien ihr widersprechen zu wollen, nickte dann aber. »Bin sofort wieder da.«

Es kostete sie einige Anstrengung, ruhig zu bleiben, aber sie schaffte es, die Beherrschung nicht zu verlieren, bis er die Haustür hinter sich zugezogen hatte. Dann musste sie sich auf der Arbeitsplatte abstützen, erschauerte vor Erleichterung und seufzte.

Was hätte sie bloß getan, wenn er sich gesträubt hätte? Sie hätte die Mistress-Vivienne-Nummer bleiben lassen können, aber sie hätte ihn ganz sicher nicht einfach verschwinden lassen dürfen, jetzt da er bei der Erinnerung an den Tod seiner Partnerin so fertig war.

Sie hatte noch nie jemanden verloren, der ihr nahegestanden hatte. Allerdings machte sie sich immer häufiger Sorgen um ihre Großmutter, die inzwischen schon über achtzig war und allein in ihrem Haus in Michigan lebte. Sie wusste nicht einmal, ob ihre Eltern oder ihre Schwestern Nana Belle regelmäßig besuchten, weil eher ein schwarzes Loch die ganze Galaxie verschlucken würde, als dass sie freiwillig bei ihrer Familie anrief. Den Schmerz, jemanden zu verlieren – und dann auch noch gewaltsam –, konnte sie sich nicht einmal ansatzweise ausmalen.

Sie spürte, wie sich ihr Bauch erneut verkrampfte. Ob es an ihrer Periode oder an den Ängsten lag, hätte sie nicht sagen können. Abgesehen von Mitarbeitergesprächen, hatte seit ihrem Umzug nach Crimson Bay nichts eine solche Panikattacke bei ihr ausgelöst. Sie wollte wegen ihrer und Sergeys Beziehung kein Magengeschwür bekommen, erst recht nicht, weil er ihr doch nur helfen und ihr das Leben erleichtern wollte. Wieso fiel es ihr nur so schwer, es ihm gleichzutun?

Sie hörte die Garagentür, die Sergeys Rückkehr ankündigte, setzte erneut einen neutralen Gesichtsausdruck auf und drehte sich um. Er hatte sein Uniformhemd und den Einsatzgürtel abgelegt und trug jetzt sein Halsband. Es hob sich deutlich über seinem weißen T-Shirt ab, aber all das war es nicht, was ihre Aufmerksamkeit erregte. Sie konzentrierte sich auf seine dunklen Augen, in denen die Emotionen tobten.

Im selben Moment verflüchtigte sich ihre Angst. Sie breitete die Arme aus, er ließ seine Tasche fallen und umarmte sie, schlang ihr die Arme so fest um die Taille, dass sie schon befürchtete, davon blaue Flecken zu bekommen. Doch selbst daran verschwendete sie keinen Gedanken mehr, als er seinen Kopf in ihre Halsbeuge legte, sie ihm übers Haar strich und ihm tröstende Worte zuflüsterte. Auch sie selbst empfand es als tröstlich, in seiner Nähe zu sein, seine Wärme und seine starken Arme zu spüren.

Wortlos nahm sie seine Hand und führte ihn nach oben ins Schlafzimmer. Als sie nach seinem Ledergürtel griff, hielt er sie auf. »Das kann ich doch machen.«

»Ich weiß. Aber diesmal werde ich mich um *dich* kümmern.«

Als er widersprechen wollte, sah sie ihn mit strengem Blick an und zog eine Augenbraue hoch. Er ließ die Hände sinken und war klug genug, ihrer unausgesprochenen Warnung nachzukommen, sodass sie sich wieder seinem Gürtel widmen konnte.

Nachdem sie ihn ausgezogen hatte, führte sie ihn ins Bad, ließ das Wasser in der Dusche laufen und schob ihn unter den Wasserstrahl. Er stützte sich an der Wand ab, ließ den Kopf hängen und seufzte.

Es versetzte ihr einen Stich ins Herz. Eilig zog sie sich ebenfalls aus, verschwand auf der Toilette, um den Tampon zu entfernen, und stellte sich zu ihm unter die Dusche.

»Deine Haare«, sagte er und versuchte, das Wasser von ihr fernzuhalten.

»Darum kümmere ich mich später«, murmelte sie bloß und nahm die Seife in die Hand. »Das hier ist jetzt wichtiger.«

Sie wusch seinen Körper und achtete darauf, keinen Zentimeter auszulassen. Er hielt still, bis sie ihm die Hand an den Penis legte und ihn zum Leben erweckte.

»Nessa«, flüsterte er. »Meine süße Nessa …«

Wie er ihren Namen so zärtlich und sehnsüchtig aussprach, versetzte ihr den nächsten Stich, diesmal jedoch auf positive Weise. Sie hob den Blick, und er gab ihr einen Kuss, einen sanften, zurückhaltenden Kuss. Trotzdem spürte sie das starke Verlangen dahinter.

Sie drehte sich zur Seite, sodass das Wasser nun sie beide traf, spülte die Seife von seinen Gliedern und schmiegte sich an ihn. Wieder und wieder flüsterte er ihren Namen, umarmte sie und legte ihr die Hand zwischen die Schulterblätter, dann die andere auf den Hintern, und wie ein Schwert ragte seine Erektion zwischen ihnen empor. Zärtlich und brennend zugleich wuchs in ihr die Erregung, und sie wollte nur mehr befriedigt werden. Sie wollte Lust empfinden. Doch da war noch mehr. Noch unendlich viel mehr.

KAPITEL 12

Erzähl es mir.«

Er hätte damit rechnen müssen. Trotzdem zog er die Schultern hoch. Nessa hatte ihm Trost und Fürsorge gespendet, und er hatte beides zugelassen und angenommen wie ein Notleidender. Als er jetzt satt und dankbar neben ihr auf ihrem Bett lag, konnte er sich nur mit Mühe zu einer Antwort durchringen. Er wollte ihr kleines Dusch-Intermezzo, das seiner Seele so gutgetan hatte, nur ungern beendet wissen.

»Du musst nichts sagen, wenn es zu hart für dich ist, darüber zu reden.« Sie kämmte mit den Fingern durch sein Haar. »Aber wenn du darüber reden möchtest, dann bin ich da für dich, und ich höre dir gerne zu. Ich verurteile dich auch nicht.«

»Glaubst du wirklich? Die anderen haben es getan.«

»Ich glaube eher, dass dir das deine Schuldgefühle vorgaukeln.«

»Du würdest es anders sehen, wenn du wüsstest, was passiert ist.«

»Dann erzähl es mir, und wir finden es heraus.«

Ihr Herzschlag an seinem Ohr ermutigte ihn letztlich, ihr sein Herz auszuschütten.

»Sie hieß Ernestine Carter, aber von ihrer Familie und ihren Freunden wurde sie Ernie genannt. Sie war eine fabelhafte Polizistin, eine liebevolle Ehefrau, stolze Besitzerin zweier Katzen und noch stolzere Mutter einer kleinen Tochter namens Ellie.

Sie wurde bei einem Einsatz getötet, als wir einen Verdächtigen festnehmen wollten. Er hatte ein Messer, wir hatten beide die Waffen auf ihn gerichtet und schon gedacht, er würde aufgeben … Aber dann hat er sich auf Ernie gestürzt. Wir haben beide abgedrückt, er ging zu Boden, und ich dachte noch, sie wäre okay, also hab ich den Verdächtigen entwaffnet, seine Vitalzeichen überprüft und per Funk Hilfe angefordert. Und auf einmal ist sie einfach umgekippt.«

Ihm schnürte sich die Kehle zu. Ganz egal, wie oft er darüber sprach – und das hatte er in den Wochen nach Ernies Tod oft tun müssen –, es wurde nie auch nur im Geringsten leichter. Aber das durfte es wohl auch nicht. Das würde Ernie Carters Andenken entehren.

»Dem Angreifer war nicht mehr zu helfen. Doch sie ist in meinen Armen verblutet, während wir auf den Krankenwagen gewartet haben. Daraufhin wurde ich vorschriftsgemäß erst einmal beurlaubt. Die Zeit habe ich gebraucht, aber statt besser ist es nur immer schlimmer geworden.«

»Weil du dir die Schuld gegeben hast.«

»Natürlich. Sie war meine Partnerin. Ich hätte sie beschützen müssen.«

»Und sie dich«, bemerkte Nessa. »Vielleicht hat sie das ja getan und dir damit das Leben gerettet. Es war genauso ihre Pflicht wie deine. Etwas anderes zu denken, würde ihr und allen anderen Polizistinnen unrecht tun.«

Ihre Worte erwischten ihn eiskalt. »Das haben auch schon andere zu mir gesagt, aber ich wollte es nie hören …«

»Aber du verstehst, was ich meine?«

»Ja, natürlich.«

»Gut.« Ihre Stimme wurde sanfter. »Ach ja, und falls du es noch nicht bemerkt haben solltest: Ich verurteile dich nicht. Ich kann mir nicht einmal ansatzweise vorstellen, was du damals durchgemacht hast. Aber ich werde dich nicht für deine Gefühle kritisieren.«

Andere hatten das getan. Aber hier und jetzt, in diesem Augenblick, war Nessas Akzeptanz Balsam für seine geschundene Seele. »Danke.«

Die folgende Stille zwischen ihnen war so angenehm für ihn wie ihre Hand in seinem Haar und, so hoffte er, wie die Wärmflasche auf ihrem Bauch für sie.

Genau das hier hatte er gewollt, als er zuvor versucht hatte anzurufen: einfach mit ihr zusammen zu sein, sich in ihrer Wärme und Weichheit zu vergraben und die Enge in seiner Brust zu vergessen.

Er war froh, dass er den Abend mit seiner Überreaktion nicht versaut hatte. Aber die Vorstellung, sie hätte verletzt oder gar tot sein können, hatte ihn fast um den Verstand gebracht.

Ihre Hand hielt mitten in der Bewegung inne. »Darf ich dich mal was fragen? Dafür darfst du mir auch eine Frage stellen, wenn du willst.«

Natürlich wollte er das. Er konnte es gar nicht erwarten, mehr über sie zu erfahren und ihre Version gewisser Dinge zu hören, die er im Internet recherchiert hatte. Er wollte sie in ihren eigenen Worten kennenlernen. »Du kannst mich alles fragen.«

»Also gut.« Jetzt streichelte sie ihm über die Schultern. »Hat deine Frau dich damals denn gar nicht unterstützt, als Ernie gestorben ist? Man sollte doch meinen, dass einen so etwas noch enger zusammenschweißt und nicht zur Scheidung führt.«

»Sollte man meinen.« Er seufzte. »Die Scheidung war auch nicht meine Idee.«

»Das hab ich mir schon gedacht. Wenn es zu schmerzhaft ist, darüber zu …«

»Nein, nein, du solltest es wissen.« Er schob ihr die Wärmflasche zurecht – reine Verzögerungstaktik. »Im Grunde war ich nicht Manns genug für sie.«

»Was zum Geier soll das denn heißen?«

Sie verkrampfte sich schier vor Wut, und er schob die Hand unter die Wärmflasche, um ihr behutsam den Bauch zu streicheln. »Sie wollte Kinder. Es war ein leidvolles Thema in unserer Ehe, denn daraus wurde nichts. Noch dazu meine Neigungen. Meine Väter. Mein Durchhänger nach Ernies Tod … Nach alledem hat sie wohl beschlossen, Schadensbegrenzung zu betreiben und sich einen echten Kerl zu suchen.«

»Schadensbegrenzung. Einen echten Kerl.« Sie krallte sich in sein Haar und schluckte einen Fluch hinunter, der ihr schon auf der Zunge gelegen hatte. »Sag bitte, dass du diesen Blödsinn nicht glaubst.«

»Damals hab ich es geglaubt.«

»Aber jetzt nicht mehr?«

»Jetzt nicht mehr«, erwiderte er. »Es hat gedauert, aber irgendwann hab ich mich damit arrangiert und es akzeptiert. Hab mich selbst mit allen Fehlern akzeptiert.«

Sie massierte ihm kurz die Schultern und gab ihm einen unbeholfenen Kuss auf die Stirn.

»Und jetzt bist du hier«, flüsterte sie. »Du bist jetzt mein – und meiner Meinung nach ziemlich perfekt. Aber vielleicht sehe ich das ja wieder anders, wenn ich das nächste Mal PMS habe.«

Er wusste es zu schätzen, dass sie versuchte, die Stimmung aufzulockern. »Das verstehe ich jetzt mal als Warnung …«

»Solltest du auch. Immer nur nett zu sein, ist nämlich ganz schön viel Arbeit.«

»Für mich musst du dich nicht abrackern. Ich hab dir ja schon gesagt, dass ich die übellaunige Nessa eigentlich ganz niedlich finde.«

»Du hast ohnehin komische Vorlieben«, erwiderte sie und lachte. »Aber zum Glück profitiere ich davon.«

Er drückte sie zärtlich an sich. »Ich habe eben viele Vorzüge.«

»Das stimmt. Und ich hab es echt gut.« Sie legte ihm die Hände auf die Schultern. »Ich hatte dir versprochen, dass du mich im Gegenzug ebenfalls etwas fragen darfst.«

»Gut. Dann erzähl mir von deiner Familie.«

»War ja klar ...« Ihre Stimme klang noch immer humorvoll, aber ihr Bauch spannte sich von Neuem an. »Ich komme aus einer Oberschichtfamilie aus Michigan. Mein Vater ist Chirurg und meine Mutter Richterin. Dann hab ich noch zwei Schwestern: Katherine, die eine echte Musterschülerin und Vorzeigestudentin war und inzwischen mit einem erfolgreichen Unternehmer verheiratet ist, der nur so in Geld schwimmt und überdies gute zwanzig Jahre älter ist als sie selbst. Und Christina ... Sie ist Kinderchirurgin und ein paar Jährchen jünger als ich. Und zu guter Letzt gibt es da noch meine Großmutter Belle Longfellow, die Matriarchin der Familie.«

Sie betete diese Informationen so gleichmütig herunter, als beträfe sie all das nicht.

»Steht ihr euch nahe?«

»Meine Nana und ich schon. Ich hab sie irre lieb. Sie ist gute achtzig, fühlt sich aber wie achtundzwanzig. Ich versuche ständig, sie zu überreden, dass sie hierherzieht – oder zumindest in Richtung Süden, wo es schön warm ist –, aber sie weigert sich. Ich versuche es trotzdem weiter, weil ich ihr alles verdanke. Ohne sie wäre ich heute nicht da, wo ich bin.«

Sergey konnte sich gar nicht vorstellen, keine enge Beziehung zu seiner Familie zu haben. Selbst Anton, der einsame Wolf, versuchte zumindest zu den Feiertagen bei seinen Vätern oder den Geschwistern vorbeizuschauen. »Was ist denn passiert?«

»Wieso sollte etwas passiert sein?«

»Du lebst so weit entfernt von deiner Familie wie irgend möglich«, erwiderte er. »Da muss doch irgendetwas vorgefallen sein.«

»Tja. Eine ganze Menge.« Sie holte tief Luft. »Die letzte Sache – der sprichwörtliche Tropfen, der das Fass zum Überlaufen brachte – war das abrupte Ende meiner Verlobung.«

»Ist dein Verlobter gestorben?«

Er ahnte sofort, dass er etwas Falsches gesagt hatte. Der Tod ihres Verlobten hätte keine Entfremdung von ihrer Familie zur Folge gehabt, es sei denn, Nessas Angehörige wären in irgendeiner Form dafür verantwortlich gewesen.

»Nein. Aber für mich ist er gestorben.« Ihre Hände zuckten kurz an seinen Schultern. »Einen Monat vor der Hochzeit hab ich herausgefunden, dass Graham es lieber mit meiner Schwester trieb als mit mir. Und sie hat ihm den Gefallen nur allzu gern getan.«

Nessas Verlobter hatte sie mit ihrer Schwester betrogen? Zorn brodelte in ihm hoch. »Ich ... Ich weiß gar nicht, was ich dazu sagen soll. Es muss verdammt wehgetan haben, von deinem Verlobten und von deiner Schwester hintergangen worden zu sein.«

»Hat es ... natürlich. Aber dann hab ich zur Flasche gegriffen und war zu betrunken, als dass es mir noch etwas ausgemacht hätte.«

»Und wie haben deine Eltern reagiert?«

»Ihre Art der Schadensbegrenzung bestand darin, Christina die Hochzeit zu überlassen, die ich mit ihrer Hilfe geplant hatte. Sie hat die Location, den Termin und sogar das beschissene

Kleid gekriegt. Fast als hätte sie die Hochzeit von Beginn an für sich selbst geplant. Vielleicht hat sie das ja wirklich. Und unverschämterweise behaupten sie heute, es wäre immer schon Christinas Hochzeitstag gewesen. Und meine ›Krankheit‹ – so bezeichneten sie meinen funktionalen Alkoholismus – hätte mich so sehr verwirrt, dass ich mir bloß eingebildet hätte, dass es meine Hochzeit hätte werden sollen. Zu dem Zeitpunkt steckte ich allerdings schon so tief in der Sucht, dass ich es ihnen eine Zeit lang sogar abgenommen habe. Unser Vater hat sie zum Altar geführt, und ich habe mit meiner anderen Schwester, meiner Mutter und Nana von der ersten Reihe aus zugeguckt.«

»Und dann hast du ihnen gesagt, dass sie dich mal kreuzweise können, und bist hierhergezogen.«

Sie lachte trocken. »Nein. Dann hab ich mir noch während der Feier an der Bar so richtig die Kante gegeben und bin erst in einer Entzugsklinik wieder aufgewacht. Aber auch das habe ich meiner Nana zu verdanken. Nur ihretwegen bin ich wieder trocken und habe Michigan verlassen. Ich hatte das Angebot bekommen, an der Herscher zu unterrichten. Eigentlich hatte ich dort schon absagen wollen, weil doch die Hochzeit geplant und meine Familie der Ansicht war, dass eine schlichte Lehrtätigkeit nicht genug Prestige für eine Longfellow bedeutete …«

Er verspürte regelrecht Hass auf ihre Familie, dabei hatte er sie noch nicht mal kennengelernt. »Das tut mir leid, Nessa.«

»Muss es nicht. Crimson Bay war das Beste, was mir je passiert ist.« Sie drückte ihm wieder die Schultern. »Ich habe versucht, hier ein anderer Mensch zu werden – nett, erfolgreich, ausgeglichen. Denn ich bin davon überzeugt, dass man nur daran glauben muss, und alles kann sich verändern.«

»Scheint doch ganz gut zu klappen.«

»Ja«, sagte sie, klang aber nicht völlig überzeugt.

Er dachte kurz darüber nach, was sie gesagt hatte.

»Wir sollten langsam ein bisschen schlafen«, schlug er dann vor. »Morgen müssen wir beide arbeiten.«

»Na gut.« Sie legte die Wärmflasche beiseite und kuschelte sich unter der Decke an ihn. Sergey hielt sie fest und schirmte sie in Richtung Tür ab, legte ihr die Hand auf den Bauch und hoffte, dass seine Körperwärme sie beruhigen und seine Nähe sie trösten würde.

»Nimmst du den Schlüssel?«, fragte sie nach einer Weile in die Stille hinein.

Ihre leise Frage hatte eine unüberhörbare Unsicherheit enthalten, die er sofort im Keim ersticken wollte. »Sehr gerne sogar. Dann kann ich auch leichter deinen Vorratsschrank auffüllen. Ich muss mich doch um meine Frau kümmern!«

»Danke.« Sie drückte ihm die Hand. »Ist lange her, dass sich, abgesehen von Nana Belle, jemand um mich gekümmert hat. Das ist … schön.«

Nachdem sie eingeschlafen war, lag er noch lange wach. Er wollte, dass es mehr als nur schön für sie wäre. Sie verdiente schön und noch einiges andere. Sie verdiente ein Happy End.

KAPITEL 13

Nessa blickte von ihren Vorlesungsnotizen auf, als sich die Tür zum Seminarraum öffnete. Sie war ganz kurz erst irritiert, dann freute sie sich, als Sergey eintrat. Sie konnte sich schon vorstellen, warum manche Frauen ein Faible für Männer in Uniform hatten. Seine stand ihm wirklich ausgesprochen gut. Er sah darin so gebieterisch und männlich aus, dass ihr ganz flau im Magen wurde.

»Frau Dozentin«, sagte er. Seine Stimme klang geschäftsmäßig, doch sein Blick sprach eine andere Sprache.

»Sergeant Spiceland«, erwiderte sie in ebenso professionellem Ton, weil sie sich im Klaren darüber war, dass jeden Augenblick Studenten hereinkommen konnten. »Was kann ich für dich tun?«

Er schürzte die Lippen, und verdammt, es ging ihr durch Mark und Bein.

»Deputy Chief Kitsumono geht in den Ruhestand, und wir möchten eine Abschiedsparty für ihn geben. Willst du mich dorthin begleiten?«

Damit würden sie zum ersten Mal zusammen in seinem Freundes- und Kollegenkreis erscheinen. Eine Mischung aus Angst und Vorfreude ließ sie erschaudern. »Natürlich. Sehr gerne.«

Mit einem Mal blickte er leicht besorgt drein. »Ich muss dich allerdings vorwarnen. Außer Dienst sind wir oft ziemlich laut und ungehobelt.«

»Was meinst du denn mit ungehobelt? Wie testosterongesteuerte Studenten?«

»So schlimm nun auch wieder nicht. Aber die Party soll in einer Bar stattfinden. Wir werden also viel trinken und jede Menge Toasts auf den Deputy Chief aussprechen.«

Ach, das war der Grund für seine Bedenken. »Ich proste ihm einfach mit einem Gingerale zu.«

»Sicher?«

Seine Sorge rührte sie. Anscheinend war er davon ausgegangen, dass sie die Einladung ausschlagen würde. »Ich bin mir sicher, Sergey. Ich hab mich schon häufiger in Clubs und Bars getummelt, ohne der Verlockung nachzugeben. Solange niemand versucht, mir gewaltsam Alkohol einzuflößen, ist alles in bester Ordnung. Ich freue mich darauf, deine Freunde und Kollegen kennenzulernen. Wann soll die Party denn stattfinden?«

»Am Donnerstag in zwei Wochen um sieben.«

Sie schnaubte. »Du gibst mir doch nur deshalb so eine lange Vorlaufzeit, damit ich mir den Termin aufschreibe und ihn auch wirklich einplane?«

»Du bist eine viel beschäftigte Frau.«

Ihr wurde ganz warm ums Herz, weil er so mitdachte. »Danke schön. Hey, am darauffolgenden Wochenende haben wir Neumond, und ich wollte mit einer Handvoll Teleskope ins Death Valley fahren, um Fotomaterial für meine Gesamtschulkurse zu sammeln. Der Uranus kommt der Erde da am nächsten. Nicht dass auf dem Foto mehr zu sehen sein wird als ein winziger, blau-grüner Punkt, trotzdem ist so ein Foto immer eine gute Diskussionsgrundlage für den dortigen Astronomie-Club. Vielleicht sehen wir ja sogar die Meteorströme der Orioniden! Normalerweise stelle ich ein Zelt auf, damit ich mein Equipment nicht ständig auf- und wieder abbauen muss. Willst du nicht mitkommen? Ist vielleicht ein bisschen langweilig für Leute, die für die Sterneguckerei nichts übrighaben, und man hat dort praktisch keinen Handyempfang, aber ich finde es immer total entspannend, hier mal rauszukommen.«

»Nessa.« Sein Lächeln hüllte sie ein wie eine warme Decke. »Jede Minute, die ich mit dir verbringe, ist reine Genusszeit. Ich würde mich freuen, dich mal zu erleben, wie du voll in deinem Element bist. Und du könntest deinen Schulunterricht dann erst mal an mir ausprobieren. Ich bin mir sicher, ich werde an deinen Lippen hängen und dir gebannt lauschen.«

Sofort fiel ihr wieder ein, wie sie beide einmal über das Nachstellen einer Lehrer-Schüler-Situation nachgedacht hatten. Sie hätte ihn jetzt liebend gern auf eine Spanking-Bank geschnallt und ihn über Quasare abgehört, jede falsche Antwort mit einem Schlag bestraft und jede korrekte durch Streicheln belohnt. Und dann, wenn er es nicht mehr aushielte, würde sie dafür sorgen, dass sie beide Sterne sähen.

»Ich mag die Art, wie du mich gerade ansiehst«, raunte er. »Mit dieser Erinnerung überstehe ich auch noch den restlichen Tag.«

»Bei dem Gesicht, das du gerade machst, würde ich meine Vorlesung am liebsten ausfallen lassen«, erwiderte sie leise. Sie hätte ihn am liebsten berührt und geküsst und alle möglichen Dinge mit ihm angestellt, die sie hier im Hörsaal allerdings nicht einmal denken durfte. »Du bist wirklich der perfekte Freund.«

Er verzog das Gesicht. »Ich bin nicht perfekt, Nessa, das wissen wir doch beide. Aber es gefällt mir, dass du mich dafür hältst.«

Zum Teufel, er gab sogar perfekte Antworten. Unruhig trat sie von einem Fuß auf den anderen und versuchte – ohne viel Erfolg –, das Verlangen in den Griff zu bekommen, von dem ihr glühend heiß geworden war. »Sehen wir uns heute Abend?«

»Hm.« Er tat kurz so, als müsste er darüber nachdenken. »Keine Ahnung. Vielleicht sollte ich zuallererst mal dafür sorgen, dass du mich ein bisschen vermisst.«

»Ach, meinst du?« Sie verschränkte die Arme vor der Brust. »Da hat aber jemand ein ganz schön großes Mundwerk.«

»Frau Dozentin.« Er beugte sich näher zu ihr heran. »Wir wissen beide, dass bei mir unter gewissen Umständen etwas ganz anderes ganz schön groß wird ...«

Sie lachte so laut los, dass es im Hörsaal widerhallte. »Raus hier! Sonst ist mein Ruf bald ruiniert. Ich denke mir eine adäquate Bestrafung für dich aus.«

»Versprochen?«

»Versprochen.« Impulsiv streckte sie die Hand aus und legte sie dorthin, wo sein Unterhemd am Nacken unter seinem Uniformhemd herausblitzte. Sie spürte die Kette unter dem Stoff. »Ich vermisse dich jetzt schon.«

»Nessa ...«

Die Art, wie er ihren Namen sagte – so voller Verlangen und Verheißung –, bewegte sie zutiefst, und das so sehr, dass sie sich vorbeugte und drauf und dran war, die Deckung fallen zu lassen und ihn zu küssen. Im selben Moment ging die Tür zum Seminarraum erneut auf, und sie wich von ihm zurück. Es fühlte sich für sie beinahe an, als hätte sie einen elektrischen Schlag abbekommen.

»Zu blöd, dass ich einen Studenten nicht wegen eines Kussus interruptus festnehmen kann«, murmelte Sergey und lächelte wehmütig. »Bis heute Abend, Frau Dozentin.«

»Bis heute Abend, Sergeant.«

Während der gesamten Vorlesung hatte Nessa ein glückliches Lächeln im Gesicht, und sie hatte das Gefühl, dass ihre Vorlesung über supermassereiche schwarze Löcher ein wenig lebhafter geriet, als sie es sein sollte. Wie schaffte Sergey das nur immer? Aber eigentlich war die Frage müßig. Innerhalb kürzester Zeit war er ein wichtiger Teil ihres Lebens geworden. Sie genoss es in vollen Zügen, mit ihm zusammen zu sein und Dinge zu tun – ganz egal, welche –, und er schien das gleiche Vergnügen an ihrer Gesellschaft zu finden.

Seine Freunde und Kollegen kennenzulernen, schien der folgerichtige nächste Schritt in ihrer Beziehung zu sein. Wenn er sich das wünschte, würde sie ihn begleiten, egal, wie sehr sich ihr Magen bei der bangen Vorstellung zusammenzog. Sie würde nur ein paar Vorsichtsmaßnahmen ergreifen, um auch wirklich einen guten Eindruck zu hinterlassen. So viel war sie ihm schuldig.

* * *

»Na gut, Sergeant. Spuck's aus.«

Sergey warf Cortez einen flüchtigen Blick zu und sah wieder auf die Straße. »Was denn ausspucken?«

»Was immer dich veranlasst, Popsongs vor dich hin zu pfeifen.«

»Kann ich nicht einfach nur gute Laune haben?«

»Du hast schon seit Monaten gute Laune«, bemerkte Cortez, »aber heute höre ich dich zum ersten Mal bei der Arbeit pfeifen. Nicht dass ich etwas dagegen hätte. Aber meine messerscharfe Auffassungsgabe – oder sollte ich vielleicht besser ›rattenscharf‹ sagen? – hat sofort angeschlagen.«

Sergey schnaubte. »Rattenscharf? Du denkst auch immer nur an das eine.«

»Na ja, irgendwas liegt jedenfalls in der Luft. Letzte Nacht guten Sex gehabt?«

Das hatte er tatsächlich – sogar außergewöhnlich guten Sex. »Wie heißt es so schön? Ein Gentleman genießt und schweigt.«

»Sehr witzig.« Cortez lachte aus vollem Hals. »Ich kann hier nur leider nirgends einen Gentleman entdecken. Also raus damit – du scheinst gerade ja echt schwer beschäftigt zu sein.«

Sie bogen in die McAvoy Street ein, an der die meisten Herscher-Studenten lebten.

»Ich bin seit einiger Zeit mit jemandem zusammen.«

»Ich wusste es!« Cortez schlug mit der flachen Hand auf das Lenkrad. »Wie sag ich immer? Es geht doch nichts über eine tägliche Dosis Vitamin Arsch.«

»Ernsthaft?« Sergey schüttelte sich in gespieltem Entsetzen. »Zum Glück sagst du so was nicht, wenn der Chief anwesend ist. Was hält denn deine Frau von deinem dreckigen Mundwerk?«

»Sie liebt es, besonders wenn es sich mit ihrem Hinterteil beschäftigt.«

»Hör sofort auf! Kopfkino kann ich jetzt echt nicht brauchen.«

»Warum denn nicht? Yolandas Hintern ist der Wahnsinn, und das weiß sie genau.« Cortez grinste von einem Ohr zum anderen. »Und was ist das für ein Mädchen – oder ist es ein Kerl?«

»Eine Frau. Und an ihr ist alles einfach nur verdammt ... atemberaubend.«

»Aha!« Cortez versetzte ihm einen Knuff gegen die Schulter. »Ist sie auch der Grund, warum wir eben noch an dieser Fakultät vorbeifahren mussten?«

»Ja«, bekannte er widerwillig.

Er wollte nicht, dass Cortez irgendwelche voreiligen Schlüsse zog. Sein Partner tat es trotz alledem.

»Du treibst es doch nicht mit einer Studentin, oder?«

»Gott, nein! Denk nicht mal dran!«

»Warum bist du dann so zugeknöpft? Ich krieg ja leichter aus jedem Verdächtigen ein Geständnis heraus als aus dir ein, zwei Einzelheiten über deine neue Flamme.«

Sergey fühlte sich nicht wohl bei dem Gedanken, über Vanessa ähnlich geradeheraus zu sprechen, wie Cortez von seiner Frau gesprochen hatte. Immerhin war sie nicht nur seine Freundin, sondern auch seine Domse, und er respektierte Mistress Vivienne viel zu sehr, als dass er sie zum Thema eines solch banalen Geplänkels unter Kollegen machen wollte.

»Du lernst sie auf der Abschiedsparty des Deputy Chief kennen. Sie begleitet mich.«

Cortez warf ihm einen schnellen Seitenblick zu, während sie weiter die Straße entlangrollten. »Erst bist du total verschwiegen, was dein Liebesleben angeht, und dann stellst du sie bei der Party gleich der gesamten Abteilung vor? Scheint ja ganz schön ernst zu sein zwischen euch beiden.«

»Ernst genug.« Zumindest für ihn. Trotz des intensiven Moments im Hörsaal war er sich noch immer nicht zu hundert Prozent sicher, was Nessa dachte. Sie nahm zwar den BDSM-Teil ihrer Beziehung ernst – aber was war mit dem Rest? Sie hatten einander viele wichtige Meilensteine aus ihrer jeweiligen Vergangenheit erzählt. Trotzdem hatte er das Gefühl, dass Nessa hinter ihrem gelassenen Äußeren immer noch eine Menge vor ihm geheim hielt. Abgesehen von ein paar Momenten, in denen ihre Wachsamkeit nachgelassen hatte, glaubte er immer noch, die echte Nessa nicht wirklich zu kennen, und das bekümmerte ihn.

»Tja, dann musst du jetzt Dampf machen, Mann. Aber überholen wirst du uns ohnehin nicht mehr«, meinte sein Partner. »Yolanda und ich haben gerade erfahren, dass wir Baby Nummer zwei erwarten.«

»Gratuliere! Das ist ja toll.«

Auch wenn er sich aufrichtig für seinen Partner freute, konnte er nicht verhindern, dass diese Nachricht ihm einen schmerzhaften Stich versetzte. Seine beiden Dads waren ihm wundervolle Vorbilder gewesen, und wie gern wäre er in ihre Fußstapfen getreten, aber die Natur hatte offenbar andere Pläne gehabt.

Er fragte sich, ob Nessa sich Kinder wünschte. Es gab da ja eine ganze Reihe an Möglichkeiten, aber die hatte seine Ex-Frau damals rundheraus abgelehnt. Und dann hatte sie ihn irgendwann nicht mehr gewollt. Obwohl Nessa ihm versichert hatte, dass sie ihn für vollkommen hielt, fragte er sich unwillkürlich, ob es dabei bleiben würde, wenn es eines Tages hart auf hart käme.

Vielleicht würde er ihr niemals alles geben können, obwohl er sich nichts brennender wünschte. Aber er wollte zumindest sein Bestes tun.

KAPITEL 14

Audie packte sie am Arm, sodass Nessa ruckartig stehen blieb.

»Ist das dein Ernst?«, fragte Audie.

»Was denn?«

»*Was denn?* Das weißt du doch verdammt genau!« Die Rothaarige deutete auf das Neonschild. »Das da ist eine *Bar!*«

Nessa sah zu dem neongrünen *Donovan's*-Schriftzug hoch und tat schockiert. »Oh mein Gott, wie konnte ich das nur übersehen?«

»Lass den Blödsinn«, blaffte Audie sie ungläubig an. »Du hast gesagt, du wolltest was essen gehen und reden. Was zum Teufel tun wir hier?«

»Entspann dich wieder, Audie. Ich schwöre dir, dass ich nichts trinken werde.« Als würde sie auch noch ein Publikum einladen, wenn sie wieder zur Flasche griffe. »Sergeys Deputy Chief geht demnächst in Pension, und am Donnerstag richten sie hier eine Party für ihn aus. Ich wollte mir das Lokal vorher nur mal ansehen.«

»Aha.« Audie blieb misstrauisch. »Und da hätte dir die Website nicht genügt?«

Nessa verdrehte die Augen. »Die hab ich natürlich zuerst gecheckt. Aber solche Seiten sind leider nicht gerade informativ. Immerhin hab ich herausgefunden, dass hier keine Collegestudenten abhängen.«

»Okay. Solange du nicht dort reinwillst, um Liebeskummer zu ertränken«, murrte Audie und steuerte die Tür an. »Ich mag vielleicht dein Sexbeistand sein, aber der Teufel soll mich holen, wenn ich dir auch noch beim Trinken zusehe und Schützenhilfe gebe.«

»Dann ist es ja gut, dass ich keinerlei Sexsorgen habe, die ich ertränken müsste«, erwiderte Nessa und zog die Tür auf. »Am kommenden Donnerstag treffe ich zum ersten Mal Sergeys Freunde und Kollegen, und ich will es nicht vermasseln. Ich will einfach nur so gut wie möglich vorbereitet sein.«

»Okay, du stellst also Recherchen an – ganz die Vollblutwissenschaftlerin.« Audie folgte ihr hinein, dann blieb sie abrupt stehen. »Danke, dass du mich mitgenommen hast.«

Nessa war ebenfalls froh darüber, in Begleitung gekommen zu sein. Mit einem Blick war ihr klar, warum das Lokal in den sozialen Medien nicht sonderlich umtriebig war: Der Besitzer des *Donovan's* schien kein Interesse daran zu haben, Gäste im Studentenalter anzulocken. Tatsächlich waren die Besucher der Bar größtenteils in den Vierzigern, überwiegend weiß und sehr, sehr männlich.

Wenn sie irgendwo neu war, verschaffte sie sich grundsätzlich erst mal einen Überblick. Erster Schritt: das Gästepublikum sondieren – nach Altersstruktur, sichtbaren sozialen und ethnischen Merkmalen. Schritt zwei: einordnen, ob sie unter den anderen Gästen auffiel und warum. Schritt drei: entscheiden, ob sie Nerv hatte zu bleiben oder lieber wieder ging. Das hatte sie seit dem College jetzt schon so oft getan, dass es fast schon zu einem Automatismus geworden war. Mit Audie an ihrer Seite fühlte sie sich den forschenden Blicken und ihrer Angst nicht ganz so ausgeliefert, und sie schlenderten zur Bar.

Das Lokal wirkte eher wie ein Pub denn wie ein Restaurant. Überall Holz – angefangen von der riesigen, mit Schnitzereien versehenen Bar über die Sitzgruppen bis hin zur Vertäfelung an den Wänden. Ein paar Billardtische standen in der hinteren linken Ecke, zur Rechten war Platz für zwei Dartscheiben. Auf den meisten Fernsehbildschirmen lief Fußball.

Während sie und Audie auf zwei freie Barhocker am Tresen zusteuerten, bedachte niemand der anderen sie mit mehr als einem flüchtigen Blick.

»Hier war ich noch nie«, murmelte Audie, als sie sich setzten. »Aber klar, natürlich nicht. Die Typen, die ich mir früher für einen One-Night-Stand gesucht habe, haben vornehmlich in anderen Stadtteilen verkehrt.«

»Ja, das hier ist eindeutig nicht dein Jagdgebiet.« Ihres auch nicht – jedenfalls nicht mehr. In ihrem früheren Leben wäre dies hier der perfekte Ort für sie gewesen, um ihren Kummer und ihre Ängste in Alkohol zu ertränken, und zwar in jedweder Sorte, die das Lokal zu bieten hatte. An einem solchen Ort hätte sie sicher sein können, niemanden anzutreffen, den sie kannte. Doch dieses Leben lag inzwischen Tausende Meilen und Jahre hinter ihr, und sie hatte nicht die Absicht, es wieder aufzunehmen.

»Da ich per se immer fahre, bestell du dir, was immer du willst«, sagte sie zu Audie und winkte dem Barkeeper. »Ich sehe mir unterdessen die Speisekarte an.«

Ein älterer Mann, dessen blondes Haar an den Schläfen schon silbrig schimmerte, lächelte ihnen zu. »'n Abend, Ladys. Hab Sie beide noch nie hier gesehen.«

Die Bemerkung hatte einen leicht streitlustigen Unterton, doch Audie nahm ihr den Stachel, indem sie hell auflachte und sich über die Bar lehnte. »Wir sind ja auch zum ersten Mal hier. Dachten uns, es wär endlich an der Zeit, mal das Pub um die Ecke zu besuchen und auf meine Vorfahren anzustoßen.«

»Gibt nicht allzu viele echte Rotschöpfe, die meine kleine Bar mit ihrer Anwesenheit beehren. Also besten Dank dafür.« Er streckte ihnen die Hand entgegen. »Kevin Donovan, stets zu Ihren Diensten.«

»Audie McNamara«, stellte sie sich vor und ergriff seine Hand. »Und das ist meine Freundin, Vanessa Longfellow.«

»Engländerin, hm? Aber so was nehmen wir Ihnen hier nicht krumm.« Er zwinkerte zum Zeichen, dass er nur scherzte.

»Das weiß ich zu schätzen«, bemerkte Nessa und gab ihm ebenfalls die Hand. »Sie sind der Besitzer dieses feinen Etablissements?«

»Genauso ist es. Obwohl das Wort ›fein‹ wohl ziemlich weit hergeholt ist.« Er wischte den Tresen mit einem dicken weißen Handtuch trocken. »Sie sind also zu einem Mädelsabend hier, was?«

Das freundliche Geplänkel entspannte Nessa. »Ja. Dachten uns, dass unsere Jungs mal eine Pause von uns brauchen könnten – genau wie wir von ihnen.«

»Toll. Schön, dass Sie Glanz in diese bescheidene Hütte bringen. Was darf ich Ihnen bringen?«

»Ein Gingerale?«

»Natürlich. Und was ist mit Ihnen, Ms McNamara?«

»Einen Jameson's mit Gingerale, bitte. Und wir würden gern einen Blick in Ihre Speisekarte werfen.«

»Kommt sofort.«

»Siehst du«, sagte Nessa, sobald der Barkeeper ihnen die Menükarten überreicht und ihnen den Rücken gekehrt hatte, »genau deshalb hab ich dich mitgenommen. Die Flirterei liegt dir einfach im Blut.«

»Ja, das ist eine Gabe«, bestätigte Audie und schlug die Speisekarte auf. »Ich bin nur froh, dass meine Jungs nicht versuchen, mich zu etwas anderem umzuerziehen.«

»Du weißt, dass du in dieser Hinsicht nichts zu befürchten hast, oder? Die beiden beten dich an.«

»Ich weiß, ich weiß. Aber ich kämpfe nach wie vor mit gewissen Unsicherheiten. Dieser Bruch mit Josés Familie ist mir noch immer so gut im Gedächtnis, als wäre es gerade erst gestern gewesen.«

Genau genommen lag Audie bloß die Reaktion von Josés Bruder Rey schwer im Magen, der ihr herablassend, nein, fast feindselig begegnet war und ausgerechnet als Polizist die Dreistigkeit besessen hatte, sich über Audies Vergangenheit schlauzumachen.

Besorgt legte Nessa die Speisekarte hin. »Drängt José darauf, dass du seinem Bruder verzeihst?«

»Ach, zum Teufel, nein«, entgegnete Audie. »Auf den ist er selbst immer noch total sauer. Deshalb ist er auch ausgeflippt, als ich vorgeschlagen habe, seine Familie demnächst mal zum Abendessen einzuladen.«

»Du hast *was?*«

Nessa konnte ihren Schrecken kaum verbergen. Audies Auseinandersetzung mit Josés Bruder war nämlich der Auslöser gewesen, weswegen es sie vorübergehend von José und Nolan fortgetrieben hatte. Mittlerweile waren sie wieder miteinander vereint und führten eine harmonische Dreierbeziehung, aber bis es so weit gewesen war, waren Wochen harter Arbeit nötig gewesen, in denen alle Beteiligten Mal ums Mal ihr Gewissen durchforscht hatten. Dass Audie jetzt vorgeschlagen hatte, den kompletten Quinteras-Clan einzuladen, war erstaunlich, auch wenn sie sich in ihrem eigenen Zuhause womöglich eher auf der sicheren Seite fühlte.

»Ich weiß. Ich bin selbst ganz baff.« Sie nippte an ihrem Drink. »Oh, der schmeckt gut! Um ehrlich zu sein: Ich will mich immer noch nicht allein mit Rey in ein und demselben Raum aufhalten – und wahrscheinlich wäre es auch für ihn nicht sicher, mit Nolan allein zu sein … und erst recht nicht mit José. Aber José liebt seine Familie nun mal. Ich mag sie auch – zumindest seine Mutter und die Schwestern. Besonders jetzt, da sie wissen, dass José, Nolan und ich zusammengehören.«

Sie fingerte an ihrem Strohhalm herum, dann zuckte sie ein wenig ratlos mit den Schultern.

»Durch die Zeit, die ich mittlerweile wieder mit meiner Schwester verbringe, und durch das Zusammenleben mit den Jungs … Ich lerne einfach dadurch, wie wichtig Familie sein kann. Wie wichtig eine Wahlfamilie sein kann. Nolan und José – die beiden sind mein Zuhause. Trotzdem ist mir klar geworden, dass ein Kreis aus Freunden und der erweiterten Familie ebenfalls wichtig ist. Die Jungs wollen zu meinem Geburtstag eine Party ausrichten, und in diesem Zusammenhang hab ich mir gedacht, ich sollte nicht nur euch drei, sondern all die anderen auch dazubitten: Josés Familie, Nolans Tanten und seinen Onkel, meine Schwester, eure Partner … Klingt das verrückt?«

Nessa nahm ihre Freundin in den Arm, obwohl sich ihr beim Stichwort Familie augenblicklich der Magen umgedreht hatte. Ihre eigenen Eltern hatten sie zwar nicht – wie die von Audie – an ihrem achtzehnten Geburtstag vor die Tür gesetzt, aber sie hatten sie erst in die Trunksucht getrieben und dann einfach weggeschaut, als die Krise ihren Lauf genommen hatte.

»Nein, das klingt überhaupt nicht verrückt. Du bist glücklich, und du willst, dass auch alle anderen glücklich sind. Daran ist absolut nichts auszusetzen.«

»Gut – denn du musst unbedingt auch dabei sein. Immerhin treffe ich bei diesem Anlass Nolans Onkel und beide Tanten zum ersten Mal. Sie haben Nolan als Teenager zu sich geholt, und ich hab so viele Fragen an sie! Über Nolan, über ihr Verhältnis zueinander … Aber wenn Nolans Familie und Josés Mutter und sämtliche Schwestern kommen, will ich irgendwie nicht in der Minderzahl sein … Nadia und Siobhan wissen auch schon Bescheid.«

»Audie, natürlich bin ich dabei. Sag mir nur, wann ich wohin kommen und was ich mitbringen soll.«

»Am ersten Novemberwochenende, am Samstag. Wir könnten anschließend in den Club gehen, um ein bisschen Dampf abzulassen.« Audie zwinkerte Vanessa zu. »Und mitbringen musst du eigentlich nur deinen Freund.«

Nessa blinzelte und richtete sich kerzengerade auf. »Meinen Freund? Du meinst Sergey?«

»Hallo? Du weißt genau, dass ich von ihm spreche. Oder wie bezeichnest du ihn sonst? In der Öffentlichkeit, meine ich.«

Zum Glück kam in diesem Moment Donovan wieder, um ihre Essensbestellungen aufzunehmen. Nessa entschied sich für einen Shepherd's Pie, während Audie Fish and Chips bestellte. Jegliche Hoffnung, dass der Pubbesitzer Audie vom Thema ablenken könnte, wurde im Keim erstickt, als Audie sich wieder zu Vanessa umwandte.

»Jetzt aber genug von mir. Wie läuft es wirklich zwischen dir und Sergey? Also dem Typen, den du immer noch nicht als deinen Freund bezeichnest.«

»Alles gut«, antwortete sie. »Nein, mehr als gut. Und nur zu deiner Information: Ich bezeichne ihn nur deshalb nicht als meinen Freund, weil dieses Wort eine total unzureichende Beschreibung wäre. Sergey ist …« Sie breitete die Hände zu einer hilflosen Geste aus; ihr fehlten einfach die Worte. »Er ist eben mehr als das.«

Obwohl er behauptete, alles andere als perfekt zu sein, empfand sie es immer noch so. Er war sexy, wundervoll, liebevoll, hilfsbereit, aufmerksam, witzig ... So langsam gingen ihr die Attribute aus, um ihn zu charakterisieren. Kein bisschen nachgelassen hatte hingegen das Gefühl, dass der Druck, mit dem sie in einem fort zu kämpfen hatte, in seiner Gegenwart augenblicklich nachließ. Bei ihm war sie echter als mit jedem anderen Menschen – mal abgesehen von ihrer Großmutter. Und das hatte alles und zugleich nichts damit zu tun, dass er mittlerweile ihr Halsband trug. Er betrachtete sie als einen Menschen, der seine Zeit, seine Aufmerksamkeit und Hingabe verdiente, und sie setzte Himmel und Hölle in Bewegung, um sich dessen würdig zu erweisen.

Bei diesem Gedanken fiel ihr wieder siedend heiß ein, warum sie überhaupt im *Donovan's* waren. »Ich will so gut für ihn sein, wie er es für mich ist.«

»Yes!«, rief Audie aus und stieß die geballte Faust in die Luft.

Nessa runzelte verwirrt die Stirn. »Worüber freust du dich denn jetzt?«

»Darüber, dass endlich jemand deine Deckung überwunden und womöglich dein Herz erreicht hat.«

»Meinst du nicht, dass dir das zuvor auch schon gelungen ist?«, fragte sie.

»Wir haben im Club miteinander gespielt, während du zur Domse ausgebildet wurdest«, stellte Audie richtig. »Aber das war doch was ganz anderes zwischen uns.«

»Autsch.« Obwohl Audie mit dieser Bemerkung recht hatte, tat sie weh.

»Hey, aber daran ist doch gar nichts verkehrt.« Audie legte ihr die Hand auf den Unterarm. »Du weißt genau, dass ich damals nicht Ausschau gehalten habe nach irgendetwas, was einer Beziehung geähnelt hat. Und du ebenso wenig. Deshalb haben wir ja auch so gut zusammengearbeitet. Wir wussten, dass es ein vorübergehendes Arrangement wäre, ein Freundschaftsding. Mit José und Nolan ist das anders, und ich wette, dass auch dich und Sergey mehr als nur ein *Arrangement* verbindet.«

»Das stimmt.«

Mit Sergey war einfach alles anders als mit Audie – und das nicht nur, weil er einen Penis hatte. Jeder Augenblick, den sie zusammen verbrachten, hatte Tiefe, ob sie nun miteinander schliefen oder zu Abend aßen.

»Wir waren in letzter Zeit nicht sehr oft im Club ... Wir wollen so viel Zeit miteinander verbringen wie nur möglich, und wie sich herausgestellt hat, ist das bei unseren Terminplänen gar nicht so einfach.«

»Es wäre wahrscheinlich deutlich leichter, wenn du ihn einfach fragen würdest, ob er zu dir ziehen will.«

Nessa schnaubte. »Sagt die Frau, die mit ihren Männern auch gerade erst seit ein paar Wochen zusammenlebt.«

»Und jeden Augenblick davon genießt! Und ich will, dass du an diesem Glück ebenfalls teilhast.«

»Du, Nadia und Siobhan – ihr scheint es ja alle sehr eilig damit zu haben, dass ich endlich glücklich bis an mein Lebensende mit irgendjemandem zusammen bin!«

»Scheiß doch auf das, was alle anderen denken. Vielleicht solltest du einfach nicht immerzu darüber nachdenken. Ja, du schläfst seit zwei Monaten mit ihm. Aber im Club warst du zuvor schon seit fast fünf Monaten seine Domse – wenn auch ohne Halsband, wenn ich mich recht erinnere. Lass dir so viel Zeit, wie du eben brauchst. Folge einzig und allein deinem eigenen Rhythmus.« Audie nahm sie unverwandt ins Visier. »Oder hast du irgendwelche Zweifel an ihm?«

»Nein.« Ihre Antwort kam spontan und unmissverständlich. »Sergey lässt tatsächlich nichts zu wünschen übrig. Er ist fast zu gut, um wahr zu sein ... zumindest hab ich manchmal das Gefühl.«

»Ah.« Audie nahm einen Schluck zu trinken, bevor sie fortfuhr: »Du zweifelst mal wieder an dir selbst. Warum?«

Nessa schnaubte. »Du kennst mich doch.«

»Allerdings.« Audie sah sie ernst an. »Ich nehme an, als deine Bottom hab ich dich ganz gut kennengelernt. Aber da hätten wir es wieder: Du hast zwar extreme körperliche Nähe zugelassen, aber an dein Herz bin ich nie herangekommen. Ich glaube, Sergey bahnt sich gerade wie ein unaufhaltsamer Stier einen Weg dorthin, und das jagt dir eine Heidenangst ein, auch wenn du das jetzt nicht zeigst oder je zugeben würdest.«

Nessa verzog das Gesicht. »Das ist jetzt aber Psychogequatsche, Audie. Anscheinend färbt Nolan langsam auf dich ab.«

Audie grinste sie an. »›Abfärben‹ trifft nicht annähernd, was er mit mir macht! Aber jetzt spreche ich mal aus eigener, kürzlich gewonnener Erfahrung: Dieses Gefühlschaos, in das José und Nolan mich gestürzt haben, hat mich zu Tode geängstigt. Und das tut es immer noch. Ich lerne allmählich, das zu erkennen, mich meiner Angst zu stellen und damit klarzukommen. Wovor genau fürchtest du dich?«

»Vor allem ...« Nessa hätte lachen wollen, aber es wäre nur ein unsicheres Schluchzen herausgekommen, wenn sie es zugelassen hätte. »Es läuft einfach so gut! Ich weiß gar nicht, wie wir – wie *ich* das aufrechterhalten soll. Ich ... Ich will ihn nicht enttäuschen. Nur ist bei meiner bisherigen Erfolgsbilanz genau das zu erwarten.«

»Na gut.« Audie bedeutete der weiblichen Bedienung, die das Essen servierte, ihnen eine Flasche Wasser zu bringen. »Sehen wir uns deine Erfolgsbilanz doch mal genauer an, in Ordnung?«

Nessa seufzte. »Ist das wirklich nötig?«

»Anscheinend.« Audie klang fest entschlossen. »Oder sollen wir erst beim nächsten Bitch-Talk darüber reden?«

»Auf gar keinen Fall! Es ist mir doch schon unangenehm genug, dass ich ausgerechnet Nadias Bruder date. Ganz sicher werde ich während unseres Bitch-Talks nicht über unsere Probleme reden – und selbst wenn diese Probleme nur in meiner Fantasie existieren.«

Schon vor Sergey hatte sie ihren Freundinnen nie wahnsinnig viel von sich preisgegeben. Lieber hatte sie zugehört und den anderen bei deren Problemen geholfen, denn einen Großteil ihrer eigenen hatte sie mit Leichtigkeit umschiffen können, einfach indem sie ihrer Familie in Michigan aus dem Weg gegangen war.

»Dann mal los.« Audie begann, es an den Fingern abzuzählen: »Nummer eins – du bist Dozentin an der Herscher. Und was ist Sorge Nummer eins für Dozenten?«

Diese Frage war leicht zu beantworten. »Die Dauer ihres Lehrauftrags.«

»Und wer hat vor Kurzem die Fünfjahresgrenze überschritten und damit sämtliche Erwartungen übertroffen?«

Nessa lächelte. »Ich.«

»Ganz richtig. Du!« Audie nahm den Zeigefinger dazu. »Und wer hat einen Podcast mit dem Titel *Dancing Through the Stars*, der gerade mit einem superrenommierten Preis ausgezeichnet wurde?«

»Ich – aber …«

»Und wer hat gerade erst im Sommer für eine Wissenschaftssendung im Fernsehen vor der Kamera gestanden – und von wem waren die Filmemacher derart begeistert, dass sie sie gleich für ein weiteres Projekt angefragt haben?«

»Audie!« Nessa nahm ihre Hand. »Ich weiß, worauf du hinauswillst. Aber *das* ist nicht mein Problem. Ich weiß schon, dass ich beruflich erfolgreich bin. Ich bin gut in dem, was ich tue. Ich hab hart dafür gearbeitet, um so weit zu kommen.«

Audie zog eine Augenbraue hoch. »Willst du mir damit jetzt sagen, dass du für eine Beziehung nicht ebenfalls hart arbeiten würdest?«

»Ich ...« Nessa presste die Lippen zusammen. Wollte sie das sagen? Sergey hatte sich bislang nicht beklagt, aber sie war sich nicht sicher, wie sie sich verhalten würde, wenn es dazu käme.

»Bevor du mir antwortest, ruf ich dir jetzt kurz in Erinnerung, dass wir gerade nur deshalb hier sitzen, weil du einen guten Eindruck auf die Kollegen deines Freundes machen willst«, fuhr Audie fort. »Ich würde sagen, das *ist* harte Arbeit für eine Beziehung.«

»Aber ich bin total eingerostet«, bekannte Vanessa zu guter Letzt. »Ich hab einen Großteil der letzten Jahre damit zugebracht, mich auf meinen Beruf zu konzentrieren. Meine letzte Beziehung hat damit geendet, dass meine Schwester meinen Verlobten geheiratet hat. Da verstehst du doch hoffentlich, dass ich misstrauisch bin.«

Energischer, als nötig gewesen wäre, schüttete Audie Essig über ihren Fisch. »Diese ganze Verlobungssache war doch nicht deine Schuld! Sondern die deiner grässlichen Schwester und dieses Arschlochs von einem Verlobten! Wenn du mich fragst: Ich finde, das ist für dich gerade noch mal gut ausgegangen.«

Genau das hatte Nessa sich in den vergangenen Jahren immer wieder selbst gesagt. Wenn sie in Michigan geblieben wäre, wäre sie immer noch Alkoholikerin – oder schlimmer noch: tot.

Aus einem spontanen Impuls heraus fiel sie Audie um den Hals. »Du bist so eine gute Freundin – weißt du das überhaupt?«

»Ja, klar.« Audie schob sie von sich weg und versuchte, grimmig dreinzublicken, obwohl ihr die Tränen in die Augen stiegen. »Aber das hab ich nur von dir gelernt. Tu mir einfach einen Gefallen, ja?«

»Ich kann es ja mal versuchen.«

»Sergey ist in dich verliebt. Und ich meine: richtig schwer verliebt. Wenn du auch nur annähernd so verliebt in ihn bist wie er in dich, dann hab keine Angst, bei ihm einfach du selbst zu sein, okay?«

»Das versuche ich doch schon die ganze Zeit!«, protestierte sie.

»Du musst mehr tun, als es nur zu *versuchen*«, entgegnete Audie. »Ich hätte mir einigen Herzschmerz ersparen können, wenn ich diesen Rat früher befolgt hätte. Und du könntest das auch.«

Nessa dachte darüber nach. Es war durchaus möglich, dass es mit Sergey gerade nur deswegen so gut lief, weil er noch nicht ihr wahres Ich kannte. Ihr wahres Ich war das reinste Chaos im Vergleich zu Nessa, der Dozentin, oder Mistress Vivienne, der Domse aus dem *Onyx*-Club. Sie hatte diese Facette, dieses wahre Ich, bislang gut geschützt, hatte es unter einem undurchdringlichen Panzer harter Arbeit, wilder Entschlossenheit und jahrelang gewucherten emotionalen Narbengewebes unter Verschluss gehalten. Sie wusste nicht einmal, ob sie diese Version ihres Ichs würde wiederbeleben können, selbst wenn sie es wollte. Aber ihrer Ansicht nach blieben manche Dinge tatsächlich lieber im Verborgenen.

KAPITEL 15

Die Donnerstage waren Nessas kurze Tage auf dem Campus, deshalb war sie schon seit einer Weile fertig, als Sergey kam, um sie abzuholen. Er war anscheinend erst an seiner Wohnung vorbeigefahren, denn er hatte sich umgezogen und trug keine Uniform mehr. Er sah verführerisch aus wie ein Drink in seiner schwarzen Jeans und der schwarzen Lederjacke über einem weinroten Rollkragenpulli.

»Hey, hallo, sexy Mann.« Sie seufzte glücklich und schmiegte sich in seine Arme. »Du duftest wunderbar. Ich werde mir dein Eau de Cologne aufs Kissen spritzen, wenn du nachts mal nicht da bist.«

»Dieses Eau de Cologne besteht aus meinem Körpergeruch in Verbindung mit der Sheabutter, die du so gern magst«, bekannte er schmunzelnd, nachdem er sie ausgiebig geküsst hatte. »Ich bin jetzt offiziell konvertiert.« Er trat einen Schritt zurück und musterte sie anerkennend. »Du siehst ... Verdammt, siehst du gut aus!«

»Danke.« Hocherfreut drehte sie sich einmal um die eigene Achse, um sich von allen Seiten betrachten zu lassen.

Nachdem sie das *Donovan's* und die dortige Atmosphäre im Vorfeld ausgekundschaftet hatte, hatte sie sich für eine eng anliegende Jeans, braune, an den Waden geschnürte Lederstiefel und einen cremefarbenen Pulli mit Wasserfallausschnitt entschieden. Ihr Haar hatte sie zu einem losen Pferdeschwanz gebunden, das Make-up wirkte natürlich, und der einzige Schmuck waren schlichte goldene Kreolen. Ein heißer und doch bodenständiger Look, wie sie fand. »In diesen Stiefeln und mit diesen engen Jeans kann ich zwar in dein Auto ein- und wieder aussteigen, aber rennen kann ich damit nicht. Ich muss also darauf vertrauen, dass du mich beschützt.«

Er gab ein beifälliges Knurren von sich. »Du kannst eindeutig darauf vertrauen, dass ich es zu schätzen weiß, wie dieser Pullover deine Brüste umspielt. Und was das Beschützen angeht, muss ich mich schon ziemlich zusammenreißen, um dich nicht sofort über die Schulter zu werfen und mich wie ein Neandertaler zu benehmen, sobald auch nur irgendjemand dir einen Blick zuwirft. Aber versprechen kann ich nichts.«

Bei seiner rauchigen, maskulinen Stimmfarbe wurde ihr ganz anders. »Entspann dich, Honey. Du weißt genau, dass ich nur mit dir nach Hause gehe. Wer sonst könnte mir aus dieser Jeans wieder raushelfen?«

»Ich werd sie dir mit den Zähnen runterreißen«, brummte er und nahm sie erneut in den Arm. »Und sobald ich vor dir knie, werd ich dich anbeten und dir alle Ehre erweisen, bis die Beine unter dir nachgeben. Du wirst gar keine Gelegenheit haben, an jemand anderen zu denken.«

»Sergey ...« Sie verkniff sich ein Lächeln, während sie gleichzeitig versuchte, einen gebieterischen Tonfall anzuschlagen.

»Tut mir kein bisschen leid – sorry, Ma'am«, antwortete er und schob die Hände in ihre Gesäßtaschen. »Ich werde jegliche Bestrafung hinnehmen, die du mir auferlegst. Beim Anblick deines Hinterns in dieser Jeans möchte ich mir am liebsten auf die Brust schlagen wie Tarzan und einen Brunftschrei rauslassen.«

Sie machte sich von ihm los und sah ihn mit hochgezogener Augenbraue an. »Und dann markierst du hier womöglich auch noch das Mobiliar?«

»Wenn's sein muss«, bekannte er. »Dabei sind meine Kollegen eigentlich ganz in Ordnung. Wie gesagt, die Truppe ist manchmal etwas flegelhaft. Sie werden dich wahrscheinlich auf ihre gutmütige Art aufziehen, weil du dort mit mir auftauchst, einfach weil es ihnen Spaß macht.«

»So schlimm können sie gar nicht sein. Während meiner Zeit hier an der Herscher hab ich mich schon mit einigen Officers unterhalten.«

»Du hattest aber nie privat mit ihnen zu tun, also, wenn sie die Uniform abgelegt haben«, sagte er und zog die Tür zu ihrem Garderobenschrank auf. »Als Stammgäste in der Bar benehmen sie sich höchstwahrscheinlich ganz anders. Welchen Mantel?«

»Die rote Lederjacke. Ich glaube, diese Bar und alles, wofür sie steht, würde wahrscheinlich sogar aus einem Chorknaben einen Rüpel machen.«

Er runzelte die Stirn. »Du warst schon mal da?«

»Ja. Audie und ich sind hingegangen. Ich wollte wissen, was für ein Schuppen das ist, was man dort am besten anzieht und so – beziehungsweise ... eigentlich ... ob ich mich dort wohlfühlen kann.«

»Ich dachte, das wäre selbstverständlich, nachdem du dich einverstanden erklärt hast, mich zu begleiten«, meinte er, während er ihr in die Jacke half.

»In deiner Begleitung fühle ich mich natürlich wohl«, erwiderte sie. »Aber ich wollte wissen, was genau mich dort erwarten könnte und wie der Empfang sein würde.«

»Weil du trockene Alkoholikerin bist?«

Sie stieß hörbar die Luft aus. Audie hatte sie dazu ermutigt, aufrichtig zu Sergey zu sein. Es war allmählich an der Zeit, ihn auf die Probe zu stellen. »Teils. Teils aber auch, weil ich ja nun nicht gerade der hellhäutige, irische Typ bin.«

Er blickte noch verwirrter drein. »Was hat denn deine Hautfarbe damit zu tun?«

»Alles und nichts.« Sie hatten noch nie darüber gesprochen, aber das hatten sie auch nie tun müssen, solange sie in ihrer Komfortzone geblieben waren. Doch nun war es höchste Eisenbahn. »Ich wollte wissen, ob ich dort in der Bar mit meiner dunkleren Hautfarbe irgendwie … auffallen würde.«

»Oh.« Er fuhr sich mit der Hand durchs Haar. »Darüber hab ich gar nicht nachgedacht.«

»Das musst du ja auch nicht.« Sie legte ihm die Hand auf den Arm. »Aber ich denke darüber nach – und zwar wann immer ich irgendwo neu bin.«

Er verstummte, war jetzt ganz und gar der besorgte Behüter. »Hast du das Gefühl, dort nicht sicher zu sein?«

»Ach was«, erwiderte sie ausweichend. »Mir ist nur manchmal unbehaglich zumute, wenn ich nicht weiß, was auf mich zukommt. Vielleicht bin ich einfach nur überempfindlich. Aber natürlich ist mir ständig bewusst, dass ich in meinem Freundeskreis mit meiner bronzefarben-dunklen Haut eher die Exotin bin. Und mir ist klar, dass ich mir keinen Gefallen mit meiner MINT-Karriere getan habe. Auf diesem Gebiet bin ich nicht selten die einzige Frau im Raum – und das fühlt sich eben mitunter leicht unbehaglich an. Anfangs war ich da immer kurz vor einer Panikattacke … und einmal hatte ich sogar eine. Damit bin ich nicht allzu gut klargekommen.«

Er verstand. »Und hast zum Alkohol gegriffen.«

»Ja«, gab sie freimütig zu. »Nur so konnte ich funktionieren und meine Angst in Schach halten. Inzwischen habe ich andere Bewältigungsmechanismen. Ein Lokal im Vorfeld auszukundschaften gehört dazu.«

»Ich würde gerne behaupten, dass ich dich verstehen kann. Andererseits sollst du auch nicht glauben, dass ich dies alles auf die leichte Schulter nehme. Davon bin ich weit entfernt.« Sein Blick war bedeutungsschwer. »Ich hätte nichts dagegen gehabt, die Bar mit dir zusammen zu erkunden.«

»Ich weiß. Aber eine Frau braucht nun mal ihre Geheimnisse. Und ich will auch nicht all meine Schrullen und Fehler auf einmal enthüllen. Vielleicht kämst du da auf die Idee, dass dir alles zu viel werden könnte.«

»Baby, du bist definitiv eine harte Nuss. Aber ich würde es gar nicht anders wollen.«

Die Hitze, die ihr in die Wangen stieg, hatte nichts mit irgendwelchen Ängsten zu tun. »Ich wollte einfach nur aus erster Hand wissen, womit ich es zu tun habe. Du kennst mich – ich verlasse mich am allerliebsten auf Daten und Fakten.«

»Okay.« Er schien besänftigt zu sein. »Das ist zumindest schlüssig. Wenn du magst, kann ich dir ja was über die Leute in meiner Abteilung erzählen. Ist eine gut gemischte Truppe.«

»Das wäre schön.« Sie zog ihre kleine braune Crossbody-Tasche hervor. »Übrigens – wie soll ich mich am besten bei deinen Kollegen verhalten? Willst du lieber die Akademikerin, die Freundin deiner Schwester, Mistress V oder eine Kombination aus allen?«

Wieder runzelte er die Stirn. »Aus deinem Mund klingt das so, als würdest du unterschiedliche Rollen in einem Theaterstück spielen, oder als gäbe es da eine Handvoll grundverschiedener Persönlichkeiten, die du überstreifen kannst wie einen Pullover. Ich will nicht, dass du eine Rolle spielst oder vorgibst, irgendetwas zu sein. Ich will, dass du einfach du selbst bist.«

Und wer war sie selbst? Es gab Tage, an denen sie sich fragte, wie ihr wahres Ich wohl aussehen mochte. Wo im Mengendiagramm der Naturwissenschaftlerin, der Freundin und Domse versteckte sich wohl die echte Vanessa Longfellow? Und dieses Mengendiagramm wurde umso komplizierter, sobald sie auch noch ihre familiären Beziehungen mitberücksichtigte …

Sie legte sich die Hand über den Bauch. »Hast du nicht gehört, was ich dir gerade gesagt habe? Die Sache mit den Bewältigungsmechanismen?«

»Ich würde dich nie irgendwo hinbringen, wo du nicht sicher wärst und ich die Lage nicht im Griff hätte«, rief er ihr in Erinnerung. »Die sind alle total in Ordnung, wirklich.«

»Davon bin ich überzeugt«, antwortete sie, wollte aber trotzdem ihren Standpunkt deutlich machen. »Du könntest mir das immer wieder erzählen, den lieben langen Tag – trotzdem *weiß* ich es nicht. Ich weiß es erst, wenn ich selbst da bin. Wenn ich direkt mit ihnen zu tun habe. Und deshalb muss ich im Vorfeld auch immer das Umfeld checken. Kannst du das nachvollziehen?«

»Tut mir leid.« Er atmete hörbar aus. »Ich werd's versuchen. Es kommt nicht allzu häufig vor, dass ich mich wegen meines äußeren Erscheinungsbildes unwohl fühle – oder weil ich der einzige Mann inmitten von Frauen bin. Aber umso häufiger ist es schon passiert, dass ich mich insgeheim unwohl mit meiner Neigung zur Unterwerfung gefühlt habe. Aber was für ein Idiot würde dich bitten, du selbst zu sein, und sich dann aufregen, wenn du es wärst?«

Sie legte ihm beide Hände auf die Unterarme. »Du versuchst, mich zu verstehen, und das allein bedeutet schon, dass du kein Idiot bist. Heute Abend will ich einen guten Eindruck bei deinen Freunden und Kollegen hinterlassen. Der heutige Abend ist wichtig für dich und deshalb auch für mich. Ich will, dass du entspannt sein kannst, weil du mich mitgenommen hast.«

Er legte die Hände an ihre Taille und zog sie dichter zu sich heran. »Frau – wenn du nicht weißt, wie glücklich ich an deiner Seite bin, dann hast du immer noch nicht gut genug aufgepasst.«

Ihr Herz klopfte wie wild in ihrer Brust, und sie pfiff auf den frisch nachgezogenen Lippenstift und gab ihm einen Kuss. Denn wie hätte sie ihn nicht küssen können, wenn er solche Dinge zu ihr sagte? Sie hatte durchaus gut aufgepasst, deshalb wünschte sie sich ja auch so sehr, mit seinen Kollegen gut auszukommen – so sehr, dass ihr bereits bei der Vorstellung der Schweiß ausbrach und ihr Magen rebellierte. Eine Rolle zu spielen, war die leichteste Methode, um damit klarzukommen. Nur wenn sie mit Sergey alleine war, vermochte er es, ihren Schutzwall Stein um Stein abzutragen und ihre Deckung zu überwinden. Vielleicht – aber auch nur vielleicht – würde sie irgendwann dazu imstande sein, bei ihm ganz und gar sie selbst zu sein.

Er nahm ihre Hände und hielt sie fest. »Sag einfach Bescheid, sobald dir auch nur annähernd unbehaglich zumute ist. Dann verabschieden wir uns und gehen.«

»Danke, aber ich bin mir sicher, dass alles gut laufen wird.« Sie sah ihm direkt ins Gesicht. »Es sei denn, du suchst lediglich nach einer Entschuldigung, um dich aus dem Staub zu machen und mir die Jeans vom Leib zu reißen.«

»Du beleidigst mich, Ma'am«, sagte er mit gespielter Entrüstung. »Ich brauche keine Entschuldigung, um mir zu wünschen, dass du nackt wärst. Obwohl ich zugeben muss, dass ich so lange wie nur möglich mit dir in diesem gemütlichen Bett liegen will, bevor wir ab morgen dann vierundzwanzig Stunden in der Wüste verbringen.«

Sie lachte. »Du Armer! Tut mir wirklich leid, dich enttäuschen zu müssen – aber es ist nicht ganz so rustikal, wie du vielleicht denkst. Genauso wenig, wie ich meine Teleskope im Wert von mehreren Tausend Dollar Wind und Wetter aussetze, mache ich das mit mir selbst. Ich werde dich also mit meinem Konzept des Diva-Campings vertraut machen.«

* * *

»Keine Sorge, Spiceland. Ihre Lady macht Ihnen schon keiner abspenstig.«

Sergey riss seinen Blick von Vanessa los, die mit Cortez' Frau und Dupres' Freund zusammenstand. Lachend wandte er sich wieder dem Deputy Chief zu. »Bin ich so durchschaubar?«

»Ja. Aber ich kann Sie zu hundert Prozent verstehen.« Der Mann gab ihm einen freundschaftlichen Klaps auf die Schulter. »Da haben Sie sich eine echte Sahneschnitte geangelt, Sergeant.«

»Danke, Sir. Finde ich auch.«

Er hatte nun schon eine geschlagene Stunde lang beobachtet, wie Vanessa sich mit seinen Kollegen und deren Partnerinnen und Partnern unterhielt. Wie erwartet, hatten Cortez und seine Frau Yolanda sie auf der Stelle ins Herz geschlossen, und sie hatten sie bereits für Sonntag zum Abendessen eingeladen. Ob Vanessa sie selbst war oder eine Rolle spielte, hätte er nicht sagen können, aber sie schien entspannt zu sein und die Party zu genießen und legte nicht die Spur von Angst an den Tag. Er hoffte inständig, dass sie sich tatsächlich wohl in der Gesellschaft seiner Kollegen und Freunde fühlte – wohl genug, um sich auch in der Zukunft gelegentlich mit ihnen treffen zu wollen.

»Ich kenne nicht viele Universitätsbedienstete persönlich, aber mit einigen hatte ich während meiner Dienstjahre natürlich immer wieder zu tun. Ihre Lady gehört zu den Guten!«

Sergey warf dem Deputy Chief einen überraschten Blick zu. »Kennen Sie sie, Sir?«

»Sie schickt mir keine Postkarten aus dem Urlaub, wenn Sie das damit meinen. Aber ich habe sie mal im Rahmen einer Ermittlung zu einem ihrer Studenten kennengelernt.«

»Tatsächlich?«

Nessa hatte nie etwas Derartiges erwähnt. Aber warum hätte sie das auch tun sollen. Sie behielt Geheimnisse für sich wie ein Beichtvater die Bekenntnisse eines Sünders.

»Ist schon ein paar Jährchen her«, fuhr Kitsumono fort. »Vielleicht hat sie es ja vergessen oder glaubt, keine große Rolle gespielt zu haben – aber ich übertreibe nicht, wenn ich jetzt sage, dass sie damals diesem Studenten das Leben gerettet hat. Sie ist für die Herscher University definitiv ein Hauptgewinn.«

»Ganz sicher.« Sie war in vielerlei Hinsicht ein Hauptgewinn, wie ihm allmählich klar wurde.

»Im Übrigen genau wie Sie selbst«, fuhr der Deputy Chief fort und überraschte ihn damit erneut. »Ich muss gestehen, ich hatte meine Bedenken, als Sie in unsere Abteilung kamen. Ich weiß, es ist ein Unterschied, ob man auf einem kleinen Campus wie unserem Patrouille schiebt oder als Teil einer größeren Truppe in einer Metropole unterwegs ist. Aber auch der Umgang mit den Studenten kann stressig werden und erfordert ein höheres Maß an Toleranz, als es viele aufbringen.«

»Es war tatsächlich eine Umstellung für mich«, bestätigte Sergey, der sich nicht sicher war, wie viel Kitsumono über seine früheren Einsätze wusste und worauf er hinauswollte. »Aber ich habe mich gern angepasst.«

»Das freut mich.« Der Mann nickte. »Sie haben sich wirklich gut eingefügt. Und wie es aussieht, schlagen Sie auch ansonsten hier vor Ort erste Wurzeln.«

Sergey sah wieder zu Vanessa. »Ich fühle mich in Crimson Bay tatsächlich jetzt schon halbwegs zu Hause. Ich hab Familie hier, es ist eine tolle Stadt mit fantastischen Menschen, und ich bin froh, dazugehören zu dürfen.«

»Genau das hat die Herscher an ihrem momentanen Deputy Chief – und das braucht sie auch bei ihrem neuen.«

Unvermittelt hatte sich Chief Hawthorne zu ihnen gesellt, und Sergey straffte die Schultern. »Ma'am …«

Chief Hawthorne nickte beiden Männern zu. »Wir haben es noch nicht veröffentlicht, aber nächste Woche müssen wir es offiziell verkünden, dass unser Deputy Chief in den Ruhestand geht. Sie haben gute Arbeit geleistet, seit Sie hier sind, Sergeant Spiceland. Ich freue mich darauf, mehr von Ihnen zu sehen.«

Ja! Stolz schwellte er die Brust.

»Danke, Ma'am.«

»Ich erwarte Sie am Montag pünktlich um acht Uhr in meinem Büro. Und jetzt sollten Sie Ihre hübsche Freundin vor Cortez retten, der sie gerade einem gnadenlosen Verhör unterzieht.«

»Ach, da weiß sie sich schon zu wehren«, erwiderte Sergey, hatte sich aber bereits zu Nessa umgewandt. Er war begierig darauf, wieder in ihrer Nähe zu sein. Sie blickte auf, ein warmes, einladendes Lächeln umspielte ihre Lippen – und dieses Lächeln galt einzig und allein ihm, was ihn mit unbändiger Freude erfüllte.

Unter den Blicken all seiner Freunde und Kollegen legte sie ihm die Hand flach auf die Brust und berührte die Kette, die er zu ihrer großen Freude offen trug: für sie beide das Zeichen, dass sie ihn für sich beanspruchte. Er konnte sich nicht daran erinnern, jemals so glücklich und so voller Hoffnung gewesen zu sein.

Sie legte den Kopf leicht in den Nacken und reckte sich zu ihm empor. Er gehorchte der unausgesprochenen Bitte, beugte sich zu ihr hinab und legte alles in seinen Kuss, was er in diesem Augenblick empfand. Sie schob ihre Hände unter seinen Pulli, spreizte die Finger über seinem Rücken, vergrub besitzergreifend die Fingernägel in seinem Fleisch.

»He, nehmt euch ein Zimmer, ihr beiden«, witzelte Cortez. »Sonst muss ich euch noch wegen Erregung öffentlichen Ärgernisses festnehmen.«

Sergey legte Nessa den Arm um die Schultern. »Das einzige Ärgernis, das ich hier erkennen kann, ist ja wohl, dass ihr anderen allesamt Pech gehabt habt. Denn ich bin hier derjenige, der mit dieser Wahnsinnsfrau gleich nach Hause gehen wird.«

Cortez schüttelte mit gespielter Betroffenheit den Kopf. »Vanessa, Sie sind eine kluge Frau. Sie halten Vorlesungen über den Weltraum, verdammt! Wie um alles in der Welt konnten Sie so einem Typen verfallen?«

Nessa lachte und schmiegte sich an Sergey. »Na ja, ich könnte Ihnen jetzt einen Vortrag über himmlische Körper, Gravitations- und Anziehungskräfte halten. Aber ich sage wohl besser nur, dass ich klug genug bin, um einen guten Mann zu erkennen, wenn ich einen treffe.« Dann grinste sie. »Und wenn er den bösen Jungen raushängen lässt, ist er sogar noch besser!«

KAPITEL 16

Wie viel Ausrüstung braucht eine einzige Frau denn bitte zum Campen?«, fragte Sergey, als er eine weitere Tasche aus dem Kofferraum des SUV zutage förderte. »Das ist ganz schön viel Zeug!«

»Du wirst mir noch dankbar sein, weil du mich anschließend nicht bitten musst, dir die Knoten aus der Rückenmuskulatur zu massieren, nur weil du auf der blanken Erde schlafen musstest«, sagte sie und hob vorsichtig einen Hartschalenkoffer heraus. »Aber vielleicht sollte ich dir eine Lektion erteilen und dich auf dem Boden schlafen lassen. Du wirst mich hinterher winselnd um Erleichterung anbetteln.«

»Darum bitte ich dich doch immer – aber in diesem Fall genügt mir dein Wort.«

»Guter Junge.« Sie stellte den letzten Koffer auf den Boden. Von dieser Stelle aus hatte man einen fantastischen Ausblick. »Heute wollen wir den Himmel beobachten, weshalb wir möglichst wenig bis gar kein künstliches Licht machen dürfen. Die besten Stellen dafür befinden sich nun mal nicht in Laufweite von Luxusherbergen. Auch wenn das Death Valley landesweit der größte Dark-Sky-Park ist, geht von den bewohnten Arealen immer noch ziemlich viel Licht aus.«

»Das erklärt auch, warum wir uns dieses Plätzchen gesucht haben, das meilenweit vom nächsten offiziellen Campingplatz entfernt liegt.«

»Ganz genau.« Sie nickte. Dann fing sie an, ihre Ausrüstung durchzusehen. »Wenn ich keine Bilder hätte machen wollen, hätten wir auch in Stovepipe Wells Village übernachten können. Vielleicht beim nächsten Mal, wenn du Interesse hast. Dann bringe ich nur mein Teleskop mit, wir gehen dort auf den Campingplatz oder suchen uns ein Hotel. Aber heute sind wir eben hier. Im Badwater Basin zu stehen und zur Milchstraße emporzublicken, hat etwas fast Spirituelles, du wirst sehen.«

»Ich würde das liebend gern wiederholen, aber wahrscheinlich muss ich mich erst noch als ›Hart-Ei‹ erweisen.«

Sie waren noch vor dem Morgengrauen aufgestanden, hatten Sergeys Wagen beladen und waren dann in Crimson Bay aufgebrochen, um stundenlang zu fahren und sich immer weiter von der Zivilisation zu entfernen. Der Nationalpark mutete wie ein anderer Planet an, eine fremde Welt voller herber Schönheit. Sie waren über Straßen gefahren, die man nur mit Allradantrieb bewältigen konnte, und Nessa hatte Sergey ein paar ihrer Lieblingsstellen gezeigt, bis sie zu guter Letzt in Stovepipe Wells Village ankamen, einer rustikalen Ansammlung von Gebäuden, zu denen auch ein Restaurant, ein Hotel und ein Gemischtwarenladen gehörten. Den dortigen Campingplatz ließen sie links liegen, weil sie zu den weiter entfernten Zeltplätzen gelangen wollten, die vom National Park Service betrieben wurden. Mittlerweile stand die Sonne niedrig am Himmel, und sie mussten sich allmählich beeilen, um noch vor Einbruch der Nacht alles aufzubauen.

»Hast du schon mal gezeltet?«

»Nicht mehr seit meiner Zeit bei den Pfadfindern. Ich bin zwar in Kalifornien zur Welt gekommen, muss aber zu meiner Schande gestehen, dass ich bisher noch nie hier war. Ich meine – wer will schon einen Ort namens Death Valley besuchen? Aber offensichtlich habe ich all die Jahre etwas verpasst.«

»Na ja, das holst du ja jetzt nach. Das Zelt hat zwei Schlafkammern und lässt sich kinderleicht aufbauen. Das machen wir schnell zusammen. Anschließend könntest du vielleicht den Rest übernehmen, während ich die Technik konfiguriere ...«

»Kein Problem.«

Das sollte er schaffen. Er hatte sich schließlich auf diesen Ausflug mit Nessa vorbereitet und sich online über Kniffs und Tricks beim Camping schlaugemacht. Er wählte die flachste Stelle, breitete die Bodenplane aus und faltete dann darüber das Zelt auseinander. Mit Nessas Hilfe stellte er das überraschend geräumige Zelt auf, sogar ohne dabei allzu oft in sich hineinzufluchen.

Er hatte angeboten, ihr auch bei ihrer Sternengucker-Ausrüstung zu helfen, doch als sie ihm beiläufig erzählt hatte, wie viel das baumstammdicke Teleskop gekostet hatte – und zwar ohne die Halterung –, war er insgeheim froh gewesen, dass sie ihm nur mehr andere Arbeiten zuwies. Er stellte die Doppelpritsche auf, warf die Schlafauflage darüber und breitete darauf die Schlafsäcke aus. Dann schraubte er den Campingkocher zusammen und stellte das Campingklo auf. Hart-Ei hin oder her – darauf hätte er nun wirklich liebend gerne verzichtet. Wenn sie das nächste Mal zelten führen, würde er sich für einen Campingplatz mit Waschräumen und anderen sanitären Vorzügen aussprechen.

Seine Aufgaben nahmen nicht halb so viel Zeit in Anspruch wie ihre, also vertrieb er sich die Wartezeit vor Einbruch der Dunkelheit, indem er mit dem Handy Fotos von ihr bei der Arbeit schoss und eine Reihe Handy-Videos drehte. Es war fast, als erhaschte er einen Blick hinter die Kulissen einer Show, kurz bevor diese anfing, ihren Zauber zu verbreiten. Er wünschte sich, er hätte seinen Zeichenblock mitgebracht – es juckte ihn in den Fingern, die Mischung aus Vorfreude, Aufregung und Konzentration in ihrem Gesicht einzufangen, mit der Nessa ihre Gerätschaften adjustierte, wiederholt in den Himmel hinaufblickte und durch das Okular spähte. Das Haar hing ihr in einem dicken, geflochtenen Zopf über den Rücken, und er sah regelrecht vor sich, wie sie schon als Teenager mit ihrem ersten Teleskop herumgewerkelt hatte. Dies war ein Anblick, den er nur zu gern in einer Zeichnung festhalten wollte.

»Wenn du fertig bist, mich in sämtlichen Posen und Verrenkungen zu knipsen, sollten wir ein gemeinsames Selfie machen«, schlug Nessa vor, kam auf ihn zu und legte ihm den Arm um die Hüften. »Um uns an unseren ersten gemeinsamen Campingausflug zu erinnern. Und wenn du das hier überlebt hast, besteht der nächste Test darin, zusammen ein Möbelstück aufzubauen.«

»Unterziehst du mich da etwa gerade einer modernen Version der zwölf Herkulesaufgaben?«, fragte er.

»Keine Sorge«, antwortete sie und gab ihm einen Kuss auf die Wange. »Bislang hast du noch alles mit Bravour bestanden.«

Er schoss ein Foto von ihnen beiden – er selbst grinste albern in die Kamera – und dann noch ein paar mehr: im schwindenden Licht, mit den Bergen im Hintergrund, vor einem Himmel, der sich ganz langsam tiefblau verfärbte.

Als Nessa sich wieder ihrem Teleskop zuwandte und ein letztes Mal ihre Berechnungen durchging, schaltete er die Rotlichtlampen an, griff sich zwei Thermodecken und goss ihnen starken Tee ein.

»Erklär mir deine Ausrüstung«, bat er sie und ließ sich auf dem Campingstuhl neben ihr nieder.

»Das hier ist ein Zwölf-Zoll-Schmidt-Cassegrain-Teleskop von Celestron«, erklärte sie und nickte hinüber zu dem großen schwarzen Zylinder. »Das eignet sich besonders gut zur Beobachtung von Planeten und zur detaillierten Himmelsbeobachtung. Ich hab es Celeste getauft.«

»Du hast ihm einen Namen gegeben?«

»Natürlich. Immerhin verbringen wir viel Zeit miteinander.« Sie deutete auf die Halterung, ihre Kamera und die Filter und zeigte ihm den Laptop und die Software, die sie benutzte, um die Sterne zu kartografieren, die Teleskopdaten zu sichern und Videos und Bilder zu speichern. Sie erklärte ihm hochkomplexe Sachverhalte auf eine Weise, die er ohne Schwierigkeiten nachvollziehen konnte, und dafür war er dankbar, obwohl er sich zugleich ziemlich sicher war, dass sie all das ihren Schützlingen von der Gesamtschule auf ganz ähnliche Art nahebrachte.

»Wie bist du eigentlich darauf gekommen, ausgerechnet das hier zu machen?«

»Das verdanke ich meiner Großmutter«, antwortete sie. »Das Schönste an meiner Kindheit waren die Besuche im Haus meiner Großeltern während der Ferien. An Sommerabenden sind wir immer nach draußen gegangen. Sie hatte Tee gekocht und meinen mit einem dicken Klecks Honig verfeinert. Wir haben uns auf Decken in den Garten gelegt und in die Sterne geguckt, während sie mir Geschichten erzählt hat.« Sie lachte sanft. »Der Himmel über Detroit hatte mit diesem hier natürlich nicht die entfernteste Ähnlichkeit. Aber das spielte keine Rolle. Nana Belle hat immer schon die fantastischsten Geschichten erzählt. Keine Ahnung, wie viele davon jemals wahr waren, aber mir gefällt die Vorstellung, dass sie alle wahr gewesen sein könnten. Und wenn es tatsächlich so wäre, dann hat sie ein wagemutiges Leben geführt. Und sie hat mich ermutigt, es ihr gleichzutun.«

»Wie das?«, fragte er und war begierig darauf, mehr von ihrer Kindheit zu erfahren.

»Na ja, sie hat mich gefragt, was ich werden wollte, wenn ich mal groß wäre, und sie hat mir eingebläut, mich niemals mit banalen Dingen zufriedenzugeben. Sie hat mir Geschichten von fernen Orten und von den Sternen erzählt. Ich hab damals immer gesagt, dass ich eines Tages so werden wollte wie sie, aber da hat sie nur gelacht und mir geraten, stattdessen ein eigenständiger Mensch zu werden – und nach den Sternen zu greifen. In meinem jugendlichen Leichtsinn meinte ich irgendwann, dass ich zu den Sternen hinaufwollte, aber wenn das nicht möglich wäre, wollte ich zumindest alles darüber wissen. Gleich am darauffolgenden Tag hat sie mir mein allererstes Teleskop gekauft.«

Sie streckte die Hand aus und legte sie ihm aufs Knie, schuf eine Verbindung zwischen ihnen. Er wusste nicht, ob sie es bewusst getan hatte, aber er schätzte jede ihrer noch so spontanen Gesten und freute sich darüber, dass sie seine Nähe suchte und vielleicht sogar brauchte. Dass sie *ihn* brauchte.

»Dieses Teleskop war natürlich nicht im Entferntesten mit dem hier vergleichbar. Aber für mich war es das beste auf der ganzen Welt. Ich besitze es heute noch. Wenn ein Feuer ausbräche, würde ich es zuallererst retten.«

»Das verstehe ich. Es ist dein kostbarster Besitz.«

»Genau«, pflichtete sie ihm bei. »Es war ein Schatz, ein Schlüssel, eine Fluchtmöglichkeit. Hast du auch so etwas aus deiner Kindheit?«

»Die Staffelei, die du in meiner Wohnung im Schlafzimmer gesehen hast«, antwortete er. »Nicholas und ich haben sie zusammengebaut, als ich vielleicht vierzehn oder fünfzehn war. Obwohl ich eigentlich eher ein kreativer Kopf war – wie Victor – und nicht so technisch orientiert wie Nicholas, kamen wir einander über Elektrowerkzeug und das Heimwerken zusehends nah.«

»Wie war deine Kindheit und Jugend für dich?«

»Du meinst, wie es war, zwei Dads zu haben?« Er zuckte mit den Schultern, obwohl er bezweifelte, dass sie diese Geste in der Tintenschwärze erkennen konnte, die sie mittlerweile umgab. »Für uns war das ja vollkommen normal. Aber uns war durchaus klar, dass nicht jeder so dachte. Nicholas und Victor taten ihr Bestes, um uns zu beschützen. Wir haben damals schon in einem ziemlich progressiven Vorort von San Francisco gewohnt, und wir hatten Freunde, deren Familien aus dem einen oder anderen Grund ebenfalls anders waren. Trotzdem sind wir in der Schule hin und wieder unter Beschuss geraten. Ich zumindest.«

Sie drückte sein Knie. »War es schlimm?«

»Ach was. Meine Dads haben mir frühzeitig beigebracht, dass ich als ältester Bruder eine gewisse Verantwortung trage, und das habe ich mir zu Herzen genommen. Die anderen Kinder hatten ruck, zuck gelernt, dass sie auf meinem Bruder oder meiner Schwester nicht herumhacken durften. Anton hat irgendwann in dem Ruf gestanden, eher heißblütig zu sein und sich schnell mit anderen zu prügeln, selbst wenn er keine Chance gegen sie hatte. Bis Nadia eingeschult wurde, wusste jeder in der Gegend, dass man sich mit den Spiceland-Kids besser nicht anlegen sollte.«

»War es schwer für dich, der Älteste zu sein?«

Ihm fiel wieder ein, dass ja auch sie die Älteste war. »Ich denke mal, Antons Rolle war da problematischer. Wie gesagt, Nicholas und ich hatten das Heimwerken für uns entdeckt. Nadia war unser Nesthäkchen und lieferte sich mit Victor Kochduelle.

Anton ist das mittlere Kind und hatte wahrscheinlich schon früh das Gefühl, einen Großteil seines Lebens als Drahtseilakt zwischen uns allen führen zu müssen. Ich hab ja gerade erwähnt, dass er streitlustig war. Inzwischen stehen wir uns nicht mehr ganz so nahe wie früher – nicht, seit ich aufs College gegangen bin. Ich schreibe ihm, aber er ist ständig an irgendeinem Film-Set unterwegs. Wahrscheinlich müsste ich mich mehr darum bemühen, ihn öfter zu erreichen, vielleicht auch mal einen Männerausflug organisieren oder so.«

»Da haben wir's schon wieder. Du machst dir Sorgen um das Wohlbefinden anderer«, sagte sie leise lachend. »Ich wette, dein Beschützerinstinkt und deine Fürsorge haben sich schon in frühester Kindheit ausgebildet.«

Er verschränkte die Finger mit ihren. »Ja, das glaube ich auch.«

»Damit du es weißt: Ich weiß es zu schätzen, dass du mich beschützt und für mich sorgst.«

Ihre Stimme klang mit einem Mal heiser, sodass er sich gerade aufsetzte. »Zum Beispiel, indem ich dir beim Frisieren helfe, so wie neulich?«

Sie lachte entspannt auf, ein Geräusch, das durch die Dunkelheit perlte. »Du warst ganz schön beharrlich, *mon cher*, zugegeben. Ich kann immer noch nicht glauben, dass du jetzt weißt, wie man mit einem Glätteisen umgeht.«

Er schüttelte den Kopf. »War ganz schön einschüchternd. Schon toll, was Frauen alles können – und du erst! Und damit meine ich nicht die Perücken!«

Er hatte von Anfang an gewusst, dass sie im *Onyx* Perücken und Haarteile trug.

»Sergey ...«

Er blinzelte. »Ja?«

»Wenn du müde wirst, kannst du jederzeit zu Bett gehen«, sagte sie. »Ich bleibe noch ein bisschen länger auf.«

»Ich will dich hier draußen aber nicht allein lassen«, wandte er ein.

»Ich bin nicht allein.« Sie deutete mit dem Strahl ihrer Rotlicht-Taschenlampe in den Himmel hinauf. »Sieh dir all die Sterne an. Millionen und Abermillionen, und das sind bloß diejenigen, die wir mit bloßem Auge erkennen können und die Teil unserer Galaxie sind. Immer wieder entdecken wir neue Planeten, die der Erde ähnlich sind. Vielleicht leben dort keine Menschen, trotzdem wäre es denkbar, dass auf einigen von ihnen, vielleicht sogar auf allen, etwas existiert, was unserer Definition von Leben ziemlich nahekommt.«

Die Erregung und das Staunen in ihren Worten waren ansteckend. »Das hast du schön gesagt.«

»Das Universum ist ja auch ein schöner Ort. Es ist eine Schande, wie sehr wir unsere Umwelt mit Licht verschmutzen, sodass wir gar nicht mehr richtig erkennen können, wie sie wirklich ist. Die Sterne so zu sehen – und festzustellen, dass wir nur ein winziger Teil davon sind –, ist eine Erfahrung, die demütig macht. Ich wünschte mir, es könnten viel mehr Menschen den Blick in die Sterne genießen.«

»Du trägst dazu bei«, beteuerte er. »Mit deinem Podcast, deinen Vorträgen, deiner Lehrtätigkeit … Ach, zum Teufel, allein schon hier zu sitzen und dir zuzuhören ist doch schon inspirierend!«

KAPITEL 17

Hi, Nana. Ich bin's, Nessa.«

Das volltönende Gelächter ihrer Großmutter drang aus dem Hörer. »Natürlich bist du es! Du bist die Einzige mit Beyoncé-Klingelton auf meinem Handy.«

Dass ihre Großmutter mit gut achtzig nicht nur das neueste Handy besaß, sondern sogar auch noch wusste, wie man Klingeltöne zuwies, hätte sie nicht überraschen dürfen. Belle Longfellow war immer schon unorthodox gewesen. Zum bestimmt abertausendsten Mal wünschte sich Nessa, ihr Vater hätte nur den Hauch des unbeschwerten, wagemutigen Wesens seiner Mutter geerbt.

»Wie geht es dir? Wie ist das Wetter bei euch?«

»Kommt wahrscheinlich in keiner Weise eurem in Kalifornien gleich«, gab ihre Großmutter zurück. »Wir hatten einen sehr frühen Wintereinbruch, und ich spüre die Kälte in meinen alten Knochen.«

Sofort war Nessa besorgt. »Du weißt, dass hier ein Zimmer für dich frei wäre, Nana. Du musst einfach nur Bescheid sagen, und schon hole ich dich ab. Ich glaube wirklich, hier in Crimson Bay würde es dir gut gefallen. Es ist immerhin eine Universitätsstadt – hier ist also jede Menge los. Oder du könntest dir eine Wohnung in einer dieser Seniorensiedlungen suchen. Ich fände es herrlich, wenn du in meiner Nähe wohnen würdest.«

Diese Diskussion hatten sie schon häufiger gehabt, aber Nessa sprach das Thema jedes Mal wieder an, wenn sie telefonierten, was mindestens alle zwei Wochen der Fall war. Nana Belle legte immer noch großen Wert auf ihre Unabhängigkeit und führte nach wie vor eigenständig ihren Haushalt. Trotzdem machte Nessa sich nicht minder Sorgen um sie, insbesondere da so viele Kilometer sie trennten.

»Du brauchst deinen Freiraum«, entgegnete Nana Belle, »erst recht, wenn irgendwann mal Mann und Kinder da sein werden.«

»Wir könnten uns ein größeres Haus kaufen«, wandte Nessa ein, »vielleicht eins ohne Treppen. Dann hättest du deinen eigenen abgetrennten Wohnraum.«

»Moment mal! Das ist aber nicht die Antwort, die du an dieser Stelle sonst immer gibst.«

Nessa schmunzelte in sich hinein. »Das hast du gleich gemerkt, was?«

»Natürlich. Ich mag vielleicht alt sein, aber ich habe immer noch all meine Sinne beisammen. Gibt es irgendetwas, was du deiner Großmutter mitteilen möchtest?«

»Ich glaube schon.« Vor Anspannung und vor Aufregung klopfte Nessas Herz augenblicklich schneller. Insgeheim hatte sie ihrer Großmutter die Neuigkeit schon vor Wochen mitteilen wollen, und es war ihr schwergefallen, damit hinter dem Berg zu halten. »Ich treffe mich mit jemandem ...«

»Na endlich! Hoffentlich ist dieser Jemand netter zu dir und ein klügerer Kopf als dieser bärbeißige Gary.«

»Du meinst Graham.«

Nanas Verachtung für Nessas früheren Verlobten war allseits bekannt, und sie legte großen Wert darauf, ihn immer mit dem falschen Namen anzusprechen – was bei Familienzusammenkünften mitunter peinlich werden konnte, weil Graham immerhin mit am Tisch saß, seit er Nessas Schwester geheiratet hatte.

»Ist mir egal, wie der Trottel in Wirklichkeit heißt. Aber jetzt will ich mehr von dem neuen Jemand in deinem Leben erfahren. Wie ist er so? Männlich? Weiblich? Beides?«

»Es ist ein Mann«, antwortete sie und musste sich das Lachen verkneifen. »Und er heißt Sergey Spiceland.«

»Spiceland? Ist er mit deiner Freundin aus dieser Kochshow verwandt?«

Manchmal vergaß Nessa, dass Nadia früher eine prominente Köchin mit einer eigenen Kochsendung im Fernsehen gewesen war. Nessa selbst hatte sich zu jener Zeit ausschließlich auf ihre Karriere konzentriert und gegen den Alkohol gekämpft, weshalb sie nur selten Zeit zum Fernsehen gehabt hatte.

»Ja, die beiden sind verwandt. Sergey ist ihr älterer Bruder.«

»Das wird ja immer besser!«, rief ihre Großmutter hocherfreut aus. »Und jetzt spann deine Nana nicht länger auf die Folter. Wie ist er so? Hast du ihn an der Uni kennengelernt?«

»Er ist Sergeant bei der Campuspolizei.«

»Sergeant? Ein Polizist?« Nana Belle räusperte sich. »Du machst es dir aber auch nicht leicht, was?«

Damit spielte sie darauf an, dass die Familie von Nessas Wahl nicht allzu begeistert sein würde. Doch Nessa selbst hatte aufgehört, sich um die Meinung der Longfellows zu scheren. Nur was ihre Großmutter von ihr und ihren Entscheidungen hielt, interessierte sie noch. Na ja, zumindest versuchte sie, es so zu sehen.

»An einem Menschen interessiert mich nicht der Beruf, Nana. Wenn das so wäre, hätte ich jetzt keine wundervolle Beziehung mit einem wunderbaren Mann.«

»Einem wunderbaren Mann, hm? Das klingt doch vielversprechend. Wie lange kennt ihr euch denn schon?«

Nessa hielt inne. Wenn sie ihre Zeit im *Onyx* mitzählte, dann kannte sie Sergey jetzt schon seit vielen Monaten. Wenn sie Nadias Hochzeitstag als Beginn ihrer Beziehung definierte, dann waren es inzwischen drei. Sie blieb also lieber vage: »Wir sind seit ein paar Monaten zusammen.«

»Wirklich?« Die Stimme ihrer Großmutter klang begeistert. »Und wann kriege ich Enkelkinder?«

»Nana!«

»Was denn?«

»Wer solche Riesensprünge macht, verknackst sich ganz sicher den Knöchel. Ich weiß doch gar nicht, ob ich überhaupt in der Lage bin, Kinder zu bekommen. Und Sergey hat angedeutet, dass er und seine Ex-Frau da wohl Schwierigkeiten gehabt hätten. Ich will nicht, dass du deine Erwartungen zu hoch schraubst.«

Durchs Telefon konnte sie das typisch raue Gelächter ihrer Großmutter hören. »Ach, Kindchen, das werden wir noch sehen. Die Tatsache, dass du mir überhaupt von ihm erzählst, verrät mir auf jeden Fall schon, wie viel er dir zu bedeuten scheint. Von anderen hast du mir nie erzählt – kein Wort, nicht mal den Namen.«

Das stimmte. Die Männer in ihrem Leben waren mit Ausnahme von Graham nie mehr gewesen als bedeutungslose Affären. Genau wie es ihre Großmutter sofort begriffen hatte, war es ein Riesenschritt für sie und für ihre Beziehung mit Sergey, dass sie ihn jetzt schon erwähnte.

»Sergey ist etwas ganz Besonderes, Nana Belle. Ich mag ihn sehr.«

»Dieser glückliche Unterton in deiner Stimme sagt mir, dass du ihn weit mehr als nur *sehr* magst.«

Nessa hielt inne. Unwillkürlich wanderte ihre freie Hand zu ihrem Herzen. Sergey war ein wichtiger Bestandteil ihres Lebens geworden – und zwar so sehr, dass in den wenigen Nächten, die sie nicht zusammen verbrachten, die Sehnsucht nach ihm eine Qual war. »Ja …«

»Weiß er über deine Probleme aus der Vergangenheit Bescheid?«

Nessa lächelte. Probleme aus der Vergangenheit – was für eine kuriose Formulierung. »Ja, Nana. Sergey weiß, dass ich Alkoholikerin bin. Und er weiß auch von der geplatzten Verlobung. Trotzdem ist er bei mir geblieben.«

»Dann ist er ein kluges Kerlchen«, erwiderte ihre Großmutter. »Ich will ihn unbedingt kennenlernen. Du musst ihn mal mitbringen.«

»Hm.« Nadia zögerte. »Nach Michigan?«

»Ja, vielleicht gleich zu Thanksgiving?«

»Ich wollte an den Feiertagen eigentlich nicht nach Hause kommen, Nana.« In Wahrheit wollte sie überhaupt nie mehr nach Hause fahren. Sie war seit Jahren nicht mehr dort gewesen. Die Ferien verbrachte sie vornehmlich hinter dem Teleskop, und ihr berufliches Fortkommen war eine hervorragende Ausrede, um nicht in den Bannkreis ihrer Familie zurückkehren zu müssen. Ihr Vater hatte ohnehin mehr für harte Arbeit als für familiäre Verbindlichkeiten übrig.

»Warum kommst *du* nicht einfach mal hierher nach Kalifornien? Besonders wenn es bei dir so kalt ist, wie du gerade gesagt hast. Das Wetter hier ist herrlich, und du hast mich schon eine halbe Ewigkeit nicht mehr besucht! Außerdem müssen wir unsere nächste gemeinsame Urlaubsreise planen.«

Nana klang vorsichtig, doch ihre Stimme war fest, als sie entgegnete: »Der Hochzeitstag deiner Eltern steht vor der Tür. Diesmal ist es ein runder. Sie wünschen sich sicher, dass du ebenfalls kommst.«

Allerdings nicht genug, um sie anzurufen und sie persönlich einzuladen oder auch nur eine E-Mail zu schicken. Nicht dass Vanessa so etwas erwartet hätte. Sie hatte bereits vor Jahren aufgehört, von ihrer Familie irgendetwas zu erwarten. Ihr Vater tat nur, was er für richtig hielt, und alle anderen ordneten sich seinem Willen unter oder litten stumm unter den Folgen.

Ich bin stark. Ich bin entschlossen. Ich habe Menschen, denen ich etwas bedeute.

»Das halte ich für keine gute Idee. Nicht nur meinetwegen, sondern auch wegen Sergey.«

»Du bist nicht mehr derselbe Mensch wie damals, Vanessa«, wandte ihre Großmutter ein, und ganz bewusst sprach sie sie mit ihrem vollen Namen an. »Trotz aller Steine, die deine Familie dir in den Weg gelegt hat, bist du erfolgreich. Das müssen sie anerkennen. Außerdem ist Thanksgiving. Welches Wochenende wäre besser geeignet, um nach Hause zurückzukehren?«

Das leise Klappern der sich öffnenden Garagentür riss sie aus den Gedanken. Sergey war gekommen. Ihr Herz setzte für einen Sprung aus – und dann wurde es ihr schwer. Sie wünschte sich so sehr, dass er Nana Belle kennenlernte, aber von ihrer restlichen Familie wollte sie ihn definitiv fernhalten. Niemand verdiente es, deren Gift ausgesetzt zu werden. Vielleicht würde Sergey ja nur die Großmutter treffen und um den Rest einen Bogen schlagen können? Sie würde allein am Thanksgiving-Essen teilnehmen und sich im Nachhinein mit den Folgen herumschlagen.

»Ich frage ihn, Nana«, sagte sie schließlich. Immerhin würde er ohnehin jeden Augenblick hereinkommen. »Ich möchte wirklich, dass du ihn kennenlernst.«

»Wunderbar.« Nana klang jetzt wieder munterer. »Dann lasse ich dich jetzt wieder in Ruhe. Immerhin bist du ja schwer beschäftigt!«

Nessa schnaubte gespielt verärgert durch die Nase. »Wahrscheinlich fängt jeden Moment deine Lieblingsserie im Fernsehen an!«

»Du hast es erfasst«, erwiderte Nana und lachte. »Ich liebe dich, Kleines. Vergiss nicht, mir Bescheid zu sagen, wann ihr landet! Ich kann es kaum erwarten, deinen neuen Mann kennenzulernen.«

»Natürlich, Ma'am. Ich liebe dich auch!«

Nessa legte auf und presste sich den Handballen gegen die Stirn. Sie war hin- und hergerissen. Sie liebte ihre Großmutter über alles, und ihr einen Wunsch abzuschlagen, war undenkbar. Aber auch Sergey bedeutete ihr viel. Zugegeben – sie ertappte sich immer häufiger bei dem Gedanken, dass sie sich zusehends in ihn verliebte. Und sie war fest davon überzeugt, dass er ihre Gefühle erwiderte. Ihn ihrer restlichen Familie auszusetzen, würde ihn womöglich in die Flucht schlagen, was sie ihm nicht ansatzweise würde verübeln können.

Beim letzten Familientreffen war sie selbst sturzbetrunken gewesen. Noch wochenlang hatte sie sich im Nachhinein mit Alkohol betäubt, nur um alles wieder vergessen zu machen. Sie hoffte bloß, dass sie inzwischen stark genug wäre, um nicht wieder in dieselbe Falle zu tappen.

* * *

Ein Blick in Nessas Gesicht, und Sergey war kampfbereit.

»Was ist los? *Wer hat dir wehgetan?*«

Sie bemühte sich um einen neutralen Gesichtsausdruck. »Was soll denn los sein?«

»Du presst dir die Hand auf den Bauch.«

»Oh.« Sie ließ die Hand sinken. »Vielleicht hab ich ja nur Hunger?«

»Oder aber du weichst mir aus.« Er nahm ihre Hand, hob sie an die Lippen und küsste ihre Handfläche. »Rede mit mir!«

»Du bist heute ja hartnäckig, *mon cher*«, tadelte sie ihn.

»Wenn es um dich und dein Wohlbefinden geht, ganz sicher.« Er legte ihre Hand an seine Brust und war fest entschlossen, der Sache auf den Grund zu gehen, um ihr zu helfen.

Ihre Züge wurden weich.

»Nessa ...«

Sie seufzte tief. »Ich habe gerade mit meiner Großmutter telefoniert.«

Beunruhigt verstärkte er den Griff um ihre Hand. »Geht es ihr gut?«

»Nein. Ich meine, ja, doch, natürlich!« Sie sah zu ihm hoch. »Ich hab ihr von dir erzählt ... von uns.«

Er merkte auf. Nessas Großmutter bedeutete ihr alles. Er ahnte, dass es ein Riesenschritt für sie gewesen war, der alten Dame von ihrer Beziehung zu berichten. Doch ihre bekümmerte Miene legte nahe, dass die Unterhaltung nicht ganz nach Plan verlaufen war.

»Ich hab ihr erzählt, wie wichtig du für mich bist und dass wir jetzt schon eine ganze Weile zusammen sind.«

Sie zog ihre Hand zurück und legte sie ihm mit einem zufriedenen Seufzer an die Taille.

Sein Herz schlug schneller. Er wurde es einfach nicht müde, sie in seinen Armen zu halten, ihr Trost und Ruhe zu spenden. Aber er musste es wissen. »Hast du ihr erzählt, woher wir uns kennen?«

»Sie hat aufgemerkt, als ich deinen Namen genannt habe. Sie war damals ein großer Fan von Nadias Kochsendung.«

»Ah, okay.« Er nahm sich vor, seiner Schwester eine Dankeskarte zu schicken. »Heißt das, ich könnte mir noch ein paar Zusatzpunkte verdienen, wenn du ihr weismachtest, *ich* hätte Nadia alles über das Kochen und Backen beigebracht?«

»Ist gar nicht nötig«, erwiderte sie lachend. »Ich hab ihr im Übrigen auch gesagt, dass du mich sehr glücklich machst. Das reichte schon, um sie zu deinem zweitgrößten Fan zu machen.«

»Zweitgrößten?«

Zärtlich sah sie ihm ins Gesicht. »Der größte bin natürlich ich.«

So viele kleine Dinge, die sie sagte und tat, machten ihn glücklich. Aber das hier war etwas Großes, und es ergriff sofort von ihm Besitz wie Adrenalin, das durch seine Adern strömte. Er beugte sich zu ihr hinab, denn mit Worten hätte er nicht annähernd ausdrücken können, was dieses Eingeständnis für ihn bedeutete.

Sie krallte sich über seinem Kreuz in sein T-Shirt. Sie hatte die Fingernägel wachsen lassen, weil sie wusste, wie sehr er es liebte, wenn sie ihn markierte – wie sehr er das sichtbare Zeichen, dass er ihr gefiel, zu schätzen wusste. Er erschauerte, wollte nichts lieber, als sich in ihr zu verlieren, ihr alles zu geben. Doch es lag nun einmal in seiner Natur, fürsorglich zu sein, also ließ er zögerlich von ihr ab und legte ihr die Hände auf die Schultern.

»Das sind doch eigentlich gute Neuigkeiten. Aber warum hast du dann so ein Gesicht gezogen, als ich hereinkam?«

Die Entspanntheit in ihrem Gesicht wich erneut der Sorge. »Sie will dich kennenlernen.«

Er blinzelte. »Und du bist dagegen?«

Sie legte ihm beide Hände an die Wangen, damit er gleich nicht verletzt reagierte. »Ihr seid mir die beiden liebsten Menschen auf der ganzen Welt. Ich wünsche mir nichts sehnlicher, als dass du Nana Belle kennenlernst, und ich würde ein Vermögen darauf wetten, dass ihr euch blendend verstehen würdet.«

»Warum hab ich dann das Gefühl, dass da gleich noch ein Aber kommt?«

»Na ja, weil es tatsächlich ein Aber gibt.«

Sie atmete tief ein, um sich zu beruhigen. Er strich ihr über die Arme und hoffte, ihr zu erleichtern, was immer ihr schwer auf der Seele lag.

Nach einer kurzen Pause gab sie sich einen Ruck. »Nana will dich kennenlernen, aber sie will nicht hierherkommen. Sie will, dass ich stattdessen mit dir zu ihr fliege. An Thanksgiving.«

Das war alles?

»Na ja, okay ... kein Problem. Ich kann mir bestimmt freinehmen, und wenn wir in Los Angeles abfliegen, finden wir sicher noch einen preiswerten Flug.«

»Das ist aber nicht der Punkt.« Sie strich mit den Händen über seine Brust, und ihre Fingerspitzen berührten seine Kette. Wieder eine Geste, mittels derer sie sich rückversichern wollte. »Am Thanksgiving-Wochenende feiern meine Eltern überdies ihren vierzigsten Hochzeitstag. Nana Belle will, dass ich dabei bin. Und das bedeutet, dass wir beide auf meine Familie treffen ...«

Er nahm erneut ihre Hände. Er wollte, dass sie sich auf ihn konzentrierte. »Deine Eltern wiederzusehen, macht dir zu schaffen.«

»Ja. Dorthin zurückzukehren ... ist schmerzhaft. Immer wieder aufs Neue. Und deshalb bin ich auch schon seit Jahren nicht mehr dort gewesen.«

»Seit du trocken bist, meinst du.«

Sie senkte den Blick. »Ja.«

Das Schuldbewusstsein und die Scham in ihrer Stimme waren für ihn schwer zu ertragen. Sie musste sich für nichts schämen. »Waren sie dafür verantwortlich, dass du Alkoholikerin geworden bist?«

Fast schon panisch riss sie die Augen auf.

»Dafür bin einzig und allein ich selbst verantwortlich«, entgegnete sie. »Allerdings ... haben sie es mir nicht gerade leichter gemacht. Aber man bringt uns Alkoholikern bei, dass wir für unser eigenes Verhalten geradestehen müssen und uns nicht auf unsere Angehörigen verlassen dürfen, damit sie uns retten.« Sie schüttelte den Kopf, als versuchte sie, die alten Erinnerungen abzuschütteln. »Vielleicht unterhalten wir uns darüber ein andermal. Du solltest dich frisch machen, damit wir uns ums Abendessen kümmern können.«

Er umarmte sie fest, dann ließ er sie los. »Wir können auch jetzt gleich darüber reden. Denn ich möchte schon wissen, worauf ich mich einlasse und mit wem ich es zu tun haben werde.« Er zwinkerte ihr zu. »Es gibt da eine gewisse sexy Sternenguckerin, die mir alles über die Bedeutung von Faktenwissen und Recherche beigebracht hat.«

»Und ich weiß aus erster Hand, was für ein Musterschüler du bist.« Ihr laszives Lächeln verblasste genauso schnell, wie es aufgeblitzt war. »Willst du es wirklich hören? Es ist so lange her und wirft überdies kein allzu gutes Licht auf mich.«

»Nessa, du bist eine tolle Frau. Und das bist du, gerade weil du so viel erlitten – und überwunden hast! Ich will alles von dir wissen, das Gute ebenso wie das Nicht-ganz-so-Gute.«

Sie blickte zu ihm empor, und er konnte den Zweifel und das Zögern in ihren Augen sehen. Trotzdem hielt er ihrem Blick stand und hoffte, sie würde in seinen Augen erkennen, dass er für sie da wäre und das auch weiterhin sein würde, komme, was wolle.

Endlich nickte sie. »Na gut. Geh nach oben und mach dich frisch. Ich bereite uns ein Abendessen vor, und dann erzähle ich dir alles.«

»Warum setzt du dich nicht einfach in aller Ruhe mit einer Tasse Tee aufs Sofa? Ich bin gleich wieder da, und dann kümmere ich mich ums Abendessen.«

»Bei aller Liebe – dass du diesen Dampfkochtopf angeschleppt hast, bedeutet doch wohl nicht, dass ich ihn nicht benutzen darf. Ich programmiere Teleskope, um mir ferne Galaxien anzusehen. Ich bin, glaube ich, durchaus in der Lage, den Rezeptangaben für ein Bœuf Stroganoff im Dampfgarer zu folgen.«

»Ich weiß. Ma'am ist dazu absolut in der Lage«, sagte er. »Aber ich glaube auch, dass Ma'am verständlicherweise mit den Gedanken nicht ganz bei der Sache wäre, weil sie sich gerade fragt, ob wir Gingerale oder Magentabletten im Haus haben.«

»Ach verdammt«, murmelte sie. Natürlich hatte er recht.

»Ma'am sollte mit mir zusammen duschen«, schlug er vor. »Sie könnte mir da schon alles erzählen.«

Nach dem Duschen pflegte er inzwischen jeden Zentimeter ihres wundervollen Körpers mit ihrer geliebten Sheabutter-Lotion einzureiben – ein Ritual, das sie beide über die Maßen genossen.

Er wusste, dass er gewonnen hatte, als sie wohlig aufseufzte.

KAPITEL 18

Nessa hatte Sergey gestattet, sie nach oben in das große Bad zu führen. Sie hatte diese Dusche dringend nötig gehabt. Als Nana Belle zuvor ihre Rückkehr nach Hause zur Sprache gebracht hatte, war ihr der kalte Schweiß ausgebrochen.

Nein. Palmer Woods, ihr altes Stadtviertel in Detroit, war schon lange nicht mehr ihr Zuhause. Seit Jahren nicht mehr. Wenn die alte Redensart stimmte, dann war die Heimat dort, wo jemandes Herz schlug, und das war hier, in Crimson Bay. Heimat – das waren für sie ihr Beruf, ihre Freundinnen und vor allen Dingen der Mann, der ihr gleich den Rücken einreiben würde. Heimat war der Mann, der innerhalb von wenigen Monaten mehr Interesse an ihrem Wohlbefinden gezeigt hatte als ihre eigenen Eltern in fünf Jahren.

Sie wollte ihn mit ihrer Geschichte nicht belasten; aber er würde sie sich anhören müssen. Genau wie er gerade gesagt hatte: Er würde wissen müssen, worauf er sich einließe, wenn er mitkäme. Es wäre nicht fair, ihn ins offene Messer laufen zu lassen – selbst wenn das am Ende gar nicht passierte. Aber das bedeutete eben auch, dass sie ihn in ihre dunkelsten Abgründe blicken lassen müsste.

Bedrückt setzte sie sich auf die Bettkante. Sergey kniete vor ihr nieder und sah sie besorgt an. Sie beugte sich vor, um ihm die Kette abzunehmen, die er tagsüber und auch unter der Dusche getragen hatte; doch dann zögerte sie. »Vielleicht sollten wir warten, bis ich dir alles erzählt habe, bevor ich dir gleich das Halsband anlege.«

Er stützte sich auf ihre Beine. »Wenn es einen Unterschied für dich macht, ob ich dir als dein Sub oder als Sergey zuhöre, dann lassen wir es noch ein Weilchen weg«, erwiderte er. »Aber ich will dich auf jeden Fall noch eincremen.«

Sie zwang sich zu einem Lächeln, als sie ihm das Halsband überreichte. »Alles andere hätte mich auch schwer enttäuscht.«

Sie atmete schwer aus, lehnte sich auf die Ellbogen zurück, und Sergey legte das Halsband auf den Nachttisch. Dann griff er nach ihrer Sheabutter-Lotion. Er begann wie immer mit einer Fußmassage. Unter seiner konzentrierten Fürsorge entspannte sie sich, ihre Wachsamkeit ließ nach, sie öffnete sich ihm.

»Ich hab mit dem Trinken angefangen, als ich zwölf war«, hob sie an. »Aber das Ereignis, das mich letztlich in die Trunksucht getrieben hat, liegt umso länger zurück. Da war ich neun.«

Für einen kurzen Moment verstärkte Sergey den Griff um ihre Füße, dass es fast schmerzhaft war. Aber er enthielt sich einer Reaktion. Sie war ihm dankbar dafür. Nur so konnte sie weiter so tun, als wäre diese Beichte gar nicht real. Nur so würde sie sie durchstehen können.

»Lob«, sagte sie, und das Wort schmeckte bitter. »Das war der Auslöser. Ich war immer Daddys Mädchen gewesen. Hab ihn vergöttert und um seiner Anerkennung willen gelebt. Ich war neun, als mein Vater mich zum letzten Mal lobte. Ich hatte es bis ins Landesfinale der Schülermeisterschaft im Buchstabieren geschafft. Wir waren alle wahnsinnig aufgeregt, und mein Vater hat damals immer wieder betont, wie stolz er auf mich sei.«

Sie legte sich hin, breitete die Arme aus und konzentrierte sich auf Sergeys Finger, die ihre Wadenmuskeln kneteten.

»Dieses Gefühl … Ich kann mich heute noch daran erinnern. Es hat mich wie Sonnenschein gewärmt, der sich in einen dunklen Raum ergießt. Sein Lob war alles für mich. Seine Aufmerksamkeit, seine Zuneigung und vor allem sein Lob machten mich überglücklich. Doch dann hab ich es vermasselt. Ich hab mich verhaspelt, und dann hab ich keinen Ton mehr herausgebracht. Ich weiß nicht einmal mehr, wie das Wort damals lautete, das ich hätte buchstabieren sollen … Aber ich weiß noch genau, wie ich meinen Vater nach dem Wettbewerb ansah und hoffte, er hätte ein paar beruhigende, tröstliche Sätze für mich übrig. Stattdessen hat er bloß stirnrunzelnd auf mich herabgesehen und nach einer Weile gesagt: ›Bei der geringsten Möglichkeit zu versagen hättest du dich gar nicht erst darauf einlassen dürfen. Verschwende nie wieder meine Zeit oder mein Geld auf diese Weise.‹ Genau so hat er es gesagt, Wort für Wort.«

»Mistkerl«, fluchte Sergey. »Wie kann man so etwas Furchtbares zu einer Neunjährigen sagen?«

»Tja.« Inzwischen konzentrierte sie sich auf einen Atemzug nach dem anderen, um nicht die Galle zu schmecken, die in ihr hochstieg. »Das tat weh, natürlich. Ich hab geheult wie ein Schlosshund – was die ganze Sache nur noch schlimmer machte. Er hat mir befohlen, mich auf der Stelle zusammenzureißen und mich zu benehmen. Wenn ich mich mehr angestrengt hätte und besser gewesen wäre, hätte ich ihn auch nicht enttäuscht. Das war das Schlimmste daran: zu wissen, dass ich ihn enttäuscht hatte. Es war schrecklich, das Ende der Welt für mein neunjähriges Ich. Ich hätte alles gegeben, um diesen Augenblick aus dem Gedächtnis zu löschen … dieses Gefühl … und irgendwann wieder ein Lob von ihm zu hören. Ich hab es versucht, mit aller Kraft. Sport, akademische Wettbewerbe, wissenschaftliche Projekte, Klavier ... Aber egal, was ich tat, egal, wie sehr ich mich ins Zeug legte, egal, wie gut meine Noten oder die Vorträge waren – er hat mich nie wieder gelobt. Nie wieder hat er an einem meiner Events teilgenommen. Er meinte ... Er meinte, es hätte doch sowieso keinen Zweck. Ich würde ihn sowieso nur wieder enttäuschen, wie ich es seit dem Tag meiner Geburt getan hatte. Weil ich nicht der Junge geworden war, mit dem er gerechnet hatte.«

Sie verspannte sich, als der altvertraute Schmerz sie durchzuckte und drohte, sie innerlich zu zerreißen. Sergeys Berührung erdete sie wieder, hielt die Kälte und den Schmerz in Schach. Eine sanfte Berührung an ihrer Hüfte, und sie rollte sich auf den Bauch, presste die Wange ins Kissen, schloss die Augen und versuchte, ihre Gefühle wieder in den Griff zu bekommen. Nur so würde sie es überstehen können.

»Irgendwann hab ich erkannt, dass ich ohnehin nichts mehr tun konnte. Eine Weile glaubte ich noch, ich könnte mir die Haare abschneiden und andere Klamotten anziehen – was ich auch tat –, aber ich hatte nun mal nicht den Körper eines Jungen. Ich hatte nicht die notwendige Ausstattung. Und das hat mich schier zur Verzweiflung gebracht. Meine Mutter war auch nicht gerade hilfreich – und meine Schwestern? Die waren Mommys und Daddys Lieblinge. Verzweifelt habe ich versucht, irgendetwas zu finden, was mir auch nur den Hauch jenes alten Glücksgefühls bescheren konnte. Am Ende bin ich eher zufällig darauf gestoßen.«

Sie schloss kurz die Augen.

»Nach einer Dinnerparty meiner Eltern fiel mir die Aufgabe zu, den Tisch abzuräumen. Einer der Gäste hatte ein halbes Glas Wein auf dem Tisch stehen gelassen. Statt es auszugießen, hab ich an dem Abend sämtliche Reste aus den Weingläsern getrunken, und … da war es wieder. Das Gefühl war plötzlich wieder da. Die Euphorie, der ich so lange hinterhergejagt hatte.«

Sie seufzte, während er inzwischen ihren Rücken einrieb.

»Am nächsten Tag hab ich mich natürlich todsterbenskrank gefühlt, aber es war die Sache wert gewesen. Ein paar Stunden lang hatte ich beinahe glücklich sein können. Dann habe ich mich nach einer Wiederholung gesehnt, brauchte dieses Gefühl wieder, wie die Luft zum Atmen. Also habe ich mich fortan bereit erklärt, nach jeder Party abzuräumen, hab mir die Reste aus den Gläsern einverleibt und mich dann auf ein paar Stunden betrunkener Glückseligkeit in mein Kinderzimmer zurückgezogen. Und irgendwann kam ich in die Pubertät.«

Sergey nahm ihre Hand. Nessa selbst wurde erst klar, dass sie die Fäuste geballt hatte, als er ihre Finger sanft auseinanderbog.

»Meine Pubertät war eine einzige Qual. Ich hasste jede einzelne Minute, hasste es, ein Mädchen zu sein. Mit vierzehn musste ich anfangen, die Pille zu nehmen, um meinen Zyklus in den Griff zu bekommen. Zu dieser Zeit hab ich dann angefangen, harten Schnaps zu klauen. Bis mich meine Mutter erwischt hat.«

»Was hat sie da getan?«

»Sie hat mir den Zugang zum Alkohol überhaupt erst eröffnet. Meine vermeintliche Abstinenzlerin-Mutter entpuppte sich als hoch funktionale Alkoholikerin, und sie brachte mir bei, wie ich ebenfalls eine wurde.«

»Nessa …«

»Ich weiß. Ich glaube, sie fühlte sich schuldig wegen des belastenden Verhältnisses zu meinem Vater, und es war wohl der einzige Weg, den sie sich vorstellen konnte, um das wieder auszubügeln.«

Sie presste die Wange tiefer in die Kissen, während er ihr erneut die verspannten Schultern massierte.

»Meine Großmutter hat mich am Ende gerettet. Sie verlor ihren Mann, kurz bevor ich aufs College gehen sollte, und ich hab die Gelegenheit beim Schopf ergriffen und bin bei Nana Belle eingezogen, damit sie nicht allein war. Sie brauchte keine Gesellschaft – wenn du sie kennenlernst, verstehst du, warum –, und ich wäre ganz sicher nicht in der Lage gewesen, für sie zu sorgen, im Gegenteil, sie umsorgte mich. Ich verbrachte den Sommer vor dem College damit, trocken und erwachsen zu werden. Die Schule war immer mein Ausweg gewesen – die einzige Sache, bei der ich nie gescheitert war. Dank Nana habe ich das College weitgehend nüchtern überstanden.«

Sie drehte sich um und setzte sich auf.

»Den Rest der Geschichte kennst du weitgehend. Ich habe Graham kennengelernt, wir haben uns verlobt, dann wurde ich fallen gelassen wie eine heiße Kartoffel. Stürzte in den Abgrund, kletterte wieder nach oben, floh aus Michigan. Seitdem war ich nicht mehr dort.«

Er erwärmte die Lotion zwischen seinen Händen und verteilte sie auf ihrem Arm. »Bis heute.«

»Bis heute.« Sie versuchte, sich von ihm frei zu machen, wollte Abstand zwischen sich und die alten Erinnerungen und die noch älteren Narben bringen. »Es wird keine Familienzusammenkunft wie aus dem Bilderbuch werden. Aber für Nana gebe ich mein Bestes. Du musst mich nicht begleiten, Sergey.«

»Verdammt, natürlich muss ich das!« In seiner Stimme klang unüberhörbar Ärger mit; trotzdem berührte er sie zärtlich. »Allein der Gedanke daran versetzt dich in Angst und Schrecken.

Dein Körper vibriert förmlich vor Anspannung. Auf gar keinen Fall lasse ich zu, dass du deine Eltern wiedertriffst und dir dabei nur deine Großmutter zur Seite steht. Aber wenn Thanksgiving ist … sind dann deine Schwester und ihr Mann ebenfalls da?«

»Ja, bestimmt – wahrscheinlich mitsamt den Kindern.«

»Okay.« Er rieb in beruhigenden Kreisen über ihre Schultern. »Denk nicht mal darüber nach, ohne mich hinzufahren. Außerdem ist deine Großmutter deine persönliche Heldin. Sie hat dein Leben geprägt – und es gerettet. Ich will sie kennenlernen, um ihr dafür zu danken.«

»Sergey.« Mit ein paar einfachen Worten hatte er ihre Ängste vertrieben und sie durch etwas Warmes, Magisches und Mächtiges ersetzt. Sie lehnte sich an ihn, war überwältigt von seiner Herzensgüte, seiner Freundlichkeit, von einfach allem. »Du machst alles so leicht.«

»Was mache ich leicht?«

Sie hob den Kopf, sodass sie ihm bei dem, was sie gleich sagen würde, ins Gesicht sehen konnte. »Sich in dich zu verlieben.«

Er riss die Augen auf und schluckte vernehmlich. »Du hast ja keine Ahnung, wie lange ich auf diese Worte gewartet habe.«

Sie lachte auf. »Hast du auch damit gewartet, sie selbst auszusprechen?«

»Ma'am, ich habe dir in den vergangenen Monaten an jedem einzelnen Tag gezeigt, wie ich für dich empfinde. Ich wusste nur nicht, wann der richtige Zeitpunkt wäre, um es dir zu sagen … oder ob du es überhaupt würdest hören wollen.«

»Ich will es hören. Tatsächlich würde es mir jetzt gerade sehr, sehr guttun.«

Er nahm ihre Hände. Sie sah zu, wie er sie an seine Lippen hob und ihre Fingerknöchel küsste. »Ich liebe dich, Nessa.«

»Wow.« Sie blinzelte. »Das zu hören, fühlt sich schön an, nicht wahr?«

»Ja.«

»Dann lass es uns zusammen sagen. Eins, zwei, drei.«

»Ich liebe dich.«

Mit einem Mal fühlte sie sich unendlich viel leichter. »Ich weiß wirklich nicht, wie du das machst.«

»Was machst?«

»Wie du in mich ... vordringst. All meine Ecken und Kanten ertastest. Und wie du bewirkst, dass die Wunden weniger wehtun.« Sie legte ihm die Hand ans Kinn. »Du bist mein wandelnder, sprechender Ort des Friedens.«

Sein Blick verdunkelte sich. »Glaubst du etwa, du wärst das für mich nicht?«, fragte er heiser. »Durch dich ist es leichter zu atmen und überhaupt ich selbst zu sein. Ich will an deiner Seite sein, wenn du es willst, und mich vor dich stellen, wenn du es brauchst, weil ich dich liebe – und weil ich es liebe, für dich zu sorgen. Deshalb kommt es auch gar nicht infrage, dass ich an Thanksgiving nicht mit dir nach Hause fahre.«

Es war wunderbar, jemanden so voll und ganz an seiner Seite zu wissen. Vielleicht würde sie dieses Familientreffen tatsächlich überstehen, ohne sich wieder alten, zerstörerischen Gewohnheiten hinzugeben oder eine Großpackung Magentabletten schlucken zu müssen. Trotzdem konnte es nicht schaden, vorsichtshalber ihren Betreuer von damals anzurufen.

Sergey berührte sie sanft an der Schulter. »Wenn Madame sich jetzt zurücklegen würde, könnte ich sie zu Ende eincremen.«

Sie zog die Augenbraue hoch. »Willst du mich etwa ablenken, *mon cher?*«

»Dich ablenken? Nein.« Er lächelte. »Dafür sorgen, dass du dich gut fühlst? Ganz sicher.«

»Hm. Ich finde, wir könnten dafür sorgen, dass wir uns beide gut fühlen.«

Sie griff über ihn hinweg nach dem Halsband auf dem Nachttisch. Dann setzte sie sich rittlings auf seinen Schoß, wobei sie ihn keine Sekunde lang aus den Augen ließ, und legte ihm behutsam das Halsband um die Kehle. »Möchtest du dich denn gut fühlen?«

»Ja, Ma'am«, flüsterte er, und sein Blick war schlagartig verhangen vor Lust.

»Gute Antwort.« Sie schubste ihn gegen die Schultern, sodass er auf die Matratze zurückfiel. Dann glitt sie in einer geschmeidigen Bewegung von ihm runter, stellte sich hin und griff unters Bett, um herauszuziehen, was sie liebevoll als ihre Spielzeugschachtel bezeichnete. Der Laut, den er von sich gab, als sie die Schachtel neben ihn aufs Bett stellte, entlockte ihr ein Schmunzeln. Sie würde allerdings schnell sein müssen, um ihn entsprechend auszustatten, bevor sein Schwanz hart wurde.

Sie nahm den Deckel von der Kiste und holte ein Fläschchen mit Gleitmittel und eins seiner Lieblingsspielzeuge heraus: einen Schwanz- und Hodenring mit einem Riemen, an dem zwei Silberketten befestigt waren, die in Nippelklemmen mündeten. Nachdem sie Gleitmittel auf den Ring aufgetragen hatte, ließ sie ihn eilig über seine Hoden gleiten und führte dann seinen Penis hindurch.

»So, mein Süßer«, gurrte sie und erweckte ihn durch Streicheln zum Leben. »Wie fühlt sich das an?«

»Wundervoll, Ma'am.«

»Bereit für mehr?«

Er leckte sich die Lippen. »Ja. Bitte.«

Sie beugte sich über ihn, fuhr mit der Zunge über seine Brustwarzen, bis sie nur mehr steinharte kleine Knospen waren.

Zischend stieß er die Luft aus, als sie die Krokodilklemmen anbrachte, und stöhnte, als sie diese mittels winziger Schräubchen fester zurrte.

Sie lehnte sich zurück und fuhr mit beiden Händen fest über seine Brust nach unten – von seinem Halsband bis zum Schwanzring. Sein Penis war jetzt hoch aufgerichtet, dick und hart und rosig. Am liebsten hätte sie ihn auf der Stelle bis zu einem gewaltigen, explosiven Orgasmus geritten, aber das wäre allzu leicht gewesen, und manchmal machte »leicht« eben nicht halb so viel Spaß.

»Wunderschön wie immer, *mon cher*«, raunte sie ihm zu und kletterte erneut aus dem Bett. »Aber heute will ich, dass du dich *wirklich* gut fühlst. Auf die Füße!«

Er stellte sich hin und keuchte, als jede seiner Bewegungen an den Nippelklemmen zog. Der Ring hielt seinen Schwanz und seine Eier fest, und seine Erektion suchte geradezu verzweifelt nach einer Heimat.

Die Versuchung war riesig, und ihre Weiblichkeit weinte bereits vor Verlangen. Doch sie kämpfte dagegen an und riss sich zusammen. Noch nicht. Sie würde ihn erst vor Lust schier um den Verstand bringen. Also brauchten sie noch mehr.

Sie streckte erneut die Hand zum Nachttisch aus, griff nach dem Gleitmittel und einem kleinen schwarzen Kästchen. Sie verkniff sich ein Lächeln, als sie ihn vernehmlich schlucken hörte. Er sah mit großen Augen zu, wie sie einen Prostatastimulator mit Fernbedienung aus dem Kästchen hervorzauberte und darauf großzügig Gleitmittel verteilte. »Nimm Haltung an, mein Süßer!«

Er gehorchte schweigend, beugte sich vor, legte die Handflächen flach aufs Bett, spreizte die Beine. Seine Rückenmuskeln spannten sich an. Doch sie wusste, dass er ihr vertraute. Er ruckte ein Stück vor, als sie den Vibrator in seine Öffnung einführte. Dann entrang sich seiner Kehle ein lautes, lustvolles Stöhnen, sobald sie das Gerät richtig positioniert hatte.

Sie legte ihm beide Hände an die Hüften und presste sich von hinten gegen ihn. Er erschauerte und atmete scharf ein. »Was sagst du dazu, *mon cher?*«

Er brauchte einen Augenblick, um zu antworten. »D-Danke, Madame.«

Sie fuhr ihm mit den Fingernägeln über den Rücken und verspürte einen Hauch von Bedauern, weil sie dem Vibrator den Vorzug gegenüber ihrem Strap-on gegeben hatte.

»Gut Ding will Weile haben«, flüsterte sie – sowohl an ihn als auch an sich selbst gewandt.

Unwillkürlich kippte er die Hüften nach vorn, einmal, zweimal. Sie schlug ihm hart auf den Hintern, und er ächzte auf und erstarrte.

»Wer kontrolliert deine Lust, *mon cher?*«

»Du, Ma'am.«

»Ganz genau«, erwiderte sie und schlug auch auf die andere Pobacke. Dann presste sie sich erneut an ihn, vollführte wogend kreisförmige Bewegungen an ihm, sodass er erneut aufstöhnte. »Du wirst erst kommen, wenn ich es dir erlaube, und keinen Augenblick früher.«

»Verstanden«, flüsterte er.

Sie griff um ihn herum, um an einer der Ketten zu ziehen. »Was hast du gesagt?«

»Ja, Ma'am!«

»Genau so dachte ich es mir.« Sie durchquerte den Raum und nahm ihren kurzen Morgenmantel vom Haken, zog ihn über und band den Gürtel fest. »Zeit, nach unten zu gehen«, verkündete sie, griff noch schnell nach der Fernbedienung und zum Gleitmittel. »Ich muss Abendessen kochen.«

Über seinen enttäuschten Gesichtsausdruck sah sie neckisch hinweg und bedeutete ihm mit einer Geste, zur Tür hinaus und dann vor ihr her die Treppe hinab in die Küche zu gehen. Dort zog sie einen der gepolsterten Stühle aus der Frühstücksecke und klopfte auf den Sitz.

»Hierher.«

Aus dem Blick, den er ihr zuwarf, sprachen Verzweiflung – mörderische Verzweiflung – und die pure Anbetung. »Erlaube mir, das Abendessen zuzubereiten, Mistress.«

»Nein. Ich koche. Du bleibst hier sitzen und gibst mir die Anweisungen aus dem Rezept durch. Verstanden?«

»Ja, Ma'am.« Langsam sank er auf den Stuhl und biss sich auf die Lippen.

»Hm.« Sie musterte ihn. »Wenn ich so darüber nachdenke, was du dort oben gerade gemacht hast, glaube ich kaum, dass ich mich darauf verlassen kann, dass du dich nicht selbst berührst, sobald ich dir den Rücken zukehre.«

Er sah sie beunruhigt an. »Ich werde brav sein, Mistress.«

»Ach ja?« Sie griff nach dem Gürtel ihres Morgenmantels und zog die Seide aus den Schlaufen. »Hände hinter den Rücken, *mon cher*.«

Er knurrte frustriert, gehorchte aber. Sie stellte sich hinter ihn und band seine Handgelenke an die Sprossen der Stuhllehne. Dann griff sie in die Tasche und holte die Fernbedienung heraus, bevor sie wieder vor ihn trat, um ihr Werk zu bewundern. Sein Körper glühte, seine Brust hob und senkte sich vor unbändigem Verlangen. Fast wäre sie schwach geworden und hätte sie beide von ihrem sexuellen Durst erlöst. Doch er vertraute darauf, dass sie das Spiel beherrschte, dass sie ihnen beiden geben würde, wonach es sie verlangte, und dass sie es bis zur Perfektion trieb.

Sie hielt die Fernbedienung in die Höhe, sodass er sie sehen konnte. Er erstarrte und hielt den Blick unverwandt auf den Apparat gerichtet. Nachdem sie im Stillen bis drei gezählt hatte, schaltete sie ihn ein.

Er erschauerte auf dem Stuhl, was ihm nur zusätzliche Qualen bereitete. Ein heiserer Laut entrang sich ihm, und unkontrolliert stampfte er mit dem Fuß auf dem Holzboden auf, versuchte vergebens, sich in irgendeiner Weise Erleichterung zu verschaffen.

Sie hatte Erbarmen mit ihm und schaltete den Vibrator wieder ab.

»Hervorragend, *mon cher*«, stellte sie fest und beugte sich vor, um ihm einen Kuss auf die Wange zu hauchen. »Und jetzt gibst du mir für unser Abendessen Anweisungen. Aber beeil dich. Mit dem Schwanzring bleibt uns nicht allzu viel Zeit.«

Sie hatte sich das Rezept bereits auf dem Handy angesehen, befolgte trotzdem seine knappen Ansagen und gab die Zutaten in den Dampfgarer. Zum Glück hatte er sich für ein Gericht entschieden, dessen Zubereitung nicht allzu kompliziert sein würde, und schon bald konnte sie den Kochtopf schließen und den Timer einstellen.

»Okay, fertig.« Sie lächelte ihn an. »Und jetzt schauen wir doch mal, ob wir bei dir ein bisschen Dampf ablassen sollten.«

Sie ging vor ihm auf die Knie und schlang die Hände um seinen Schaft. Er zuckte bei der Berührung zusammen.

»Mistress, deine Knie ...«

Seine Rücksicht – selbst in dieser misslichen Lage – rührte sie.

»Soll ich etwa aufhören, *mon cher?*«, neckte sie ihn und zog seine Vorhaut zurück, um den empfindlichen Peniskopf zu enthüllen.

»Bitte nicht.«

Sie neckte ihn weiter, nahm sich Zeit, streichelte ihn mit langen, bedächtigen Bewegungen und stellte nebenbei die Fernbedienung auf die niedrigste Stufe. Dann setzte sie ihre Zunge ein, ließ sie um den empfindlichen Kopf kreisen. Er fluchte in sich hinein, bäumte sich ihr entgegen, und der Stuhl knirschte unter seinem Gewicht, als er sich gegen die Fesseln stemmte. Sie wusch ihn weiter, leckte seinen Schaft und seine Eier, bevor sie ihn zu guter Letzt tief in den Mund nahm.

»Gelb!«

Sie setzte sich auf die Fersen zurück. Seine Brust hob und senkte sich fast schon krampfartig, sein Schwanz reckte sich ihr aufrecht und prall entgegen, und nicht der erste Lusttropfen schimmerte auf der Spitze.

»Sorry, Ma'am«, keuchte er und schloss fest die Augen. »Es ist nur ... Ich ...«

»Ich verstehe.« Er war so kurz davor, dass es grausam gewesen wäre, sich ihm zu versagen. Es sich selbst zu versagen. Sie stand auf. »Bist du denn bereit, Druck abzulassen, Baby?«

»Ja, Ma'am«, antwortete er mit erstickter Stimme und kämpfte gegen den Drang an zu kommen, noch ehe sie ihm den Befehl dazu erteilt hatte. »Bitte ...«

Allein dieses eine Wort gab ihr den Rest. Sie tastete nach dem Gleitmittel in der Tasche ihres Morgenmantels, goss sich ein bisschen was in die Handfläche und verteilte es auf ihm. Er biss die Zähne zusammen. Dann stellte sie sich auf die Zehenspitzen, setzte sich rittlings auf ihn und ließ sich hinabsinken. Sie stöhnten beide. Trotzdem war es noch immer nicht genug.

Sie griff hinter ihn und lockerte den Gürtel, mit dem sie zuvor seine Hände gefesselt hatte. Dann fing sie an, ihn zu reiten.

Ihre Bewegungen waren alles andere als sanft. Sie waren beide getrieben von unbändigem Verlangen, zur Erfüllung zu kommen. Seine Finger krallten sich schmerzhaft in ihr Gesäß, der Stuhl knarzte laut unter ihnen, als sie mit Wucht Mal ums Mal aufeinanderprallten.

Sein Verlangen steigerte ihr eigenes. Verzweifelt wünschte sie sich zu kommen und zu spüren, wie er in ihr käme. Sie holte die Fernbedienung wieder hervor, schlang ihm die Arme um den Nacken. »Komm für mich, Baby …« Dann presste sie ihre Lippen auf seine und stellte die Fernbedienung auf die höchste Stufe.

Die Wirkung setzte sofort ein. Er schrie, die Sehnen an seinem Nacken traten hervor, als er einmal, zweimal in sie hineintrieb und dann explodierte. Unter der Macht seiner Stöße wäre der Stuhl beinahe umgekippt, aber sie umklammerte die Lehne, mahlte sich an ihm, während er sich tief in ihr Innerstes ergoss. Die intensiven Vibrationen hallten in ihm wider, und als er in ihr zuckte, wogte auch sie ihrem Orgasmus entgegen, warf den Kopf in den Nacken und kam in einem gutturalen Schrei der Erleichterung.

Mit dem letzten Rest gesunden Menschenverstandes, der ihr noch geblieben war, schaltete sie den Vibrator aus und ließ die Fernbedienung zu Boden fallen. Sergey hielt sie fest und vergrub sein Gesicht in ihrer Halskuhle. Nachbeben erschütterten ihrer beider Körper, die unter der Macht ihrer Orgasmen prickelten. Wenn sie selbst sich dermaßen erschöpft fühlte, konnte sie nur mutmaßen, welche Empfindungen ihn jetzt übermannten.

Nach einer Weile hob er den Kopf und legte ihr die Hände sanft auf den Rücken. »Geht es dir gut?«

Sie kicherte leicht verunsichert. »Das sollte ich wohl eher dich fragen«, entgegnete sie und fuhr ihm mit zitternden Fingern über die Wange. »Geht es dir denn gut?«

Er erwiderte die Geste, ließ den Daumen über ihre Wange gleiten. »Ich ... Mir fehlen die Worte. Meine Mistress, meine Frau, meine Nessa.«

Ein Schauder überbordenden Glücks rieselte durch sie hindurch, und unversehens hatte sie einen Kloß im Hals. Sie küsste ihn – ein sanfter, dankbarer Kuss –, dann löste sie die Klemmen von seinen Nippeln. Sie kühlte die empfindlichen Knospen mit der Zunge, was ihr einen dankbaren Seufzer einbrachte.

»Hilf mir auf, dann helfe ich dir. Wir sollten uns vor dem Essen noch schnell frisch machen.«

Wie auf Kommando gab der Dampfgarer ein Ping von sich. Sie lachten beide leise, als sie sich auf die wackligen Beine stellte und dann ihn auf die Füße zog. »Ich glaube, wir haben den Stuhl ruiniert ...«

»Die Sitzfläche werde ich einrahmen«, verkündete er. »Und dann mach ich ein Foto davon und kleb es ins Album.«

»Aha, es war also der Stuhl, der diesen Zauber bewirkt hat«, scherzte sie. »Das merk ich mir.«

Er umfasste ihren Kopf mit beiden Händen und zog sie für einen langen Kuss an sich, der sie innerlich zum Schmelzen brachte.

»Du warst es, Geliebte«, sagte er mit leuchtenden Augen. »Es bist immer du.«

Hoffnung erblühte in ihrer Brust und gesellte sich zu der Liebe, die sie für diesen Mann empfand. Zum ersten Mal seit Langem freute sie sich auf Thanksgiving. Es gab so vieles, wofür sie dankbar sein musste. Und alles begann und endete mit dem Mann neben ihr.

KAPITEL 19

Nana, das ist Sergey Spiceland. Sergey, darf ich dir meine Großmutter vorstellen: Belle Longfellow.«

Nessas Großmutter sah nicht aus wie eine Frau in den Achtzigern. Tatsächlich schien sie mehrere Jahrzehnte jünger zu sein. Sie wohnte in einem eleganten Haus im Tudorstil inmitten einer eklektischen Mischung aus Kunst und Mobiliar, die wie die Sammlung eines Weltenbummlers anmutete. Und auch sie selbst war eine bunte Erscheinung: angefangen von ihrem Outfit in Violett und Gold bis hin zu ihrem silbergrauen Haar, das sie zu einem eleganten Knoten geflochten trug, der ihr ein geradezu königliches Aussehen verlieh.

Sergey gab der älteren Frau die Hand und hauchte einen Kuss auf den Handrücken. »Es ist mir eine Freude, Sie kennenzulernen, Mrs Longfellow. Bestimmt hält man Sie immer für Nessas Mutter.«

»Ich freue mich ebenfalls, Sie kennenzulernen«, erwiderte die alte Dame und strahlte ihn an. »Sie dürfen mich gern Nana Belle nennen. Jetzt, da Sie Nessas Herz erobert haben, gehören Sie ja praktisch zur Familie.«

Damit hatte sie ihm doch soeben offiziell ihren Segen erteilt, oder?

Sein Lächeln wurde breiter, und er nickte. »Ja, Ma'am. Und es wird mir ein Vergnügen sein.«

Sie sah mit einem vielsagenden Lächeln zu Nessa. »Meine Enkeltochter hat mir einiges von Ihnen erzählt. Dass Sie auch noch ein Charmeur sind, hat sie mir allerdings verschwiegen. Obwohl mir das eigentlich hätte klar sein müssen, nachdem Sie ihre Aufmerksamkeit erregt haben.«

»Ich musste hart dafür arbeiten«, bekannte er. »Aber das war es wert.«

»Hören Sie schon auf, uns um den Bart zu gehen«, schalt ihn Nana Belle, nahm der Bemerkung aber durch ein herzliches Lächeln die Schärfe. »Ich war doch ohnehin schon auf Ihrer Seite, noch bevor Nessa mir erzählt hat, dass sie Sie mitbringen würde. Sie hat noch nie jemanden mit nach Hause gebracht … na ja. Zumindest nicht mehr seit diesem Idioten Glen.«

»Glen?« Er runzelte die Stirn. »Oh. Sie meinen Nessas Ex-Verlobten, Graham, nicht wahr?«

Sergey konnte beiden Frauen an der Nasenspitze ablesen, dass er besser keine Fragen mehr zu Graham stellen sollte.

»Wie immer er heißen mag – ich gebe mein Bestes, um nichts auch nur annähernd so Idiotisches zu tun.«

»Na ja, das dürfte auch nicht allzu schwierig werden«, warf Nessa ein, und ihre Stimme triefte vor Sarkasmus. »Ich meine, solange du nicht mit meiner Schwester durchbrennst, hast du doch ohnehin schon gewonnen.«

»Du weißt, dass das nicht infrage kommt.«

Sie war von dem Augenblick an, da sie in Los Angeles in den Flieger gestiegen waren, aufs Äußerste angespannt gewesen. Er hatte sie abgelenkt, indem er mit ihr über einen weiteren Ausflug ins Death Valley während der Weihnachtsferien gesprochen hatte. Eigentlich hätten sie eher über ihre gemeinsame Zukunft reden sollen, aber er hatte das bestimmte Gefühl gehabt, dass dieses Wochenende eine Hürde darstellte, die sie erst würden nehmen müssen.

»Ich bin für *dich* da, Liebste. Nur für dich. Oh, und für deine Großmutter. Alles andere wäre einfach nur töricht.«

»Der Kerl ist nicht nur muskulös und gut aussehend, sondern hat auch noch Köpfchen«, kommentierte Nana Belle und lachte lauthals. »Nessa, Schätzchen, ich glaube, der bleibt!«

Sein Herz machte einen Satz. Er *wollte* bleiben, und davon würde er nur noch Nessa überzeugen müssen. Doch wenn er ihre Großmutter auf seiner Seite hätte, wären seine Erfolgschancen im Handumdrehen um ein Vielfaches gestiegen.

Er zwinkerte der älteren Frau zu. »Und ich glaube, ich bin gerade dabei, mich in Sie zu verlieben.«

Erneut lachte sie schallend. »Sie süßer Junge! Ich würde Sie in der Luft zerreißen.«

»Nana!« Vanessa keuchte vor Entsetzen laut auf.

Er beugte sich näher an Nana Belle heran, sprach aber laut genug, dass Nessa ihn verstehen konnte. »Und wahrscheinlich würde ich es genießen.«

Nana Belle kicherte. »Nessa, mein Mädchen, heirate ihn besser schnell, sonst komm ich dir noch zuvor!«

»Oh, mein Gott.« Jetzt brach auch Nessa in hilfloses Gelächter aus. »Ich hätte wissen müssen, dass ihr beiden euch bestens versteht ...«

»Na klar tun wir das!« Nana tätschelte Sergeys Wange. »Wer würde sich mit so einem attraktiven und gewissenhaften jungen Mann nicht gut verstehen wollen?«

Nessa schürzte die Lippen, doch noch bevor sie etwas erwidern konnte, betrat eine junge Frau in Kochjacke das Zimmer. »Das Abendessen ist fertig, Mrs Longfellow.«

»Ah. Danke, Keisha.« Die ältere Frau sah wieder zu Nessa und Sergey. »Ich hab uns ein kleines Abendessen bringen lassen. Ich hoffe, ihr habt nichts dagegen.«

»Absolut nicht.« Und weil seine Dads ihm gute Manieren beigebracht hatten, hielt er ihr den Arm hin. »Darf ich Sie an den Tisch begleiten?«

»Das dürfen Sie durchaus.« Sie legte die Hand in seine Armbeuge. »Oh, diese Muskeln! Definitiv eine Verbesserung gegenüber Grant!«

Er hätte es nicht für möglich gehalten, dass er Nessa je würde erröten sehen, aber ihre Wangen wurden eindeutig eine Spur dunkler als zuvor. Die verlegene Nessa war genauso entzückend wie die übellaunige Nessa; trotzdem beschloss er, diese Einschätzung für sich zu behalten. Wahrscheinlich wäre ihre Großmutter darüber amüsiert gewesen, aber bei Nessa selbst hätte ihm die Bemerkung wohl kaum Pluspunkte eingebracht.

Das »kleine« Dinner, das Nana Belle bestellt hatte, entpuppte sich als ein viergängiges Mahl: in Prosciutto gewickelte Appetizer, auf die eine köstliche Tomaten-Basilikum-Suppe folgte. Der Hauptgang bestand aus einem perfekt gebratenen Rib-Eye-Steak mit Babykartoffeln und Spinat.

»Nana, du hättest dir doch nicht so viel Mühe machen müssen!«, rief Nessa aus. »Wir hätten dich auch gern zum Essen ausgeführt.«

»Das weiß ich doch, Süße. Aber hier kann ich deinen Mann viel besser kennenlernen und vor allem mühelos verstehen, was er auf meine Fragen antwortet.« Sie sah Nessa in die Augen. »Ich nehme an, dass du nicht in deinem alten Zimmer wohnen willst?«

»Nein, Ma'am.« Nessa blickte auf ihren Teller hinab. »Wir wohnen in einem hübschen Hotel in Southfield.«

»Nah, aber nicht zu nah.« Nana Belle nickte. »Nicht dass du dir Sorgen machen müsstest, deine Familie könnte hier unerwartet hereinschneien. Ich sehe deine Eltern immer nur sonntags nach der Kirche ... und deine Schwestern auch nur, wenn sie etwas von mir wollen.«

Nessa hatte sich schon vorgebeugt, um etwas zu sagen, aber ihre Großmutter wedelte tadelnd mit dem Finger.

»Nein, fang jetzt nicht sofort wieder davon an, dass ich zu dir nach Crimson Bay ziehen soll. Warte damit wenigstens bis zum Dessert und dem Kaffee.«

»Aber apropos nach Crimson Bay ziehen«, ging Sergey dazwischen. »Wenn Sie mich fragen, glaube ich kaum, dass unsere Stadt groß genug wäre, um mit zwei Frauen Ihres Kalibers klarzukommen.«

Beide Frauen lachten.

»Sie erinnern mich an meinen Peter«, meinte Nana Belle ein bisschen später. Die Teller waren bereits abgeräumt, stattdessen saßen sie nun beim Kaffee und einem dekadent aussehenden Schokoladendessert.

»Peter?«, fragte Nessa und runzelte die Stirn. »Wer ist denn Peter – dein Yoga-Lehrer?«

»Nein, das ist Paul. Reizender kleiner Mann. Mit Peter war ich mal vor vielen Jahren bekannt, noch bevor ich deinen Großvater kennengelernt habe. Man könnte sagen, er war meine erste große Liebe.«

»Was ist aus ihm geworden?«

»Die Gesellschaft ...« Nana Belle seufzte. »Es waren andere Zeiten damals. Ich hab über die Jahre noch oft an ihn denken müssen und mich gefragt, was wohl aus ihm geworden ist ... ob er glücklich war.«

»Vielleicht finden wir es ja heraus«, schlug Nessa vor und griff nach Sergeys Hand. »Zufällig kenne ich da einen Typen, der gut in so was ist. Er ist Polizist und hat zudem eine Lizenz als Privatdetektiv – also sozusagen ein professioneller Schnüffler.«

Er drückte Nessas Hand. »Ich würde mich freuen, für deine Großmutter ein paar Nachforschungen anstellen zu dürfen.«

Mit einer Handbewegung tat Nana Belle die Idee ab. »Dazu besteht nun wirklich keine Veranlassung. Das Ganze ist so lange her ... Womöglich ist er inzwischen nicht einmal mehr am Leben.«

»Oder aber er macht sich in einer Seniorenresidenz in Südflorida einen schönen Lenz«, widersprach Sergey und zwinkerte ihr zu. »Wäre es nicht besser, Bescheid zu wissen, als im Ungewissen zu bleiben?«

»Und wieder hab ich so eine Ahnung, warum Nessa sich für Sie entschieden hat.« Nana Belle tätschelte Sergeys Hand. »Sie sind wirklich ein umsichtiger junger Mann.«

»Na ja, genau genommen hat er sich für mich entschieden«, berichtigte Nessa ihre Nana mit sanfter Stimme und sah dann Sergey an. »Und darüber bin ich heilfroh.«

»Ah, die Liebe! Wie wunderbar!« Nana Belles Lächeln verblasste. »Mein Sohn wird Sie allerdings hassen.«

»Nana, sag so was nicht!«

Ihre Großmutter spießte sie mit ihrem Blick förmlich auf. »Ist das denn nicht die Wahrheit?«

»Doch, Ma'am«, erwiderte Nessa und schlug traurig den Blick nieder.

Sein Beschützerinstinkt war sofort geweckt. »Nessa hat mich schon vorgewarnt. Sie hat mir in allen Einzelheiten geschildert, was auf mich zukommen könnte, und mir die Entscheidung selbst überlassen. Ich musste nicht lange nachdenken. Ich bin mitgekommen, um ihr zur Seite zu stehen.«

»Deshalb meine ich ja, dass er Sie hassen wird – weil sie Ihnen etwas bedeutet«, entgegnete die ältere Frau mit vor Trauer leiser Stimme. »Eins kann Franklin Douglas Longfellow nämlich gar nicht ertragen: wenn jemand freundlich zu seinem ältesten Kind ist.«

»Nana …« Nessa verzog schmerzerfüllt das Gesicht, und fast reflexhaft streckte Sergey seine Hand nach ihrer aus. Sie verschränkte ihre Finger mit seinen. Ihre Hand war überraschend kalt. Besorgt zog er sie an sich und wärmte ihre Finger in seinen.

Seine Sorge war ihr offenbar nicht entgangen. Sie beantwortete seine Frage, noch bevor er sie stellen konnte: »Freundlichkeit macht mich ganz weich, und Weichheit macht mich schwach. Und bei Schwäche drohe ich zu scheitern.«

Es klang wie auswendig gelernt, wie ein Mantra, das sie im Leben schon oft wiederholt hatte. Womöglich hatte sie das sogar – jedes Mal, wenn sie jenen Mann enttäuscht hatte, der sie großgezogen hatte.

Sergey drehte sich der Magen um. Er fragte sich, wie es möglich sein konnte, einen Mann zu hassen, dem er noch nicht einmal begegnet war. Allmählich beschlich ihn der Verdacht, dass dieses Gefühl auf Gegenseitigkeit beruhen würde, sobald sie aufeinanderträfen.

»Du bist nicht schwach – und ganz sicher keine Versagerin«, sagte er. Er legte ihr die Hand an die Wange. »Und du weißt hoffentlich inzwischen, dass die Gefühle, die ich für dich habe, weit über Freundlichkeit hinausgehen. Und das werde ich deinem Vater auch mit größtem Vergnügen mitteilen.«

»Wahrscheinlich hält er das Ganze ohnehin für einen Schwindel«, erwiderte Nessa und deutete mit der Hand erst auf ihn, dann auf sich selbst. »Oder für den Beweis dafür, dass ich zu viel Angst habe, um ihnen allein gegenüberzutreten, und deshalb dich als meine Begleitung engagiert hab.«

»Er würde doch wohl nicht …« Er sah die beiden Frauen abwechselnd an, schaute in ihre ernsten Gesichter. »Würde er das ernsthaft denken?«

In Nessas Blick flackerte die pure Angst. Sie presste die Lippen aufeinander, ließ die Hand sinken, legte sie auf ihren Bauch. »Seit Graham ... glaubt mein Vater, dass ich nicht für einen Mann tauge.«

Sergey hätte alles getan, um ihr die Angst zu nehmen und den Druck zu lindern. »Es ist vielleicht ein lächerlicher Gedanke – aber wenn er mich doch sowieso ablehnen wird, könnten wir seine Aufmerksamkeit ja auch gleich vollends auf mich lenken?«

»Was meinst du?«

»Statt mich als deinen Freund oder den Typen vorzustellen, mit dem du seit Kurzem liiert bist, könntest du doch auch sagen, ich bin dein Verlobter.«

Beide Frauen starrten ihn an, als hätte er den Verstand verloren. Doch der Fall lag eindeutig anders: Denn was er verloren hatte, war mitnichten sein Verstand – sondern sein Herz.

Unvermittelt klatschte Nana Belle in die Hände und lachte auf. »Eine hervorragende Idee!«

»Nana ...«

»Doch, wirklich!«, beharrte sie und zwinkerte Sergey zu. »So wie dieser junge Mann dich ansieht, hätte er dir die entscheidende Frage doch ohnehin noch vor Ablauf des Jahres gestellt. Auf diese Weise schlägst du sämtliche Fliegen mit einer Sergeyförmigen Klappe.«

Vollkommen schockiert sah Nessa zu Sergey. »Das musst du nicht tun, Sergey ...«

»Ich will es aber.« Und das stimmte. Nana Belle hatte recht. Sie hatten einander ihre Liebe gestanden, und er wusste mit Bestimmtheit, dass er für immer mit Nessa zusammen sein wollte. »Zufällig halte ich dich nämlich für absolut Ehemann-tauglich.«

Nana Belle klatschte begeistert in die Hände. »Das ist ja genau wie im Kino! Wie in einer dieser Liebeskomödien!«

»Das hier ist aber keine Liebeskomödie«, gab Nessa zurück. »Das hier ist mein Leben.«

»*Unser* Leben«, berichtigte Sergey sie. »Das hier sind wir, und wir halten zusammen. Es sei denn, du hast deine Ansichten geändert und inzwischen andere Gefühle für mich?«

»Natürlich nicht! Es ist nur …« Sie rang um ein Gegenargument. »Wir haben keine Ringe, und danach werden sie doch als Erstes Ausschau halten!«

»Da kann ich euch helfen.« Nana Belle zog einen Ring von ihrem Finger und drückte ihn Sergey in die Hand. »Das ist der Ring, den Nessas Großvater mir zum fünfzigsten Hochzeitstag geschenkt hat. Ich wollte ihn Nessa schon lange vermachen – und jetzt ist der perfekte Augenblick dafür.«

Sergey fasste den großen Diamanten am Goldreif, stieß sich vom Tisch ab und sank auf ein Knie herab.

»Vanessa Longfellow, willst du mich heiraten?«

Nessa starrte ihn mit offenem Mund an. Er wusste nicht, ob sie gleich in Tränen ausbrechen oder die Flucht ergreifen würde. Doch stattdessen streckte sie ihm die Hand entgegen und beantwortete seine Frage mit einem einfachen: »Ja.«

Sein Herz schlug so heftig, dass er felsenfest davon überzeugt war, die beiden Frauen könnten es hören. Er schob den Verlobungsring auf Nessas Finger. Er passte wie angegossen.

»So soll es sein«, meinte Nana Belle mit belegter Stimme. »Oh Baby, ich freue mich so für dich!«

Sergey war Nessas kaum merkliches Kopfschütteln nicht entgangen, ehe sich ein strahlendes Lächeln auf ihrem Gesicht breitmachte. Sie spielte Theater für ihre Großmutter – und das Gleiche würde sie tags darauf auch für ihre Eltern tun. Ihm selbst war jedoch klar, dass sie seinen Heiratsantrag nicht für bare Münze genommen hatte.

Sobald sie das Thanksgiving-Dinner hinter sich hätten, würde er sie erneut fragen. Und dann würde er dafür sorgen, dass sie wüsste, dass er es ernst meinte.

KAPITEL 20

Nessa starrte auf den Ring an ihrer Hand hinab. Er funkelte und glitzerte ihr entgegen, sah einfach nur wunderschön aus … und falsch.

Natürlich war der Ring echt, das war ihr vollkommen klar. Sie erinnerte sich noch gut an die goldene Hochzeit ihrer Großeltern, als sich Grandpa Winston vor Nana Belle niedergekniet und sie gebeten hatte, ihn noch einmal zum Mann zu nehmen. Der Ring hatte ihnen beiden so viel bedeutet, und Nessa war sich sicher gewesen, dass Nana Belle sich niemals davon hätte trennen wollen. Und doch hatte sie ihn ihr bereitwillig überlassen, um sie zu beschützen.

Sie hätte nicht Ja sagen dürfen. Sie hätte nicht nachgeben dürfen. Aber der hoffnungsvolle Ausdruck in Nana Belles Gesicht und die Aufrichtigkeit in Sergeys Augen hatten es ihr unmöglich gemacht, abzulehnen.

Außerdem wünschte sich ein Teil von ihr, dass es real wäre. Nachdem sie damals hatte zusehen müssen, wie ihre Schwester den Mann heiratete, der zuvor behauptet hatte, Nessa zu lieben, hatte sie sich nichts sehnlicher gewünscht als ein Happy End für sich selbst. Sie konnte es sich mit Sergey sogar vorstellen. Aber das hier …

Das war nicht echt. Dieses Verlöbnis entsprang lediglich dem Wunsch, ihr Schutz zu gewähren – ein Bedürfnis, das sich für Sergey übermächtig anfühlen musste. Er schien es als seine ureigene Pflicht zu betrachten, als sein Recht und sein Privileg, und sie, Nessa, die nicht daran gewöhnt war, jemanden an ihrer Seite zu wissen, war zu schwach gewesen, ihn davon abzubringen und wieder zur Räson zu rufen.

Freundlichkeit macht mich weich, und Weichheit macht mich schwach. Und bei Schwäche drohe ich zu scheitern.

Sie kramte in ihrem Kulturbeutel nach der Schachtel mit Magentabletten. Sie würde nicht scheitern. Nicht heute, nicht hier. Nicht solange Sergey und Nana Belle ihr dabei zusähen. Sie würde lediglich dieses formelle Familienessen überstehen müssen, und tags darauf würden sie und Sergey nach Crimson Bay und in ihr normales Leben zurückkehren.

»Meine Verlobte sieht heute Abend besonders hübsch aus. Aber meine Verlobte ist eigentlich jeden Tag besonders hübsch.«

Nessa bemühte sich, das ängstliche Flattern in ihrem Magen beim Wort »Verlobte« zu ignorieren. Sie wandte sich vom Spiegel ab, vor dem sie ihr Make-up überprüft hatte, und drehte sich – wie sie hoffte, mit einem gelassenen Gesichtsausdruck – zu Sergey um. Er lehnte im Türrahmen, hinreißend gut aussehend in seinem dunklen Anzug und dem hellblauen Hemd, und hielt eine Krawatte in der Hand. Seit Nadias Hochzeit hatte sie ihn nicht mehr in solchen Klamotten gesehen, aber er raubte ihr den Atem, ganz gleich, was er trug ... und erst recht, wenn er nichts trug.

Nach der Art zu urteilen, wie er sie ansah, hätte sie fast glauben können, dass er ihr tags zuvor tatsächlich einen Heiratsantrag hatte machen wollen, dass sie jetzt wirklich verlobt waren und dies alles nicht nur der lahme Versuch war, die unausweichliche Kritik, die von ihren Eltern kommen würde, von ihr selbst abzulenken. Insgeheim wusste sie, dass es nicht funktionieren würde. Nichts in ihrem Leben hatte bislang funktioniert, und sie hatte die Hoffnung inzwischen fast aufgegeben, dass je etwas klappen würde.

Nachdem sie am Abend zuvor ins Hotel zurückgekehrt waren, hatten sie quasi nicht mehr miteinander geredet. Worte waren nicht nötig, wenn man den Körper sprechen lassen konnte. Vergangene Nacht hatten sie sich so etwas wie einen sexuellen Schlagabtausch geliefert, dessen Nachwirkungen sie immer noch spürte.

Sie nahm ihm die Krawatte aus der Hand und schlang sie ihm um den Hals. »Deine Verlobte denkt immer noch, dass wir absagen, Nana abholen und mit nach Kalifornien nehmen sollten.«

Er sah sie an, wollte ihr Fels in der Brandung sein. »Du weißt, dass ich hinter dir stehe, Nessa, ganz egal, wofür du dich entscheidest. Ich würde dir sogar helfen, Nana Belle zu entführen, damit sie endlich nach Crimson Bay zieht.«

»Aber?«, soufflierte sie ihm.

Er nahm ihre Hände und legte sie sich an die Brust. »Ich kenne dich, und ich habe gestern deine Großmutter kennengelernt ... Ihr seid beide verdammt tolle Frauen. Du bist seit fünf Jahren nicht mehr hier gewesen. Vielleicht wird es ja gar nicht so schlimm. Vielleicht freuen sie sich ja, dich wiederzusehen, und das nicht nur, weil du Erfolg hast und mittlerweile in einer festen Beziehung lebst.«

Mit einem Mal fiel es ihr schwer zu schlucken. Einen Augenblick lang lehnte sie die Stirn gegen ihre ineinander verschränkten Hände, ehe sie einen Schritt zurücktrat und zu ihm hochblickte. »Meine Familie hat dich überhaupt nicht verdient. Und du hast es ganz sicher nicht verdient, diesen Giftschlangen ausgesetzt zu werden. Warum bleibst du nicht einfach hier? Ich komme zurück, sobald ich kann.«

»Nein.« Mit dem Daumen fuhr er über ihren Ringfinger. »Ganz egal, ob es gut läuft oder zu einer Naturkatastrophe epischen Ausmaßes ausartet: Ich werde dich nicht allein dorthin gehen lassen. Wir sind ein Paar. Wir handeln gemeinsam – und dazu gehört auch, dass wir deiner Familie gemeinsam die Stirn bieten. Irgendwann demnächst werden wir auch wieder ein bisschen Zeit mit meinen Dads in San Francisco verbringen. Und Weihnachten feiern wir mit unseren Freunden und engsten Angehörigen in Crimson Bay, bevor wir anschließend ins Death Valley fahren und die Sterne beobachten – nur wir zwei.«

Sie sah ihn erstaunt und ein wenig beklemmt an. Und da war noch etwas anderes, etwas Schwaches, Zerbrechliches, das in ihrer Brust flatterte. »So langsam habe ich fast die Befürchtung, dass *ich dich* nicht verdient habe.«

Er ließ die Hände an ihrer Taille entlang nach unten gleiten und zog sie dichter an sich. Seine Daumen beschrieben beruhigende Kreise an ihrer Seite, und er küsste sie auf die Stirn. »Du hast es vor allem verdient, glücklich zu sein. Das haben wir beide. Und ich bin zufällig davon überzeugt, dass wir einander glücklich machen können.«

Sie legte ihm die Hand auf die Wange. »Bist du denn glücklich, Sergey?«

Er blickte beinahe feierlich drein. »Ja, Vanessa. Ich bin glücklich. Hier und jetzt, mit dir, und dafür will ich dir danken.«

»Halt dieses Gefühl fest«, sagte sie und versuchte, es eher wie einen Befehl denn wie eine Bitte klingen zu lassen. »So fest es nur geht. Sie werden versuchen, es dir auszureden. Sie werden mich dazu bringen wollen, es mir mit dir zu verscherzen.«

»Ich bewahre es in meinem Herzen«, versprach er ihr. »Aber womöglich …«

»Womöglich was?«

»Womöglich könnte ich noch eine kleine Gedächtnisstütze brauchen. Eine Art Talisman.«

Sie zog eine Augenbraue in die Höhe und war überrascht, dass ihr Humor für einen Augenblick zurückzukehren schien. »Wie einen Knutschfleck, meinst du wohl?«

»Ja, genau, wie einen Knutschfleck.« Er lächelte herausfordernd. »Ich liebe es, wenn du mich markierst. Das wäre der Beweis dafür, dass du mich begehrst.«

Brauchte er wirklich noch mehr Beweise? Mal ganz abgesehen von dem Umstand, dass sie sich ohnehin auf nichts anderes mehr konzentrieren konnte?

»Ich glaube, ich sollte dich viel häufiger markieren …«

Sein Lächeln verblasste und wich dem Ausdruck blanker Begierde. »Ja, bitte …«

»Aber wenn ich das für dich tue«, wandte sie ein, und der Funke der Begierde war jetzt auch in ihr entfacht, »musst du auch mir einen Gefallen tun.«

»Ich würde alles …«

»Ich will dich in mir spüren. Ich will deine Hände auf meinen Hüften spüren. Ich will zu diesem Familiendinner gehen und wissen, dass wir einander gerade erst sehr, sehr glücklich gemacht haben – auch wenn wir die Einzigen sein werden, die Bescheid wissen.«

»Nessa.« Seine Augen funkelten, als er einen Schritt nach vorne machte und sie gegen die Kommode presste. »Dich zu ficken ist doch kein *Gefallen*. Dir ein Knöllchen bezahlen? Das wäre ein Gefallen. Deine Blumen zu gießen oder deinen Briefkasten zu leeren, während du auf Dienstreise bist? Das wäre ein Gefallen.« Er beugte sich zu ihr vor, und sein Atem kitzelte sie am Ohr. »In dir zu sein – zu spüren, wie du um mich herum kommst? Das ist eine Gnade, ein Geschenk, eine verdammte *überirdische Erfahrung*. Aber ganz bestimmt kein Gefallen.«

»Sergey …«

Mehr war nicht nötig. Ungestüme Lust erfasste sie. Ihre Lippen teilten sich, ihre Zungen tanzten miteinander, ihre Münder verschmolzen miteinander. Nie würde sie von diesem Mann genug bekommen. Niemals.

Er schob ihren Rock hoch, bis seine Finger ihr Höschen berührten. Sie nestelte an seinen Hemdenknöpfen herum und hatte ihre liebe Not, es ihm nicht einfach vom Leib zu reißen. Ihre Finger fanden die dicke Kette mit dem stilisierten V-Anhänger und pressten das Silber in seine Haut. Sie hielt es fest, erhöhte den Druck, bis er keuchte. »Mistress …«

Sie schob den Anhänger zur Seite, der einen roten Abdruck auf seiner Haut hinterlassen hatte. »Hier. Dort werde ich dich markieren. Dann spürst du es jedes Mal, wenn der Anhänger sich bewegt.«

»Ja. Bitte markiere mich, Ma'am.«

Sie knabberte an seinen Lippen und beschrieb dann einen Pfad von seinem Kinn bis zu seinem Ohr.

»Sergey«, flüsterte sie. »*Mon cher, mon cœur …*«

Er erschauerte, als sie ihn biss. Seine Finger tasteten sich unter die Spitze ihres Höschens, und er teilte ihr Geschlecht. Sie war bereits feucht für ihn, aber nach den Ausschweifungen der vergangenen Nacht war ihre Scheide noch nicht bereit für ein Eindringen. Also wanderte er zunächst nur mit dem Zeigefinger an den Schamlippen entlang, während sie mit den Lippen an seiner Kehle nippte. Sie folgte der Kette bis zum Anhänger, leckte ihm über die Haut und begann dann zu saugen.

»Ja«, seufzte er. Dann stieß er die Finger in ihr Geschlecht. Die unvermittelte Fülle ließ sie aufstöhnen, dennoch ließ sie nicht von ihm ab und war fest dazu entschlossen, ihm die Markierung zu gewähren, die er sich wünschte. Sie wogten miteinander vor und zurück, und seine Finger trieben sie in immer luftigere Höhen empor, bis sie seine Hand umkrampfte und kam.

Doch das war nur die Vorspeise.

»Ich brauche mehr«, keuchte sie voll wildem Verlangen. »Ich brauche, ich brauch…«

»Ich hab dich, Geliebte.« Er drehte sie um, sodass sie vor dem Spiegel stand, zog ihr bedächtig den Rock hoch über die Hüften und zog ihr das Höschen bis zu den Knien. »Stütz dich auf der Kommode ab.«

Sie tat wie geheißen, begierig, ihn in sich zu spüren, und wies ihn nicht einmal wegen seines gebieterischen Tons zurecht. Tatsächlich genoss sie es sogar, ihn so weit zu bringen, dass der Wunsch, ihr zu gefallen, sich seinem Verlangen unterordnete.

Hektisch riss er seine Hose auf und nahm seinen Schwanz in die Hand. Am liebsten hätte sie vor Lust die Augen geschlossen, als er mit der prallen Spitze ihre Öffnung berührte. Doch sie hielt seinem Blick im Spiegel stand, als er ihr Becken umfasste und in sie hineinrammte.

Sie ächzte willenlos auf und bäumte sich ihm entgegen. Lust brandete in ihr empor.

»Fuck«, stieß sie hervor – das einzige Wort, das ihr in diesem Augenblick angemessen erschien.

»Nessa …« Ihr Name war kaum mehr als ein Stöhnen auf seinen Lippen. Er berührte den leuchtend roten Knutschfleck, der auf seiner Brust erblühte, und begann, sich zu bewegen. Sein weiß glühender Blick ließ sie nicht mehr los, während sie beide im Spiegel beobachteten, wie sie gemeinsam von der Lust übermannt wurden.

»Ja, fuck, ja!« Sie umklammerte die Kante der Kommode, presste sich an ihn, während er vorwärtsdrängte. Kehliges Stöhnen und das Aufeinanderklatschen ihrer Körper hallten in ihrem Hotelzimmer wider, aber das war ihr gleichgültig. Sie brauchte das hier. Nicht Liebe machen, nicht Sex haben – sondern den schnellen, schmutzigen Fick.

Trotzdem wollte sie ihm – wenn auch ohne Worte – zeigen, was er ihr bedeutete und wie glücklich sie war, ihn bei sich zu wissen. Dass sie seinen Heiratsantrag – auch wenn er nicht echt gewesen war – so tief in ihrem Herzen bewahrte, als wäre er echt gewesen.

»Gott, Nessa!« Seine Stöße wurden heftiger, seine Finger drillten sich in ihren Hüften. »Ich liebe es, wenn du mich so ansiehst. Darauf will ich nie wieder verzichten. Niemals!«

»Sergey ...«

»Besorg es dir selbst«, befahl er ihr mit kehliger Stimme. »Ich will spüren, wie du mich umkrampfst, bevor ich komme.«

Sie gehorchte, schob sich die Hand zwischen die Schenkel und machte sich auf die verzweifelte Jagd nach dem Gipfel der Lust. Er half ihr, veränderte Wucht und Winkel seiner Stöße, trieb sie höher und immer höher hinauf. Der Anblick seiner lustvoll verzerrten Züge im Spiegel steigerte ihre eigene Begierde und katapultierte sie in ekstatische Höhen.

Er nahm ihren Orgasmus als Erlaubnis, rammte noch einmal, zweimal, dreimal in sie hinein, bevor auch er mit einem lang gezogenen, gutturalen Stöhnen kam, sich an ihrem Po mahlte, um jeden Tropfen aus sich herauszupressen, und sie umklammerte ihn so fest in seinem Kampf um Befriedigung, dass er sich ihr willenlos entgegenbäumte.

Als sie sich später die Kleidung glatt strichen und sich fertig machten, musterte Sergey sie besorgt. »Meinst du, du überstehst es?«

»Ich hoffe es zumindest«, antwortete sie so aufrichtig, wie sie konnte. Sie band ihm die Krawatte um und klopfte mit der flachen Hand ein paarmal darauf. »Ich muss mir einfach immer wieder vor Augen führen, dass ich das hier tue, weil Nana Belle mich darum gebeten hat, obwohl sie weiß, dass es nicht leicht für mich wird. Hoffentlich wird es nur peinlich und nicht noch schlimmer, und wir können gleich nach dem Essen wieder gehen.«

Es war eine schwache Hoffnung, aber mehr hatte sie nicht.

* * *

Die Sorge lastete wie ein Felsbrocken auf Sergeys Brust. Er machte sich Gedanken um Nessa, um den Tribut, den dieses Essen von ihr zollen würde. Ob ihre Familie nun tatsächlich so grässlich wäre, wie sie es angedeutet hatte, oder nicht – ganz offenbar würde dies ein schwieriger Tag für sie werden. Er konnte sich nicht mal die Hälfte dessen ausmalen, was sie unter ihren Eltern und Schwestern erlitten hatte. Auch wenn er sich damals nach dem Scheitern seiner Ehe zunächst von seinen Vätern entfernt hatte, hatte ein Großteil des Dramas seinen Ursprung in ihm selbst und in seinem eigenen Kopf gehabt.

Sie klammerte sich an seiner Armbeuge fest, während er sie und Nana Belle über den Weg zur Eingangstür ihrer Eltern geleitete. Scheinbar wohnten sie ganz in der Nähe von Nana Belle, und insgeheim fragte er sich, warum sie sich dann nur einmal in der Woche nach dem Kirchgang trafen. Er kannte seine Großeltern nicht, denn weder Nicholas noch Victor waren je wieder nach Russland zurückgekehrt, nachdem sie als junge Erwachsene emigriert waren. Aber wenn er so dicht bei ihnen gewohnt hätte, hätte er sie hoffentlich genauso häufig gesehen wie seine Väter.

Nana Belle ergriff das Wort, als sie vor der Tür des großen Einfamilienhauses angelangt waren, das man mit Fug und Recht auch eine Villa hätte nennen können. »Denk immer daran, wer du bist, Vanessa«, ermahnte sie ihre Enkelin. »Erfolgreich, glücklich und schwer verliebt. Wir bleiben so lange, wie es die Höflichkeit von uns erfordert. Wenn es sein muss, ziehe ich meinen Joker aus dem Ärmel, und wir gehen zu dritt irgendwo Eis essen.«

»Ja, Ma'am«, antwortete Nessa angespannt.

Sergey ließ sie nur so lange los, wie er brauchte, um zu klingeln, dann nahm er wieder ihre Hand.

»Ich bin bei dir, Liebste«, sagte er und drückte sanft ihre Finger. »Vergiss nicht, dass ich dich liebe.«

Die Tür wurde aufgerissen, noch ehe sie antworten konnte. Eine ältere Frau, deren Outfit und Schmuck nach Geld rochen, schnappte theatralisch Luft, als sie die drei Gäste vor sich sah. »Vanessa! Welch Überraschung! Ich wusste nicht, dass du es auch schaffen würdest.«

»Ich hab dir eine E-Mail geschickt, um dir mitzuteilen, dass ich komme und einen Begleiter mitbringe«, antwortete die Tochter und trat so zögerlich über die Schwelle, als könnte sich jeden Augenblick eine Falltür im Eingangsbereich öffnen.

»Oh.« Ihre Mutter winkte demonstrativ ab. Das Licht, das von draußen hereinfiel, fing sich in den großen Juwelen an jedem Finger. »Ich kann mit dieser E-Mail-Sache nicht wahnsinnig gut umgehen. Wahrscheinlich ist deine Nachricht im Spamfilter gelandet oder so.«

Sergey riss sich zusammen, um nicht demonstrativ die Stirn zu runzeln. Nessa hatte ihm erzählt, dass ihre Mutter Richterin war. Natürlich wusste sie, wie man E-Mails empfing.

»Madeline.« Nana Belle trat an Sergeys Arm ebenfalls ein. »Du kannst dich vielleicht noch erinnern, dass ich dir erst letzte Woche von Nessas Besuch erzählt habe.«

»Ach ja …« Madeline Longfellows Lachen klang schrill und falsch. »Das müssen wir doch kaum vor deinem Helferlein diskutieren, oder?«

Dem Helferlein? Meinte sie etwa ihn damit? »Wie bitte?«

Nana Belle lachte erst rau, bevor Nessa auch nur über eine Antwort nachdenken konnte, und wandte sich dann an ihre Schwiegertochter: »Das war wirklich einer deiner besseren Witze, Maddie. Sergey ist nicht mein Helfer. Er ist dein künftiger Schwiegersohn.«

Entweder gefiel der jüngeren Mrs Longfellow ihr Spitzname nicht, oder es waren die Neuigkeiten, die ihr ein Stirnrunzeln entlockten. »Was hast du gesagt?«

Nessa trat vor und stellte sich vor ihre Mutter. »Sergey ist mein Verlobter.«

»Oh.« Madeline war sichtlich überrascht. Sie musterte ihn flüchtig, dann setzte sie ein gekünsteltes Lächeln auf. »Tja, wenn das mal nicht eine verquere Version von *Rate mal, wer zum Essen kommt* ist! Aber jetzt kommt erst mal rein. Ich schmeiße auf der Stelle eine Runde Schnaps.«

Nessa verkrampfte sich am ganzen Leib.

»Das wird nicht nötig sein, Mutter«, sagte sie mit erstickter Stimme. »Ich trinke nicht mehr.«

»Doch nicht für dich«, fauchte sie über die Schulter. »Aber *ich* überstehe das hier nicht ohne.«

Kurz blieben sie stehen, um ihre Mäntel loszuwerden, dann folgten sie Madeline in einen geräumigen, edel eingerichteten Wohnraum. Die drei Personen, die dort in ein Gespräch vertieft gewesen waren, verstummten augenblicklich.

Ein älterer Mann stand auf. Die Strenge stand ihm ins Gesicht geschrieben. »Ich habe nicht erwartet, dass du hier auftauchst.«

»Hallo, Vater«, gab Nessa förmlich zurück. Sie hielt den Rücken kerzengerade.

»Vanessa!« Eine jüngere Frau stand ebenfalls auf. Ihr Lächeln war ebenso strahlend und falsch wie das ihrer Mutter. »Spielst wohl die Rückkehr der verlorenen Tochter, hm?«

Vanessa erwiderte die angedeutete Umarmung der anderen Frau nicht. »Hallo, Christina.«

Das war also die Schwester – was im Umkehrschluss bedeutete, dass der zweite Mann, der mit weit aufgerissenen Augen beide Frauen anstarrte, Graham sein musste.

»Jetzt komm schon«, lachte Christina. »Ich hab dich ja seit Jahren nicht mehr gesehen! Begrüßt man sich so in Kalifornien? Ich dachte eigentlich, dort wären sie entspannter.« Sie trat einen Schritt zurück und musterte Vanessa von Kopf bis Fuß. »Läuft es nicht mehr gut bei dir im Westen? Ist das der Grund, warum du hier bist?«

Verdammt. Kein Wunder, dass Nessa nicht hatte herkommen wollen. Selbst Sergey kam sich vor, als wäre er binnen weniger Minuten inmitten einer Herde Wölfe im Schafspelz gelandet.

»Kalifornien ist ganz wundervoll«, sagte Nessa mit warmer Stimme. »Ich liebe mein Leben dort.«

»Na ja, ist wahrscheinlich auch eine ganz andere Welt.« Christina wandte sich ihrer Großmutter zu, wobei sie Sergey ignorierte. »Hi, Nana.«

Nana Belle bot ihr die Wange zu einem Küsschen dar. »Christina.« Sie nickte über die Schulter hinweg den Männern zu. »Sohn. Gareth.«

»Oh, Nana! Wie oft soll ich es dir noch sagen? Er heißt Graham.«

»Wo ist Katherine?«, wollte Nessa wissen.

»Sie ist mit ihrem Ehemann verreist.« Madelines Stimme vibrierte. Sergey rief sich in Erinnerung, wie Nessa ihm von der »guten Partie« berichtet hatte, die ihre zweite Schwester gemacht hatte. Er war froh, dass zumindest sie fehlte. So hatten sie einen Gegner weniger.

Im nächsten Moment bedachte Franklin Douglas Longfellow Sergey mit einem unheilvollen Blick. »Und wer ist das?«

»Das ist Sergey Spiceland.«

Vanessa wandte sich zu ihm um und legte ihm demonstrativ die Hand auf die Brust. Er fragte sich, ob irgendjemand das Zittern ihrer Finger bemerkte.

»Mein Verlobter.«

KAPITEL 21

Das Thanksgiving-Essen mit ihrer Familie war mitnichten so schlimm, wie sie es erwartet hatte. Es war noch erheblich schlimmer.

Sie war dankbar, dass nur die Familie – und obendrein nicht einmal die ganze – anwesend war. Angesichts des Tempos, mit dem ihre Eltern den Wein hinunterkippten, würde es eher früher als später zum Eklat kommen.

Das Essen war zwar köstlich, aber sie brachte kaum einen Bissen hinunter. Die Säure schien ihren Magen regelrecht zu zerfressen. Innerlich brodelte sie vor Zorn, weil sie alle derart desinteressiert auf Sergey reagiert hatten. Sie war sich immer noch nicht sicher, ob es daran lag, dass sie überhaupt jemanden mitgebracht hatte, oder daran, dass es sich um ihn im Besonderen handelte und sie ihn als ihren Verlobten zu bezeichnen wagte.

Sie kaschierte ihre Wut unter einer dünnen Tünche aus Höflichkeit. Nichtsdestotrotz: Das hier waren Haie, die um ihre Opfer kreisten und nur darauf warteten, zum Angriff überzugehen.

Es begann mit ganz harmlosen Fragen. Was er beruflich tue. Wie sie sich kennengelernt hätten. Was ihren Vater wohl zu dieser Frage veranlasst hatte? Sergey spielte seine Rolle gut, aber sie konnte die Anspannung in seinen Schultern sehen und hörte es an seinen knappen Antworten. Er war jetzt schon an seine Grenzen geraten. Doch ihr war klar, dass ihm das Schlimmste noch bevorstünde.

Der Rest der Gesellschaft aß und trank – und trank immer mehr. Als der Wein zur Neige gegangen war, gingen sie zu Brandy über. So gemein waren sie nicht, als dass sie ihr auch etwas angeboten hätten. Das wäre nicht die Art ihres Vaters gewesen. Doch ein Glas stand stets in ihrer Reichweite, genau wie eine Flasche, und ihre Schachtel mit Magentabletten war leer, noch bevor der Hauptgang serviert wurde.

Bis zum Dessert war Franklin Douglas Longfellow zur Höchstform aufgelaufen. »Nur dass ich Sie jetzt richtig verstehe. Meine älteste Tochter macht also die Beine breit für einen weißen Cop. Du erfüllst also auch weiterhin keine einzige Erwartung, die wir je in dich gesetzt haben. Einmal mehr beweist du uns, wie schwach du bist.«

»Franklin!« Nanas Stimme klang tadelnd, doch der Mann ignorierte seine Mutter.

»Hast du wirklich kein bisschen Stolz?«

»Sir!« Sergey sprang auf. »Ich lasse nicht zu, dass Sie Nessa dermaßen respektlos behandeln.«

Ihr Vater schob seinen Stuhl ebenfalls zurück und stand auf. »Ach, tatsächlich? Sie ist meine Tochter, und in meinem Haus werde ich so mit ihr reden, wie es mir Spaß macht!«

»Sie ist Ihre Tochter, und Sie behandeln sie wie Abschaum. Weniger als das. Sie ist eine brillante Wissenschaftlerin, eine gefragte Dozentin, eine loyale Freundin und eine warmherzige, liebevolle Frau. Sie ist alles, was Sie sich an einer Tochter nur wünschen könnten.«

»Sie ist eine Alkoholikerin, die trotz ihrer Sauferei mehr Glück als Verstand hatte und ein paar Erfolge erzielt hat. Sie müssen sie mir gegenüber nicht verteidigen.«

»Sie haben recht. Ich muss sie nicht verteidigen. Sie kann für sich selbst sprechen. Aber weil sie Sie respektiert, wird sie Sie nie auf die gleiche Weise angehen, wie Sie es gerade mit ihr getan haben. Und weil ich sie respektiere und liebe, werde ich sie beschützen und vor jedem verteidigen, der ihr einreden will, dass sie nicht die fantastische Frau wäre, die sie tatsächlich ist.«

»Sergey …« Sie legte ihm die Hand auf den Arm. Die Muskeln unter ihrer Hand waren steinhart – ein stummes Zeugnis seiner Wut.

»Offensichtlich wissen Sie nichts von Ihrer Tochter, daher will ich es Ihnen vor Augen führen. Dr. Vanessa Longfellow ist ein renommiertes Mitglied des Kollegiums der Herscher University und des dortigen Wissenschaftsgremiums. Wenn sie nicht gerade Studenten dazu inspiriert, ihren Horizont zu erweitern, ermutigt sie Highschool-Schüler dazu, nach den Sternen zu greifen. Zudem arbeitet sie als Beraterin für wissenschaftliche Dokumentarfilme und publiziert ihre Forschungsergebnisse in Fachzeitschriften. Und trotz all dieses beruflichen Engagements ist sie für ihre Freunde da – und ihre Freunde für sie. *Wir* sind ihre Familie, und Crimson Bay ist ihre Heimat. Wir sind glücklich und dankbar, sie bei uns zu haben.«

»Sergey«, flüsterte sie. Sie war von seiner Brandrede dermaßen überwältigt, dass sie kaum einen Ton herausbrachte. Niemand hatte jemals so vehement für sie gekämpft. Er hätte nicht kommen müssen, er hätte ihr nicht zur Seite stehen müssen, er hätte sich dem Zorn ihres Vaters nicht stellen müssen – und doch hatte er sich dazu entschieden. Weil er sie liebte. In diesem Augenblick hätte sie selbst ihn nicht mehr lieben können.

Bedächtiger Applaus durchbrach die angespannte Stille. »Gratuliere, Söhnchen«, höhnte Franklin Longfellow, und seine Stimme triefte vor Sarkasmus. »Da hat man Sie ja ganz ordentlich vor den Karren gespannt. Sie benutzt Sie doch bloß!«

»Ich bin nicht Ihr Söhnchen, und dafür danke ich Gott. Aber noch einmal: Sie wissen rein gar nichts über Ihre Tochter.«

»Ich weiß mehr als Sie. Ich weiß beispielsweise, dass sie ein Fehler der Natur ist. Sie hätte ein Junge werden sollen, aber nicht einmal das hat sie hingekriegt. Und das war nur der Anfang eines ganzen Lebens, das nur aus Fehlern besteht.«

Schmerz zuckte heiß durch sie hindurch. Wie konnte dieser Mann sie nur immer wieder dermaßen verletzen?

»Es ist verdammt noch mal nicht meine Schuld, dass ich nicht als Junge geboren wurde!«

»Du kannst einfach nichts richtig machen!«, schrie ihr Vater sie an. »Das konntest du noch nie! Du konntest noch nicht mal ein anständiger Junge werden!«

»Franklin!« Nanas Stimme klang tadelnd, aber kein bisschen schockiert.

Nessa ballte die Fäuste. »Ich werde mich nicht dafür entschuldigen, dass ich nicht der Sohn geworden bin, den du dir gewünscht hast.« Sie bemühte sich um Ruhe in der Stimme. »Ich bin das, wozu die Natur mich gemacht hat.«

Ihr Vater kippte seinen Drink hinunter. »Ein Freak – dazu hat die Natur dich gemacht. Zu nichts anderem.«

»Franklin Douglas Longfellow«, wiederholte Nana. »Jetzt reicht es!«

Nessa runzelte verwirrt die Stirn. In Nanas Stimme schwang etwas mit: eine Warnung vor mehr als nur grobem Verhalten. »Was ist hier los, Nana?«

»Oh, mein Gott ...« Ihre Schwester schlug sich theatralisch die Hand vor den Mund und riss die Augen weit auf. »Du weißt es gar nicht, oder?«

Galle stieg in ihr hoch. Sie wollte es nicht hören. Sie schien auf eine Klippe zuzurasen, und ihre Familie feuerte sie auch noch an.

»*Was* weiß ich nicht?«

»Du wurdest als Junge geboren.«

Ihr wurde eiskalt. »Wie bitte?«

»Eigentlich als beides ... Du hattest beide Geschlechtsteile.«

Vanessa starrte ihre Schwester an. Sie war kaum fähig, deren Worte zu verarbeiten. »Du bist echt unglaublich. Warum solltest du so etwas Abartiges erfinden, nur um mich zu verletzen?«

»Weil es stimmt«, warf ihre Mutter ein und nahm einen großen Schluck aus ihrem Glas. Sie war mittlerweile ebenfalls beim Brandy gelandet.

»Wovon redet ihr? Ich bin eine Frau. Ich habe Brüste. Ich habe meine Periode. Ich bin weiblich.«

»Ja, bist du«, bestätigte ihre Mutter und leerte ihr Glas. »Der Penis war bloß ein Überrest ... und nicht funktionstüchtig. Deine weiblichen Geschlechtsteile waren, soweit die Ärzte es erkennen konnten, intakt. Ich hab der Entfernung der männlichen Organe eine Stunde nach deiner Geburt zugestimmt. Dein Vater war noch bei einer OP, und ich ... Ich hielt es für angebracht, das sofort regeln zu lassen.«

Der Schmerz durchbohrte Nessa wie ein Schwert, und nur die jahrelange Übung verhinderte, dass sie ihn nicht offen zeigte.

Genau das war wahrscheinlich der Augenblick gewesen, in dem ihr Vater angefangen hatte, sie zu hassen – weil sie nicht der Sohn geworden war, den er sich erhofft hatte.

»Dad hat es mir vor ein paar Jahren erzählt«, warf Christina ein und stieß damit das sprichwörtliche Messer noch tiefer in Nessas Brust.

»Und du hast es Graham erzählt.« Sie sah ihren einstigen Verlobten an. Zumindest hatte er den Anstand, schuldbewusst dreinzublicken und ziemlich elend zu wirken.

»Aber natürlich! Es wäre schließlich nicht fair gewesen, ihm nicht zu erzählen, worauf er sich einlassen würde. Wer will schon einen Freak heiraten?« Christina keuchte in offensichtlich gespieltem Bedauern. Dann warf sie Sergey einen übertrieben reuevollen Blick zu. »Ups. Sorry, Sergey – so heißen Sie doch? Es muss ein Schock für Sie sein, all das zu erfahren ... aber fair ist nun mal fair.«

»Daran ist ganz und gar nichts fair«, erwiderte er, trat an Nessas Seite und nahm ihre Hand. »Überhaupt nichts.«

Sie wusste seine demonstrative Unterstützung zu schätzen, war sich in diesem Augenblick aber alles andere als sicher, ob es hier nur mehr um Show ging oder ob es ihm selbst in einer solchen Situation ein natürliches Bedürfnis war, sich vor die Schwächste in der Runde zu stellen.

So würdevoll wie nur möglich reckte sie das Kinn nach vorn. Sie war vielleicht die Schwächste, und womöglich war sie ein Freak. Aber verflucht wollte sie sein, wenn sie diese Schwäche auch zeigte. Nicht mehr. Nie wieder.

»Tja, das war wirklich ein nettes Thanksgiving, nicht wahr? Wahrscheinlich sollte ich dafür dankbar sein. Mein Leben lang habe ich mich gefragt, warum ihr mich hasst, und heute habe ich endlich erfahren dürfen, dass der Grund dafür ein Umstand ist, der sich immer schon meiner Kontrolle entzogen hat. Damit seid *ihr* gescheitert, nicht ich.« Sie sah sie der Reihe nach an. »Ich habe Sergey gewarnt, dass dieses Familienzusammentreffen nicht gerade vergnüglich sein würde. Aber ihr alle habt eure ach so kultivierte Einstellung zur Moral noch deutlicher demonstriert, als ich es je erwartet hätte. Mit euch bin ich fertig. Ich bin mit dieser Familie fertig. Ich werde nicht länger das Anhängsel dieses Hyänenpacks sein. Ich hoffe, der Rest eures Lebens verläuft so schön, wie eure Verbitterung es eben zulässt.« Sie sah ihre Großmutter an. »Wenn du noch bleiben willst …«

»Nein.« Mit Sergeys Hilfe stand Nana Belle auf. »Sogar diese alten Knochen haben für heute genug.«

Nessa sollte sich später nicht einmal mehr daran erinnern können, ob hiernach noch jemand etwas gesagt oder getan hatte. Sie konzentrierte sich nur noch darauf, aus dem Haus und in ihren Wagen zu flüchten. Sie rutschte hinters Steuer, während Sergey Nana Belle auf den Rücksitz half.

»Bist du fit genug, um zu fahren?«, fragte er vorsichtig.

Sie nickte, blickte aber unverwandt geradeaus. Sie brachte keinen Ton heraus. Konnte weder ihm noch ihrer Großmutter in die Augen sehen. Ihr schwirrte noch immer der Kopf von allem, was sie gerade erfahren hatte.

»Du wusstest es«, sagte sie, als sie vor der Haustür ihrer Großmutter hielten. »Du wusstest es, aber du hast mir nie etwas gesagt.«

»Du bist meine Enkelin, Nessa«, erwiderte Nana Belle. »Das warst du immer. Und wirst es immer sein.«

Sie nickte. Es wäre nicht fair gewesen, wütend auf den einen Menschen zu sein, der sie ihr ganzes Leben lang bedingungslos unterstützt und geliebt hatte. Außerdem hätte sie für Wut mehr Kraft haben müssen, als sie momentan aufbringen konnte. Sie spürte nur noch eine ungeheure Kälte.

Und Durst.

»Ich werde nie wiederkommen, Nana«, sagte sie bedächtig. »Das verstehst du hoffentlich? Ich weigere mich, so etwas noch einmal durchstehen zu müssen.«

»Ich weiß«, antwortete ihre Großmutter. »Es tut mir unendlich leid, dass ich dich darum gebeten habe zu kommen. Ich hatte gehofft, es würde diesmal anders laufen.«

»So läuft es doch seit Jahrzehnten«, entgegnete sie. »Er wird sich nie ändern.«

Nana Belle seufzte, als sie die Tür aufschloss. »Ich glaube, ich werde euch an Weihnachten besuchen. Sofern ihr mich denn bei euch sehen wollt.«

Erschrocken keuchte Nessa auf, als der erste Riss in ihrem Eispanzer aufbrach. »Aber natürlich, Nana!« Sie fiel ihrer Großmutter um den Hals. »Du bist immer willkommen. Ich liebe dich!«

»Ich liebe dich auch, mein Kind.« Sie sah Sergey an. »Sorgen Sie für sie – um meinetwillen.«

Auf der Rückfahrt ins Hotel herrschte Stille im Auto, und diese Stille fühlte sich schier unüberwindbar an. Erst als sie auf ihrem Zimmer waren, wurde es ihnen beiden zu viel.

»Es tut mir so leid«, sagte Sergey niedergeschlagen und lehnte sich an die Tür.

»Was?«, fragte sie. »Du hast schließlich nichts damit zu tun.«

Er biss die Zähne zusammen. »Es tut mir leid, dass ich an dir gezweifelt habe. Ich konnte einfach nicht glauben – und kann es immer noch nicht –, dass Menschen ihr eigen Fleisch und Blut auf diese Weise behandeln.«

»Tja. Willkommen in meinem Leben.«

Er musterte sie, wartete darauf, dass sie noch etwas sagen würde.

»Willst du darüber reden?«, fragte er, als sie stumm blieb.

»Nein. Ich will duschen. Ich muss dieses Treffen von mir abwaschen.«

»Was kann ich für dich tun?«

Sie wusste es zu schätzen, dass er überhaupt fragte, wirklich. Aber sie musste jetzt eine Weile allein sein. »Würde es dir etwas ausmachen, ein bisschen Eis und ein paar Flaschen Wasser zu holen? Ich habe furchtbaren Durst.«

»Natürlich macht es mir nichts aus.« Er küsste sie auf den Scheitel und nahm dann den Eiskübel zur Hand. »Ich bin gleich wieder da.«

Kaum war er fort, zog sie sich aus. Im Bad drehte sie die Dusche heiß auf, dann schaltete sie den Abluftventilator ein, damit der Dampf abzog. Unter dem heißen Strahl schmolz ihre Eisschicht dahin, und die Knie gaben unter ihr nach.

Sie weinte. Sie weinte um das Kind, das sie gewesen war. Sie weinte um das Kind, das sie hätte sein sollen. Sie weinte um die vielen Jahre, die sie an den Alkohol und an Schuldgefühle verloren hatte. Sie weinte, bis nichts mehr in ihr war.

Nichts als ihr Durst.

KAPITEL 22

Ihre Stärke zu beweisen, indem sie sich ihrer größten Schwäche stellte, war keine ihrer besten Ideen gewesen. Aber anscheinend war dieses Wochenende prädestiniert für schlechte Ideen.

Nessa saß an der Bar und starrte die hinter dem Tresen aufgereihten Spirituosen an. Sie glitzerten wie kostbare Schätze im gedämpften Licht und versprachen die magische Linderung all ihrer Schmerzen. Dass dieses Versprechen nur ein trügerisches Hirngespinst war, spielte dabei keine Rolle. Und es spielte auch keine Rolle mehr, dass ihre Erfahrung inzwischen eindeutig zeigte, dass der Alkohol immer nur ein Placebo und kein Allheilmittel gewesen war. Die Wunden und das Leid waren nach jedem Rausch immer noch da gewesen. Trotzdem starrte sie die Flaschen an. Trotzdem hatte sie immer noch Durst.

Los, flüsterte eine Stimme in ihrem Kopf. *Du bist doch ohnehin eine Versagerin und seit dem heutigen Tag vollends am Boden. Du bist schwach. Darauf kannst du genauso gut einen Toast ausbringen, deine Sorgen im Alkohol ertränken und die Schreie in deinem Inneren wieder zum Schweigen bringen.*

Doch sie konnte es nicht. Sie hatte Sergey hierher ins kalte Hinterland Michigans geholt. Sie hatte ihn ihrer Familie ausgesetzt. Sie trug eine Verantwortung für ihn, und die bestand darin, ihn wieder sicher ins heimische Crimson Bay zurückzubringen. Sie durfte sich jetzt nicht gehen lassen.

Sie hatte seine Erwartungen zutiefst enttäuscht – und damit auch ihre eigenen Erwartungen. Das schmerzte, und es brachte nach und nach ihre sorgsam errichtete Fassade zum Einsturz. Es war nur mehr eine Frage der Zeit, bis sie vollends am Boden läge.

Sie würde sich bei ihm entschuldigen müssen. Vielleicht würde er es ja nicht so sehen, aber es nagte an ihr, dass ihre Familie auch ihn so grausam behandelt hatte, und das nur, weil er mit ihr zusammen war. Dafür konnte sie ihn gar nicht oft genug um Verzeihung bitten. Und dann diese letzte Enthüllung ...

Sie verstärkte den Griff um ihr Glas. Wie lange hatte sie vergeblich darauf gehofft, dass die Dinge sich ändern würden, dass man es ihr verzeihen würde, dass sie ... einfach sie selbst war.

Ihre Haut prickelte, als käme ihr jemand zu nah.

»Was hat eine hübsche Lady denn hier zu suchen, und warum trinkt sie allein?«

»Das geht Sie gar nichts an. Und außerdem trinke ich nicht.«

Der Mann beugte sich näher zu ihr herüber, bis sie seinen verärgerten Blick sehen und den Alkohol in seinem Atem riechen konnte. »Und was zur ...«

»Und allein ist sie auch nicht.« Im nächsten Moment schob sich Sergey zwischen sie und den betrunkenen Mann. »Oh, Nessa ...«

Als sie die Enttäuschung in seiner Stimme hörte, kniff sie die Augen zu. Sie fragte sich, ob sie je wieder aus diesem schwarzen Loch herauskäme und ob es überhaupt die Mühe wert wäre, es zu versuchen.

* * *

Er hatte noch eine Viertelstunde lang gewartet, nachdem sie zur Tür hinausgeschlüpft war, ehe er sich angezogen hatte. In einer bösen Vorahnung hatte er den Aufzug in die Lobby genommen und den kurzen Weg zur Bar zurückgelegt.

Hoffentlich irrte er sich. Aber die Kälte, die er intuitiv verspürt hatte, sagte ihm, dass er wahrscheinlich recht behalten würde.

Er fand sie tatsächlich an der Bar, wo sie geistesabwesend ein kleines Glas in der Hand hin und her drehte, das mit einer goldenen Flüssigkeit gefüllt war, die er nicht identifizieren konnte. Er erschauderte.

Sobald der aufdringliche Kerl sich verzogen hatte, setzte er sich wortlos auf den Barhocker neben sie. Er wusste nicht, was er sagen sollte oder konnte.

Irgendwann warf sie ihm einen flüchtigen Seitenblick zu, bevor sie wieder auf ihr Glas hinabstarrte. »Ich nehme an, du hast gar nicht mehr geschlafen, als ich das Zimmer verlassen hab, hm?«

»Nein«, gab er zu. Verunsichert fuhr er sich mit den Händen über die Oberschenkel. »Soll ich vielleicht jemanden für dich anrufen?«

Sie brauchte einen Augenblick, um zu antworten. »Nein.« Dann schob sie ihm das Glas entgegen. »Ist nur Gingerale. Du kannst einen Schluck probieren, wenn du willst.«

Die Erleichterung war schier überwältigend. »Das muss ich nicht. Ich vertraue dir.«

»Wenigstens einer von uns beiden tut das«, sagte sie und lachte kurz auf. Dann ballte sie die Fäuste und drillte sich die Fingernägel in die Handflächen. »Ich wollte es. Gott, ich wollte es so sehr. Ich hab so verdammt großen Durst.«

Das leise Eingeständnis erschütterte ihn. Er legte die Hand über ihre Faust. »Aber du hast es nicht getan. Konzentrier dich darauf.«

»Das versuche ich gerade.« Sie seufzte erschöpft. »Ich wusste, dass es furchtbar werden würde, weil es schon immer furchtbar war. Sie können anscheinend nicht anders. Vielleicht bin ich ja auch der geborene Prügelknabe. Ich wusste genau, wie es laufen würde. Und trotzdem bin ich wieder hingegangen.«

»Es ist deine Familie«, antwortete er, als würde das alles erklären. Er war hin- und hergerissen zwischen schmerzhaftem Mitgefühl und einer brennenden Wut auf ihre Angehörigen. »Es ist schwer, sich vom eigenen Fleisch und Blut abzuwenden.«

»Das stimmt. Ich bin ans andere Ende des Landes gezogen, um Luft zum Atmen zu haben, und trotzdem war es nicht genug. Es ist nie genug. Ich bin nur um Nana Belles willen wiedergekommen, und sie ... haben mich in der Luft zerfetzt. Und jetzt sitze ich hier an einer Bar und wünsche mir nichts sehnlicher, als dass ich statt Gingerale einen Wodka bestellt hätte.«

Er legte ihr den Arm um die Schultern, wollte sie vor ihrem Schmerz, ihrer Familie, ihrem Verlangen nach Alkohol schützen. Doch diesen Drachen würde er nicht erschlagen können, und die Hilflosigkeit machte ihm zu schaffen.

Er schob das Gefühl beiseite und konzentrierte sich stattdessen nur auf sie und ihren Schmerz.

»Willst du noch bleiben?«, fragte er sie leise.

»Nein. Ich hab mein Soll an der Bar für heute erfüllt. Gehen wir.«

Zurück in ihrem Zimmer, lehnte er sich an die Tür. Er war wild entschlossen, ihr zu helfen. »Möchtest du jetzt darüber reden?«

»Nein«, erwiderte sie aufrichtig. »Aber wahrscheinlich sollten wir es trotzdem tun, damit du eine vernünftige Entscheidung treffen kannst.«

»Was sollte ich denn entscheiden?«, fragte er, und ihn beschlich eine böse Vorahnung.

Statt zu antworten, ließ sie sich erschöpft auf die Bettkante sinken, und bei diesem Anblick loderte erneut Wut in ihm auf – Wut auf ihre Familie, die diese wundervolle, atemberaubende Frau als verbalen Punchingball benutzt hatte.

»Sergey …«

»Nein.« Sein Magen zog sich zusammen.

Sie versuchte sich an einem Lächeln. »Ich hab doch noch gar nichts gesagt.«

»Was immer du sagen willst, die Antwort lautet Nein.«

Sie wandte den Blick ab. »Es ist aber das Beste, Sergey.«

»Für wen?«

»Für dich.«

»Darf ich jetzt nicht mal mehr selbst entscheiden, was das Beste für mich ist?«

»Ach, Sergey …« Sie seufzte. »Ich kann nicht … Ich kann nicht das sein, was du dir von mir wünschst.«

»Was wünsche ich mir denn deiner Meinung nach?«

»Du brauchst jemanden, der stark genug ist, um dir das zu geben, was du brauchst. Du hast doch inzwischen gesehen, was ich bin. Ein einsames, schwaches Mädchen, das ein Problem mit seinem Daddy hat. Ich bin nicht stark.«

»Bestens«, konterte er. »Starke Leute zerbrechen nämlich leichter. Du bist widerstandsfähig. Du beugst dich, wenn es nötig ist, aber du zerbrichst nicht.«

»Ich wäre beinahe zerbrochen. Dort unten an der Bar …«

»Aber so weit ist es nicht gekommen.«

»Ich war kurz davor.« Ihre Stimme war nur mehr ein Flüstern. »Ich habe mir so verzweifelt einen Drink gewünscht …«

»Aber du hast ihn dir weder bestellt noch getrunken. Du hast dich gebeugt, bist aber nicht zerbrochen.«

»Weil ich schon viel früher zerbrochen bin. Schon vor langer Zeit.«

Eine weitere Woge des Zorns erfasste ihn. »Deine Familie hat versucht, dich kaputt zu machen. Und als ihnen das nicht gelungen ist, haben sie versucht, dir einzureden, du würdest deinen eigenen Zusammenbruch alsbald selbst herbeiführen.« Er trat auf sie zu, nahm ihr Gesicht zwischen seine Hände und wischte ihr mit den Daumen die Tränen weg. »Aber wenn das der Fall gewesen wäre, dann müssten wir dich jetzt wieder nüchtern kriegen. Dann hättest du all dem zugestimmt, was sie über dich, mich und uns gesagt haben. Du würdest dich nicht annähernd um deine Freunde, deine Studenten und dein Leben in Crimson Bay scheren. Wenn du dich hättest zu Boden zwingen lassen, wäre ich nicht mehr hier, denn da könnte ich bei dir nicht so sein, wie ich bin.« Er nahm ihre Hände. »Du hast dich nicht kaputt machen lassen, Nessa. Und vielleicht ist deine Familie nur deshalb auf dich losgegangen – weil diese Leute genau wissen, dass du trotz all der Dinge, die sie dir angetan haben, erfolgreich und stark bist. Und das missfällt ihnen.«

Sie schüttelte den Kopf, glaubte ihm nicht. »Jetzt weißt du jedenfalls alles.« Ihre Stimme klang hohl. »Jetzt weißt du, warum niemand je mein wahres Ich zu Gesicht bekommt, warum ich immer eine Rolle spiele. Es ist so verdammt hart, immer perfekt sein zu müssen und klug und erfolgreich und nett – in der Hoffnung, mir eines Tages doch noch die Anerkennung eines Mannes zu verdienen, der mich in Wahrheit schon seit meiner Geburt ablehnt. Es treibt mich an den Rand eines Abgrunds ...«

»Dann hör auf damit. Hör mit dem ganzen Mist auf und sei endlich du selbst.«

»Und wer sollte das sein? Die Versagerin? Die Alkoholikerin? Die Neunjährige, die sich verzweifelt nach der Zuneigung ihres

Vaters sehnt? Das Mädchen, das beinahe als Junge zur Welt gekommen wäre? So eine will doch niemand haben.«

Sie atmete scharf ein, als ihr klar wurde, was sie da gerade gesagt hatte.

»Niemand will so eine haben«, wiederholte sie flüsternd und erschauderte selbst vor Entsetzen.

»Das ist doch nicht wahr!«, hielt er dagegen. Wie sehr er sich wünschte, sie zu erreichen, ihr alles begreiflich zu machen. »*Ich* will dich. Ich will dich ganz und gar.«

Sie stand auf, rieb sich mit den Händen übers Gesicht.

»Ich bin müde«, sagte sie und schleuderte die Schuhe von den Füßen. »Ich will noch ein bisschen schlafen, und dann rufe ich meinen alten Betreuer an. Auch wenn ich keinen Drink bestellt habe, saß ich an dieser Bar und habe darüber nachgedacht, und das ist für mich ein riesiger Rückschritt.«

Sie zog sich bis auf die Unterwäsche aus und schlüpfte unter die Decke.

»Ich schleiche auch nicht wieder raus, Sergey«, sagte sie und drehte ihm den Rücken zu. »Du musst die Tür nicht bewachen.«

»Ich weiß«, antwortete er, und ihm blutete das Herz.

Er schälte sich aus seinen Klamotten, schaltete das Licht aus und kroch neben ihr ins Bett, zog sie dicht an sich, schmiegte sich an ihren Rücken und hoffte inständig, für sie da sein zu können. Doch er wusste auch, dass das nicht genug wäre. Und er fragte sich Mal ums Mal, ob das, was er ihr zu bieten hatte, jemals genug sein würde.

KAPITEL 23

Kaffeeduft drang in ihre dunklen Träume. Sie schlug die Augen auf, und ihr Blick fiel auf Sergey, der neben dem Bett stand. Er war vollständig angezogen und hielt zwei Becher in den Händen.

»Sorry, dass es nicht dein Lieblingstee ist«, sagte er und stellte einen Becher auf dem Nachttisch ab. »Aber es gab in Laufweite nirgends ein anständiges Café.«

»Ist doch toll. Danke, dass du Kaffee besorgt hast.« Ihre Stimme klang heiser. Kein Wunder, nachdem sie die halbe Nacht geweint hatte.

Mein Gott, wie viel sie Sergey zugemutet hatte! Auf all das hatte er gar nicht gefasst sein können. Da spielte es auch keine Rolle mehr, dass sie versucht hatte, ihn zu warnen. Sie hatte gewusst, wie schlimm es werden würde. Sie hatte gewusst, dass jedes einzelne Familienmitglied außer ihrer Großmutter sie aufs Korn nehmen und attackieren würde, bis sie ihre Achillesferse gefunden hätten. Trotz ihrer Bemühungen, trotz Sergeys Anwesenheit – oder vielleicht gerade deshalb – hatten sie sich wie Hyänen auf ihre Beute gestürzt.

Sie musste sich zusammenreißen. Sie befanden sich mehrere Tausend Meilen von der Heimat entfernt. Sie musste dafür sorgen, dass sie nach Kalifornien zurückkehrten und dass es Nana Belle gut ginge. Sie musste hocherhobenen Hauptes dieses Hotel verlassen und Nessa, die Unbekümmerte, spielen, auch wenn ihr kein bisschen danach zumute war. Gerade weil ihr nicht danach zumute war.

Lass dir deinen Schmerz nicht anmerken. Lass dir deine Schwäche nicht anmerken. Gib ihnen nicht noch mehr Munition.

Sergey ließ sie nicht aus den Augen. Bestimmt rechnete er damit, dass sie jeden Augenblick in sich zusammensinken könnte. Sie würde ihm zeigen müssen, dass sie sich im Griff hatte, auch wenn es eine Lüge wäre.

»Ist der Knutschfleck noch da?«, fragte sie beiläufig und griff nach ihrem Kaffeebecher.

Er tastete nach der Kette. »Ja.«

»Lass mal sehen.«

Einen Augenblick lang glaubte sie, er würde sich weigern. Dann stellte er seinen Becher auf dem Nachttisch ab und begann, sich das Hemd aufzuknöpfen. Zwei Knöpfe, drei, dann vier, bis er ihr den Fleck enthüllt hatte.

»Schön«, flüsterte sie. »Wie Jupiters Großer Roter Fleck. Aber ich glaube, du könntest noch einen brauchen – vielleicht ein Stück weiter unten.«

Entsetzt sah er sie an. »Nein, der eine reicht.« Er knöpfte das Hemd wieder zu und schob den Anhänger unter den Kragen. »Ich dachte, du würdest vielleicht noch bei deiner Großmutter vorbeischauen wollen, bevor wir zum Flughafen fahren. Sie hat ein paarmal angerufen, um sich nach dir zu erkundigen.«

Dass er sie zurückgewiesen hatte, erschütterte sie zutiefst. Wenn er den Anhänger abgenommen und auf den Nachttisch gelegt hätte, hätte es nicht weher tun können. Sie griff nach dem Kaffee und hoffte, das dampfende Gebräu würde die Kälte aus ihren Knochen vertreiben.

»Nein«, sagte sie schließlich in gleichmütig gelassenem Ton, als müsste sie einem ihrer Studenten erklären, warum er in ihrem Seminar durchfallen werde. »Wenn ich dort hingehe, braucht sie nur einen einzigen Blick auf mich zu werfen, um zu sehen, dass ich fast eingeknickt wäre. Ich will sie damit nicht belasten.«

»Okay.«

Seine zögerliche Antwort zeigte ihr, dass er mit ihrer Entscheidung nicht einverstanden war, aber das war ihr egal. Sie ging jetzt schon auf dem Zahnfleisch. »Gib mir einfach einen Moment, damit die Wirkung des Koffeins einsetzen kann. Dann ziehe ich mich an und pack meine Sachen.«

Er warf ihr einen bedeutungsschweren Blick zu. »Wolltest du nicht deinen Betreuer anrufen?«

Sie hätte beinahe gelacht. Sie hatte so vieles gewollt, aber all das schien inzwischen um Lichtjahre in die Ferne gerückt zu sein. »Vor allem will ich so schnell wie möglich zurück nach Kalifornien. Das ist momentan das Einzige, was ich will. Hier hab ich nichts mehr verloren.«

Nessa, die Unbekümmerte. Das musste sie jetzt sein. *Lass dir deinen Schmerz nicht anmerken. Lass dir deine Schwäche nicht anmerken. Gib ihnen nicht noch mehr Munition.*

Und scheinbar war Sergey über Nacht zu einem von »ihnen« geworden.

* * *

Er war drauf und dran, sie zu verlieren.

Dessen war er sich mit jeder Meile sicherer, die sie ihrer Heimatstadt entgegenflogen. Mit der Sonnenbrille auf der Nase hatte sie während des Flugs vorgegeben zu schlafen. Sie hatte sich hinter jener stoischen Maske versteckt, die er bislang nur von Menschen kannte, die vom Kummer vollends überwältigt worden waren. Er hätte nicht sagen können, ob sie um ihre Beziehung zu ihrer Familie trauerte, um ihn ... oder um beides.

Die Hilflosigkeit machte ihm zusehends zu schaffen. Es war, als hätte ihr Gespräch am frühen Morgen gar nicht stattgefunden. Er drang einfach nicht mehr zu ihr durch. Sie glaubte nicht länger, dass er sie haben wollte. Dass er ihr wahres Ich liebte – und nicht bloß die Frau, die eine Projektionsfläche seiner Wünsche war. Sie schien resigniert zu haben, war kurz davor, aufzugeben. So hatte er sie noch nie erlebt.

Er wollte nichts lieber, als sie vor alledem abzuschirmen, was ihr Glück bedrohte. Es lag ihm einerseits im Blut, andererseits aber wollte er für sie noch viel mehr sein als für alle anderen: Schild und Rüstung zugleich. Die Tatsache, dass er die Schläge nicht hatte abwehren können, traf ihn tief.

Sie ergriff erst wieder das Wort, als sie in die Garage gefahren waren und er den Motor ausschaltete.

»Ich glaube ... Ich glaub, ich brauche jetzt ein bisschen Zeit für mich.«

Er missverstand sie absichtlich. »Gute Idee. Warum gehst du nicht schon mal rein, und ich kümmere mich um das Gepäck? Anschließend kann ich dir ein Bad einlassen.«

»Ich ...« Sie schüttelte den Kopf, schluckte dann aber ihre Antwort hinunter. »Das wird nicht nötig sein, trotzdem danke.«

Bei ihrem förmlichen Ton rieselte es ihm eiskalt über den Rücken. Sie hatte eine Mauer zwischen ihnen beiden errichtet, eine himmelhohe Fassade. Dass sie das getan hatte, um sich zu wappnen – vor ihrer Familie, aber auch vor ihm –, war für ihn einfach nur schmerzhaft.

Im Wohnzimmer nahm sie die Sonnenbrille ab und drehte sich zu ihm um. Die Resignation in ihrem Blick ging ihm durch Mark und Bein.

»Nessa …«

»Es tut mir leid.« Sie atmete bedächtig aus. »Ich weiß, das hab ich im Lauf der vergangenen vierundzwanzig Stunden schon häufiger gesagt, aber ich meine es ernst. Es tut mir zutiefst leid, dass du all das miterleben musstest. Es tut mir leid, dass ich dich dieser Boshaftigkeit ausgesetzt habe, zu der nur meine Familie fähig ist. Ich wusste es vorher, und trotzdem habe ich dich nicht angemessen davor gewarnt. Zum Teufel – da hab ich wirklich einen beschissenen Job gemacht.«

In seinem Magen krampfte sich alles zusammen. »*Ich* bin doch derjenige, der dir Schutz gewähren sollte, weißt du nicht mehr? Der Grundgedanke war doch, die Aufmerksamkeit auf mich abzulenken.«

Sie schüttelte den Kopf. »Ich hätte das nicht zulassen dürfen. Es war dir gegenüber nicht fair. Nichts von alldem war dir gegenüber fair. Ich war nicht fair.«

»Mistress …«

»Nein.« Sie gebot ihm mit erhobener Hand Einhalt. »Nicht … Nessa, nenn mich jetzt einfach nur Nessa.«

Ihm stieg die Galle hoch. Würde sie gleich das Halsband von ihm zurückfordern?

Verzweifelt nestelte er an seinen Hemdknöpfen herum. »Tja, nachdem wir ja jetzt wieder zu Hause sind, möchte ich von dir die Markierung, die du mir heute Morgen versprochen hast.«

»Nein«, wiederholte sie – genauso förmlich, genauso kalt. »Du hattest recht, als du mich zurückgewiesen hast. Ich kann im Augenblick nicht mehr deine Mistress Vivienne sein. Das wäre nicht richtig. Keiner von uns hat dafür momentan den Kopf frei.«

Er wusste insgeheim, dass sie recht hatte, aber das Grauen fraß sich durch seine Eingeweide. »Was hab ich denn falsch gemacht? Sag mir, was ich tun kann, um es wieder in Ordnung zu bringen, und ich werde es tun. Ich schwöre es dir.«

»Du hast gar nichts falsch gemacht, Sergey.«

»Warum stößt du mich dann zurück?«

»Es liegt nicht an dir, sondern an mir.« Sie stieß ein verzweifeltes Lachen aus. »Was für ein Klischee ... Aber es stimmt. Es liegt an mir. Es ist einzig und allein meine Sache. Und diese Sache muss ich erst wieder in Ordnung bringen. Aber das braucht seine Zeit. Offen gestanden, hab ich einfach nicht die Kraft, mich wieder auf Spur zu bringen und gleichzeitig dir zu geben, was du brauchst.«

Fuck. Aus ihrem Mund klang es so, als wäre er ein launisches Kleinkind, das ihre ungeteilte Aufmerksamkeit benötigte. Sie glaubte allen Ernstes, ihn enttäuscht zu haben, doch in Wahrheit war er es doch, der versagt hatte. Wenn er getan hätte, wozu er mitgekommen war, wenn er sie tatsächlich beschützt hätte, hätte sie sich an dieser Bar nicht selbst foltern müssen. Dann hätte sie jetzt nicht diesen geschlagenen Ausdruck im Gesicht, stünde nicht vor ihm und hätte die Arme schützend vor der Brust überkreuzt.

Und sie hätte den Verlobungsring nicht abgelegt.

»Nessa«, flüsterte er und ging vor Schmerz fast in die Knie.

»Bitte, Sergey ... Ich sag ja nicht ... Es ist ja nicht endgültig, okay? Ich brauche einfach ein bisschen Zeit. Das ist alles, worum ich dich bitte.«

»Wie viel Zeit?«, stieß er mühsam hervor, und ihm schnürte sich die Kehle zu.

»Keine Ahnung, aber ich ... Du bist ... an nichts und niemanden gebunden, in Ordnung?«

Sie wollte ihm einen Ausweg bieten, und selbst das tat weh. Er würde gehen müssen, er musste raus hier, bevor er sich entweder winselnd vor ihr in den Staub warf oder aber zurückschlug, weil er derart verletzt war. Und beide Vorstellungen waren unerträglich.

»Okay.« Er hob die Hände. »Okay, wir nehmen uns eine Auszeit. Versprich mir nur, deinen Betreuer anzurufen – und Nana Belle.«

Kurz zuckte ein Ausdruck des Schmerzes über ihr Gesicht, bevor sie wieder ihre unterkühlte Maske aufsetzte. »Ich verspreche es dir.«

Er wollte noch mehr Versprechen von ihr, aber er wusste, dass er damit sein Glück überstrapazieren würde. Ihm blieb nichts anderes übrig, als ihrer Bitte nachzukommen und ihr den Freiraum und die Zeit zu gewähren, die sie verlangt hatte.

Er hoffte nur, dass es nicht für immer wäre.

KAPITEL 24

Nessa war kein bisschen überrascht, als sie durch den Türspion Nadia entdeckte. Sergeys Schwester würde sie wohl kaum am Telefon zur Räson bringen wollen. Nein, ihre Bitch-Talk-Schwesternschaft pflegte Dinge von Angesicht zu Angesicht zu klären – weshalb sie sich auch nicht darüber wunderte, im nächsten Moment auch Audie und Siobhan hinter der Tür zu entdecken.

»Ist doch noch gar nicht Dienstag«, stellte sie fest und machte einen Schritt zur Seite, um ihre drei Freundinnen eintreten zu lassen.

»Du hast uns am Dienstag versetzt«, antwortete Nadia und schob sich an Nessa vorbei. Die anderen folgten ihr. »Und das hier kann nicht länger warten.«

Nessa schob die Tür zu, machte sich aber nicht die Mühe abzuschließen. Nadia würde ihr wahrscheinlich gehörig den Marsch blasen und dann gleich wieder abziehen. Sie sah die anderen an.

»Seid ihr als Zeugen oder als Schiedsrichter hier?«

»Vanessa!«

Sie sah wieder Nadia an, straffte die Schultern und wappnete sich für alles, was Sergeys Schwester ihr gleich an den Kopf werfen würde. Und sie, Nessa, würde es akzeptieren und versuchen, würdevoll zu reagieren und sich zu entschuldigen. Wenn ihre Freundschaft hier endete, würde sie es den anderen nicht mal verübeln können. Die Spicelands nahmen Familienbande sehr ernst. Für sie war Blut dicker als Wasser. »Ja?«

Nadia stürzte sich regelrecht auf sie, schlang ihr die Arme um den Hals und umarmte sie so fest, dass ihr die Luft wegblieb. Verblüfft blieb sie stehen, ohne die Umarmung zu erwidern, und warf Audie und Siobhan einen ratlosen Blick zu.

Beide schienen gleichermaßen erstaunt zu sein.

Und mit einem Mal biss die Furcht zu wie eine Natter. »I-I-Ist etwas mit Sergey? Er ist doch nicht ... Er ist doch nicht ...«

»Nein. Gott, nein!«, antwortete Audie schnell.

Vor Erleichterung hätten ihr beinahe die Beine den Dienst versagt. Zum Glück hielt Nadia sie fest.

»Ich verstehe wirklich nicht, warum du weinst«, sagte Nessa, »statt mich anzuschreien. Bist du gar nicht wütend auf mich?«

»Megawütend!« Endlich ließ Nadia sie los und wischte sich die Wangen trocken. »Du hast Sergey zutiefst verletzt, und du verletzt dich selbst. Und das ist nicht lustig.«

»Du hast mit ihm geredet? Wie geht es ihm?« Sie hatte ihn jetzt schon seit fünf Tagen nicht mehr gesehen, fünf Tage lang nichts von ihm gehört, nicht mit ihm gesprochen, ihn nicht gespürt. Fünf Tage, in denen sie abwechselnd Todesqualen ausgestanden hatte und von einem dumpfen, beständigen Schmerz geplagt worden war.

Nadia zögerte. »Es ... Es geht ihm alles andere als gut. Er gibt sich die Schuld.«

Das schlechte Gewissen raubte ihr fast die Luft zum Atmen. Nessa rieb sich die Brust, um den Herzschmerz zu lindern – vergebens. »Ihn trifft keine Schuld. Ich hab versucht, ihm das klarzumachen ... Er hätte mich niemals vor alldem bewahren können.«

»Vor deiner Familie ...«

Das klang nicht nach einer Frage, trotzdem nickte sie Siobhan zu. »Ja. Er hat mir wahrscheinlich nicht geglaubt, als ich ihm im Vorfeld erzählt habe, wie sie manchmal sein können. Und dann sind sie sogar noch über sich hinausgewachsen ...«

Das war es, was so wehtat. Nicht der Zorn. Sondern die Tatsache, dass sie etwas von ihr wussten – etwas, was ihre Beziehung zu jedem Einzelnen von ihnen beeinflusst hatte –, und dass sie es als Waffe gegen sie eingesetzt hatten. Und zwar mit einer boshaften Freude, um so viel Schaden wie nur irgend möglich anzurichten.

»Hat er es dir erzählt?«, fragte sie mit belegter Stimme. »Hat er dir erzählt, was bei dem Essen passiert ist? Und hinterher?«

Nadia nickte. »Ich habe Audie und Siobhan die Details erspart. Ich habe sie lediglich dazu überredet, heute mit hierherzukommen.«

»Okay.« Sie deutete aufs Wohnzimmer. »Ich erzähle euch alles. Das Zusammentreffen von Sergey mit meiner Großmutter hat keine Wünsche offengelassen, obwohl es mich überrascht hat, dass die beiden mich sogar so weit gebracht haben, einen gespielten Heiratsantrag anzunehmen. Es war fast, als hätten sich die zwei schon im Vorhinein darüber verständigt gehabt. Unglücklicherweise ging danach einfach alles nur noch den Bach runter.«

Sie berichtete ihnen von dem Thanksgiving-Essen mit ihrer Familie und musste sich mächtig zusammenreißen, um nicht erneut von ihren Gefühlen überwältigt zu werden. Ihre drei Freundinnen würden es nachvollziehen können, warum sie so und nicht anders gehandelt hatte und warum sie sich jetzt erst einmal erholen musste, bevor sie ihre Beziehung zu Sergey wieder in Angriff nehmen und versuchen würde, sie notdürftig zu kitten.

»Nessa.« Audies Stimme klang tränenerstickt, als sie die Freundin in den Arm nahm. »Warum hast du uns nie erzählt, wie schrecklich deine Familie wirklich ist?«

»Weil ich wusste, dass ihr niemals mit ihnen zu tun haben würdet. Und auch Sergey hätte nie mit ihnen in Kontakt kommen dürfen. Es war meine Schuld.« Sie breitete die Hände aus. »Ich hätte darauf bestehen müssen, allein nach Michigan zu fliegen. Wenn er all das nicht mitbekommen hätte, hätte ich wieder zu ihm zurückkehren können, und alles wäre gut gewesen.«

»Oder du säßest jetzt womöglich in irgendeinem Hotelzimmer und würdest dich um Kopf und Kragen saufen.«

Sie zuckte zusammen. Und doch war es die Wahrheit. Ihre Familie war ihr Trigger, so war es immer schon gewesen. Sie wusste jetzt, dass sie sich nur auf eine einzige Weise gegen sie wappnen konnte: indem sie sie komplett aus ihrem Leben verbannte. Sie bedauerte nur, dass sie Nana Belle dort zurücklassen und dass die allein mit dem Rest der Familie klarkommen musste.

»Es wäre schlimmer als das gewesen. Ich hätte meine ganze Welt kurz und klein schlagen können – alles, was ich mir jemals aufgebaut habe, alles, was ich je erreicht habe, alles, was mir am Herzen liegt. Ich stand schon am Abgrund. Manchmal habe ich das Gefühl, ich stehe immer noch dort, sogar jetzt, nach fünf Tagen.«

»Also, was können wir jetzt tun?«, fragte Nadia. »Wie können wir diese Sache wieder in Ordnung bringen? Das Team Bitch-Talk steht hinter dir.«

»Das weiß ich, und ich bin euch wirklich dankbar dafür.«

»Aber?«, soufflierte Siobhan.

»Aber das hier ist kein Fall für das Team Bitch-Talk.«

Nadia wirkte getroffen. »Heißt das, du willst die Sache zwischen dir und Sergey nicht wieder in Ordnung bringen?«

»Nadia. Ich liebe deinen Bruder. Ich *liebe* ihn. Er hat verdient, dass ich das Beste für ihn gebe. Aber im Augenblick bin ich am Boden zerstört. Ich brauche alle Kraft, um nicht vollends zusammenzubrechen. Deshalb hab ich ihn gebeten, mir ein bisschen Zeit zu lassen. Ich kann Sergey nicht geben, was er sich von einer Domse wünscht. Ich bin zu tief verletzt – aber immer noch vernünftig genug –, um zu wissen, dass ich mich jetzt nicht auf Machtspielchen einlassen darf und kann. Ich brauche Zeit zu heilen. Ich muss erst mich selbst wieder in Ordnung bringen, damit ich ihn nicht noch mehr in Mitleidenschaft ziehe, als es ohnehin schon der Fall ist.«

»Okay«, murmelte Nadia und wischte sich über die Augen. »Das kann ich nachvollziehen. Und ich liebe dich umso mehr, weil du an meinen Bruder und an seine Bedürfnisse denkst. Trotzdem bin ich immer noch wütend auf dich, weil du allen Ernstes glaubst, dass du dies alles hier allein durchstehen müsstest.«

»Ich suche mir Hilfe«, versicherte Nessa sofort. Sie wollte ihren Freundinnen zeigen, dass sie sich bemühte und nicht nur im Selbstmitleid suhlte. »Ich rede mit meinem alten Betreuer und gehe wieder zu den Treffen der Anonymen Alkoholiker. Und ich suche mir hier vor Ort einen neuen Therapeuten.«

»Wie wäre es mit Nolans Onkel, Neil Reid?«, schlug Audie vor. »Der ist Psychiater. Außerdem ist er mit unkonventionellen Lebensentwürfen vertraut. Er kann dir garantiert dabei helfen, ein paar deiner Probleme anzugehen, und dir Tipps geben, wie du wieder die Kraft findest zu heilen.«

»Das ist eine gute Idee.« Sie schüttelte den Kopf. Sie hatte Nolans Onkel und seine Tanten kürzlich erst bei Audies Geburtstagsfeier kennengelernt und das Trio ausgesprochen sympathisch in Erinnerung. »Warum ist mir dieser Gedanke nicht selbst gekommen?«

»Weil du betriebsblind bist«, antwortete Audie. »Wenn du willst, ruf ich ihn an und organisiere dir einen ersten Termin. Wie ich ihn kenne, wird er dich eher zum Abendessen einladen, statt eine formelle Sitzung vorzuschlagen. Und die Tanten wollten mir ohnehin beibringen, wie ich Nolans Lieblingsmahlzeit zubereite.«

Zum ersten Mal seit Tagen musste Nessa lächeln. »Also helfen wir uns damit gegenseitig.«

»Genau dafür hat man schließlich Freunde.«

Sie sah ihre Freundinnen der Reihe nach an und war dankbar für deren Unterstützung. Auch wenn die drei mit Vanessas Vorgehen nicht einverstanden gewesen waren, stärkten sie ihr den Rücken. Sie drückten ihr und Sergey die Daumen, und das ließ in ihr die Hoffnung aufkeimen, dass am Ende doch noch alles gut ausgehen würde.

* * *

Tief in Gedanken versunken und einsam stapfte Nessa zu ihrer Hütte zurück. Unter anderen Umständen hätte sie sich jederzeit in der Schönheit der Sterne verlieren können, diesmal jedoch wünschte sie sich, sie könnte den Moment – diesen wunderbaren Augenblick – mit Sergey erleben.

Die Weihnachtszeit bedeutete ihr schon seit Jahren nichts mehr. Sie betrachtete sie bloß noch als gute Gelegenheit, mal wieder das Palomar-Observatorium zu besuchen oder, wenn sie ganz viel Glück hatte, das Astronomie-Hotel in der Atacama-Wüste in Chile. Die Sterne, die so wunderschön in weiter Ferne glühten und funkelten, waren immer die Konstante in ihrem Leben gewesen, Heimat ihrer Fantasie, ihr Zufluchtsort, wenn die Familie sich wieder einmal gegen sie gewandt hatte.

Trotzdem kam ihr diese Entfernung heute eisig vor, und die Schönheit der Sterne verblasste im Vergleich zur Galaxie der Markierungen, die Sergey immer so stolz getragen hatte, nachdem er sich ihrem Mund und ihrem Paddle unterworfen hatte.

Zum abertausendsten Mal fragte sie sich, was er wohl gerade machte. War er in San Francisco bei seinen Vätern, oder war er in Crimson Bay geblieben?

Schmerz und Schuldgefühle nagten an ihrem Herzen. Es war inzwischen Wochen her, seit sie Sergey zuletzt gesehen hatte. Diesmal hatte es wesentlich länger gedauert, wieder zu Kräften zu kommen, als sie gedacht hatte. Ursprünglich hatte sie diesen Ausflug ins Death Valley für eine gute Idee gehalten: eine selbst auferlegte, einsame Rehabilitationsmaßnahme, damit sie wieder einen klaren Kopf bekäme. Es war gerade erst der zweite Tag, und doch konnte sie die Einsamkeit kaum mehr ertragen. Konnte nicht aufhören, an Sergey zu denken.

Sie hoffte, dass er nicht alleine wäre. Vielleicht war er ja mit Nadia und Kaname zusammen oder mit Audie, José und Nolan. Vielleicht war er auch in den Club zurückgekehrt und hatte jemanden gefunden, der für ihn die Domse war, die er benötigte.

Idiot. Er hat dir gesagt, dass du seine Domse bist und bleibst. Und du warst einverstanden. Du hast ihn weder freigelassen noch dir sein Halsband zurückgeben lassen. Solange er es trägt, kann er sich niemand anderem zuwenden. Wenn er sich jetzt schlecht fühlt, dann ist das deine Schuld. Kehr zu ihm zurück, bitte ihn um Verzeihung – oder lass ihn offiziell frei und bleib selbst allein in deinem Elend.

Ihr Herz machte erneut einen Satz. Sie fühlte sich in der Tat elend, aber sie hatte versucht, dies als gerechte Bestrafung für all das zu betrachten, was sie ihm angetan und womit sie ihn enttäuscht hatte. Sie hatte mit ihrem alten Betreuer gesprochen, war zu AA-Meetings gegangen. Sie hatte Audies Vorschlag aufgegriffen und war inzwischen bei Nolans Onkel in therapeutischer Behandlung. Langsam, aber sicher setzte sie sich selbst und ihre verletzte Psyche wieder zusammen. Doch dabei hatte sie jenen Teil ihrer selbst ignoriert, der sich nach Sergey gesehnt hatte, der ihn immer noch wollte, brauchte und über alles liebte. Sie hatte regelrecht versucht, diesen Teil, der ihr komplettes Sein durchdrang – Herz, Körper und Seele –, aus sich herauszuschneiden.

Aus einem spontanen Impuls heraus beschleunigte sie ihre Schritte. Es war an der Zeit zu gehen und die Sterne für eine Weile zu vergessen. Sie würde das mit Sergey in Ordnung bringen müssen. Sie musste ihm sagen – ohne jeden Zweifel und ohne jeden Vorbehalt –, dass er der Mittelpunkt ihres Universums war und dass nichts einen Wert für sie hatte, solange sie nicht zusammen wären.

Da sie nur ihr Teleskop aus Kindertagen mitgebracht hatte, hatte sie im Handumdrehen alles zusammengepackt und war aus der Hütte verschwunden. Sobald sie wieder Handyempfang hatte, schickte sie Sergey eine SMS.

Es tut mir leid. Bin auf dem Nachhauseweg. Können wir uns sehen?

Er antwortete nicht – und das ließ sie über die gesamte stundenlange Fahrt zurück nach Crimson Bay nicht mehr los. Sie hielt sich mit Energydrinks wach, während ihre Gedanken sich in einem fort überschlugen.

Warum hatte er ihr nicht geantwortet? Aber warum sollte er das auch tun? Sie hatte ihn unter dem lahmen Vorwand, zu sich selbst zurückfinden zu müssen, regelrecht aus ihrem Leben katapultiert. Bestimmt war er es mittlerweile leid, auf sie zu warten. Vielleicht hatte er einen Schlussstrich gezogen und ein neues Kapitel in seinem Leben aufgeschlagen.

Nein. Das hätte Sergey niemals getan. Vielleicht schlief er ja nur. Es war immerhin gerade erst kurz vor dem Morgengrauen. Aber vielleicht war er ja auch wütend auf sie. Und dazu hätte er jedes Recht der Welt.

Aufgewühlt und zugleich zutiefst erschöpft von der Fahrt kam sie zu Hause an, stellte den Wagen ab und lief schnurstracks nach oben ins Schlafzimmer, ohne sich um ihr Gepäck zu kümmern. Sie würde schnell duschen, sich dann für ein paar Stündchen hinlegen und ihn anschließend suchen gehen. Und wenn sie aufs Campusrevier müsste. Sie würde tun, was immer nötig wäre, um ihre Beziehung wieder aufzunehmen.

Gerade als sie ins Bett gehen wollte, entdeckte sie es. Das Halsband. Sergeys Halsband. Der Anblick verstörte sie mehr als alles, was sie während des vergangenen Monats erlebt hatte. Es hatte noch nicht dort gelegen, als sie aufgebrochen war, um ins Death Valley zu fahren.

Ihre Hand zitterte, als sie sich danach ausstreckte. Es fühlte sich kalt an, wie tot. Deshalb hatte er also nicht auf ihre Nachricht geantwortet. Sie war zu spät gekommen, war gescheitert. Er hatte die Hoffnung aufgegeben – und Nessa abgeschrieben.

Es würde keine Versöhnung geben. Das Halsband war der Beweis dafür. Dies war sein Abschiedsgruß an sie.

Sie brach auf dem Boden neben ihrem Bett zusammen. Insgeheim hatte sie einen solchen Ausgang befürchtet. Immerhin hatte ein Teil von ihr es regelrecht forciert, indem sie sich Sergey gegenüber nur mehr passiv-aggressiv verhalten hatte, weil sie zu der fatalistischen Überzeugung gelangt war, sie hätte kein Glück verdient. Hätte *ihn* nicht verdient. Doch diese Erkenntnis konnte die tiefe, dunkle, durchdringende Kälte in ihr nicht in Schach halten – eine Kälte, die so qualvoll war, dass sie sich zu keiner Bewegung mehr imstande sah. Die Kälte breitete sich in ihr aus, bis sie sich nicht länger beherrschen konnte.

Das erste Schluchzen war beinahe ein Schrei und so schmerzhaft, dass sie sich unkontrolliert aufbäumte. Sie zog das Kissen vom Bett und umklammerte es, presste ihr Gesicht darauf, als ein neuerliches Schluchzen sie schüttelte.

Sie weinte, wie sie es seit Thanksgiving nicht mehr getan hatte – als würde ihr Herz brechen. Und das tat es auch.

»Nessa!«

Sie sah auf, blinzelte die Tränen fort. »Sergey?«

Er stand vor ihr, sein Atem ging stoßweise. Allem Anschein nach war er die Treppe hinaufgerannt, als er ihr lautes Schluchzen gehört hatte. Seine Wangen zierte ein Dreitagebart, seine Augen brannten.

»Du weinst«, sagte er, und seine Stimme bebte.

»Mir geht es gut.« Die Antwort kam schnell, automatisch – und war eine komplette Lüge. Instinktiv zog sie die Schultern in die Höhe. *Lass dir den Schmerz nicht anmerken. Lass dir deine Schwäche nicht anmerken …*

Doch Sergey war niemand, dem sie durch Schwäche Munition lieferte. »Es geht dir alles andere als gut«, stellte er fest.

»Du hast recht«, stieß sie mühsam hervor. Der eisig scharfe Schmerz raubte ihr noch immer den Atem. Mit dem Handrücken wischte sie sich über die Augen. Dann nahm sie das Halsband in die Hand. »Es geht mir nicht gut. In den letzten Jahren ging es einigermaßen … aber im Augenblick nicht mal mehr das. Du … Du hast dich richtig entschieden.«

Er setzte sich auf die Bettkante. »Was hab ich denn deiner Meinung nach entschieden?«

Sie schlug den Blick nieder. Es schmerzte einfach zu sehr, ihn zu sehen – diesen zornigen, verletzten Gesichtsausdruck, der einzig und allein auf ihr Konto ging.

»Du hast mir das hier zurückgegeben«, sagte sie und hielt kurz das Halsband hoch. »Du bist nur noch mal vorbeigekommen, um es mir persönlich mitzuteilen, nicht wahr?«

»Nessa ...« Er seufzte, dann streckte er die Hand nach ihr aus. »Komm mit. Du kannst das Halsband auf dem Nachttisch liegen lassen.«

Sie wollte es nicht mal mehr loslassen. »Aber ...«

»Komm jetzt bitte mit runter.«

Sie war zu keinem weiteren Widerspruch mehr fähig und gestattete ihm, sie auf die Füße zu ziehen. Er musste ihr das Halsband förmlich entreißen, und fast hätte sie wieder zu weinen begonnen, als er es auf den Nachttisch zurücklegte. Aber er hatte recht. Sie würden den Abschied nicht hier im Schlafzimmer vollziehen können. An dieses Zimmer hier hatten sie beide zu viele wunderbare Erinnerungen.

»Du hast nicht auf meine Nachricht geantwortet«, sagte sie, als er ihr über die Treppe vorausging. »Du hättest nicht extra vorbeikommen müssen ...«

»Am Steuer schreibt man keine Nachrichten«, gab er zurück. Dann seufzte er. »Außerdem hast du gefragt, ob wir uns sehen können, und das wollte ich ebenfalls. Um dir das hier zu zeigen.«

In der Wohnzimmerecke glitzerte es. Ein Weihnachtsbaum – geschmückt mit weißen, sternförmigen Lichtern, die sternförmige Funken in den Raum warfen.

Sie war starr vor Schreck. »D-D-Das hast du gemacht? Für mich?«

»Du hattest schon so lange kein vernünftiges Weihnachtsfest mehr.«

Der Baum verschwamm vor ihren Augen. Sie rieb sich die Stirn, hatte Mühe, ihn zu verstehen. »Du willst mich also gar nicht abservieren? Dich von mir trennen?«

»Nein. Übrigens ist Nana Belle im Anmarsch – und zwar schon in ein paar Stunden. Eigentlich wollten wir zusammen zu dir ins Death Valley fahren und uns dich ordentlich zur Brust nehmen.«

»Wirklich?«

Er nickte. »Seit Wochen telefoniere ich regelmäßig mit ihr. Ich hab versucht zu verstehen und mir zu überlegen, wie ich dir helfen könnte. Ich hab versucht herauszufinden, wie ich dir zeigen könnte, dass du dies alles nicht allein durchstehen musst.«

»Genau deshalb bin ich nach Hause zurückgekehrt – um dich dafür um Verzeihung zu bitten.«

Seine Gesichtszüge wurden weich. »Aber das musst du doch gar nicht …«

»Muss ich sehr wohl. Du hast mir dein Herz und dein Vertrauen geschenkt, und ich hab beides mit Füßen getreten. Das tut mir unendlich leid. Es wird mich noch eine ganze Zeit lang belasten. Aber ich verspreche dir hiermit, es in Zukunft besser zu machen. Ich verspreche dir hiermit, ein besserer Mensch zu werden. Verzeihst du mir?«

Er legte ihr die Hände auf die Schultern. »Ja.«

Sie blickte zu ihm hoch – die Hoffnung ein zarter, zerbrechlicher Vogel, der in ihrer Brust die Flügelchen ausbreitete. »Kommst du mit mir zu ein paar AA-Meetings? Und zu den Sitzungen mit Nolans Onkel? Sodass ich lernen kann, irgendwann wieder deine Domse zu sein?«

Er wischte ihr die Tränen von den Wangen. »Ja.«

Nervös befeuchtete sie sich die Lippen. Eins musste sie dringend erfahren. Eine Antwort brauchte sie noch, die all ihre restlichen Fragen zum Schweigen bringen würde.

»Wirst du ... Meinst du, du willst wieder verlobt mit mir sein?«

Statt einer Antwort lief er zum Weihnachtsbaum und hob ein in buntes Papier gewickeltes Päckchen hoch. Er bedeutete ihr, sich aufs Sofa zu setzen, bevor er ihr die flache Schachtel reichte. »Mach auf!«

Neugierig, hoffnungsvoll und noch immer außer sich vor Nervosität, riss Nessa das Papier um die überraschend schwere Schachtel auf. Dann hob sie den Deckel ab und keuchte. »Sergey!«

In blauem Seidenpapier ruhte ein auf Glas gedrucktes Bild – ein Foto von ihr und Sergey bei ihrem Sternenbeobachtungs-Trip ins Death Valley mitsamt dem Nachthimmel, der hinter ihnen funkelte. Ein perfekter, glücklicher Augenblick ihrer Liebe, für immer in Glas gebannt.

»Oh, Sergey«, flüsterte sie und hatte einen Kloß im Hals.

Er griff in die Schachtel und zog daraus noch etwas anderes hervor: eine glitzernde Goldkette.

»Ich liebe dich, Nessa«, sagte er feierlich, »und dich zu lieben, bedeutet mir, dir alles geben zu wollen. Ich will alles für dich sein. Im vergangenen Monat habe ich gelernt, dass das ziemlich unmöglich ist – was aber nicht heißt, dass ich es nicht immer noch will. Ich brauche es, für dich da zu sein. Vielleicht kann ich dir nicht den Mond und die Sterne schenken, aber ich kann dir etwas geben, was alledem nahekommt.«

Er hielt die Goldkette in die Höhe. Daran hingen ein goldener Anhänger in Form eines Teleskops und ein in feinen Golddraht gewickelter Stein, der wie der Esquel-Meteorit aussah. Der Schmuck war atemberaubend schön – aber nicht annähernd so schön wie der Mann, der ihn präsentierte.

Sie sah ihn an, und ihr kamen die Tränen, als er ihr die Kette um den Hals legte.

»Ich will nur eines«, brachte sie unter Schluchzern hervor, »nämlich dich, Sergey. Ich liebe dich.«

»Du hast mich, Nessa. Du wirst mich immer haben.«

Sein Kuss war warm und heilend und löschte allen Schmerz und alle Sorgen aus. In seinen Armen schmolz sie regelrecht dahin und war zum ersten Mal seit vielen Wochen wieder glücklich und hoffnungsfroh.

»Ich hab kein Weihnachtsgeschenk für dich …«

»Liebste.« Er gab ihr einen Kuss und strich ihr über den Rücken. »Ist dir gar nicht klar, dass *du* mein Geschenk bist? Das schönste Geschenk, das ich je bekommen habe.«

»Das bist du auch, Geliebter. Das bist du auch.«

Und so war es. Als sie wieder nach oben gingen, um zu feiern, dass sie wieder miteinander vereint waren, hatte sie nicht mehr den geringsten Zweifel daran, dass das neue Jahr glücklich werden würde.

DANKSAGUNG

Dieses Buch hätte ich nicht schreiben können ohne die gewaltige Unterstützung durch meine Agentin Jenny Bent, meine wunderbare Familie und meine »Schwestern im Schreiben«, den Destin Divas. Danke euch, dass ihr mir einen Ausweg gezeigt habt.

LESEPROBE AUS BAND 1 DER **SUGAR & SPICE**-REIHE

SUGAR & SPICE

Glühende Leidenschaft

ROMAN

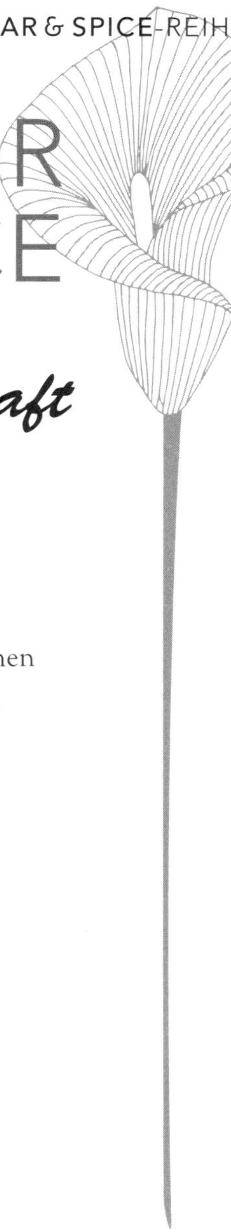

Aus dem Amerikanischen
von Nicole Hölsken

Die amerikanische Originalausgabe erschien 2014
unter dem Titel »Spice« bei Berkley Publishing Group, New York.
Deutsche Erstausgabe November 2017
Knaur Taschenbuch

Ein Imprint der Verlagsgruppe
Droemer Knaur GmbH & Co. KG, München

Redaktion: Anita Hirtreiter

KAPITEL 1

»Unsere Süße hat einen neuen Haarschnitt, wie ich sehe«, neckte Audie Nadia, als diese sich zu ihren Freundinnen an den Kaffeetisch setzte. »Gibt es irgendwas, das wir wissen sollten?«

Die anderen beiden Frauen – Vanessa Longfellow und Nadias Geschäftspartnerin Siobhan Malloy – sahen sie erwartungsvoll an. »Ich hatte Lust auf eine Veränderung, das ist alles«, meinte Nadia und fasste sich mit der Hand an den Kopf. Sie hatte mehr Geld beim Friseur ausgegeben, als sie eigentlich wollte, war aber mit dem Ergebnis durchaus zufrieden. Ihr praktischer Pferdeschwanz gehörte der Vergangenheit an. Stattdessen hatte sie jetzt einen schulterlangen Stufenschnitt, und weinrote und kupferfarbene Strähnchen peppten das Dunkelbraun auf.

»Ja, klar«, sagte Siobhan. »Du brauchtest eine Veränderung. Das hat nicht zufällig was mit dem Geburtstag zu tun, den wir vor Kurzem gefeiert haben?«

»Danke, Siobhan.« Nadia verdrehte die Augen. Ja, sie hatte kürzlich ihren vierten »Geburtstag« gefeiert – sie war jetzt seit vier Jahren clean –, aber der tatsächliche, der dreißigste Geburtstag raste wie ein Höchstgeschwindigkeitszug auf sie zu. Doch mit ihren Freundinnen würde sie auch das überstehen: Siobhan »Sugar« Malloy, die beste Geschäftspartnerin, die man sich wünschen konnte, und Audie und Vanessa, die sie noch nicht ganz so lange kannte. Sie hatten sich kennengelernt, als Siobhan und sie beschlossen hatten, dienstags länger zu öffnen, damit sich verschiedene Selbsthilfegruppen im Café treffen konnten. Es war egal, was die Betroffenen durchgemacht hatten – Burn-out, Scheidung, Missbrauch oder, wie bei Siobhan und Nadia, Tablettenabhängigkeit –, jeder war willkommen. Schon bald wurde der Dienstag zum wichtigsten Arbeitstag, der ideale Rahmen, um Dampf abzulassen und über alles zu reden.

»Ich finde einfach, es wird höchste Zeit, dass ich neu anfange«, sagte Nadia schließlich. »Und dazu gehört eben auch ein neuer Style.«

»Was nur eins bedeuten kann!«, rief Vanessa. »Sie ist endlich bereit, wieder Männer zu daten.«

»Das wird aber auch langsam Zeit.« Siobhan nippte an ihrem Tee, und ihre Augen funkelten. »Du bist echt zu jung, um enthaltsam zu leben.«

»Du aber auch«, schoss Nadia zurück. »Besonders, da diese ganzen Vollpfosten mit hängender Zunge in deiner Burlesque-Show herumlungern und sabbern wie ein Rudel Hunde beim Anblick eines saftigen Steaks.«

»Ja, klar«, schnaubte Siobhan. »Beim Anblick eines fünfunddreißig Jahre alten Steaks.«

»Als ob das irgendjemanden interessiert bei deinem heißen Body.« Nadia schüttelte den Kopf. »Aber eigentlich ist es auch gar nicht so tragisch, mal ein paar Jahre nur mit seinem Job verheiratet zu sein. Wir wollten das *Sugar & Spice* ins Leben rufen. Und das war all die Zeit, das Herzblut und die Mühe wert, die wir reingesteckt haben.«

»Da hast du verdammt noch mal recht.« Audie wedelte mit ihrem Erdnussbutter-Bacon-Muffin. »Das ist das Beste, was ich je gegessen habe, und es ist noch nicht mal Schokolade drin!«

»Ja, da wird dir so schnell keiner widersprechen«, sagte Siobhan. »Wir haben getan, was getan werden musste, um unser Café zum Laufen zu bringen. Ich denke, es ist okay, wenn wir es jetzt etwas lockerer angehen lassen. Und für dich ist es definitiv höchste Zeit für eine Beziehung.«

»Nein, nein«, winkte Nadia ab. »Sex, ja. Beziehung, nein. Ich möchte einfach Spaß haben, ohne das ganze Drama. Vielleicht sollte ich mir einen heißen Escort-Typen besorgen.«

Vanessa, die Sachlichste von allen, kniff die Augen zusammen. »Du weißt schon, dass das bei uns illegal ist.«

»Scheiße, ja. Ich bin ja nicht blöd. Ich will mich weder in Gefahr begeben, noch suche ich die wahre Liebe. Ich glaube sowieso nicht daran. Ich finde nur einfach, dass es höchste Zeit für mich ist – für uns alle –, darüber nachzudenken, was uns auf verschiedensten Ebenen glücklich macht, und dann alles daranzusetzen, es uns zu holen. Wenn unsere Erwartungen sogar noch übertroffen werden, ist das sozusagen das Sahnehäubchen.«

»Offensichtlich hast du schon eine Weile darüber nachgedacht«, bemerkte Siobhan. »Jetzt sag schon. Was hast du in deinem Kaffeesatz gelesen?«

Nadia ignorierte den Sarkasmus. »Ja, ich habe lange drüber nachgedacht. Meine Beziehungen bisher waren einfach nur ätzend. Die beste, die ich je hatte, war die zu meinem Therapeuten, aber dem habe ich nur jede Woche eine Stunde lang die Ohren vollgeheult. Ist doch erbärmlich, oder?« Sie seufzte. »Also lieber keine Beziehungen. Aber Sex? Jederzeit. Je wilder, desto besser.«

Audies Augen blitzten mutwillig. Die Rothaarige war die Jüngste und sexuell Freizügigste von allen, manchmal sogar zu freizügig, weshalb auch sie an der Dienstagsrunde, liebevoll auch Bitch-Talk genannt, teilnahm. »Du willst es also so richtig krachen lassen? Du findest sicher schnell ein paar College-

Jungs, die jederzeit für ein wenig Spaß im Bett zu haben wären. Ich könnte dich ja verkuppeln.«

»Nein!«, riefen Siobhan und Vanessa gleichzeitig. Vanessa legte die Hand auf Audies Arm. »Sorry, *chica*, aber dein Männergeschmack lässt ein bisschen zu wünschen übrig. Einen Idioten kann Nadia dafür echt nicht brauchen.«

Nadia lachte über Audies entrüstetes Gesicht. »Ich will einen Mann, keinen Anfänger. Einen *richtigen* Mann, der mehr draufhat als sanften Vanille-Sex. Einen Mann, der mich über die Couch beugt und mich von hinten nimmt.«

»Erzähl uns mehr, Süße.« Alle beugten sich näher zu Nadia hin.

Nadia erhob die Stimme: »Ich will einen Mann, der weiß, dass *Der duftende Garten* nicht der Name einer Boutique in der Mall ist.«

»Da sagst du was!«

»Ich will einen Mann, der ganz genau weiß, wie er seinen Schwanz einzusetzen hat.«

»Oh, ja!«

»Ich will einen Mann, für den es nicht zu viel ist, wenn man ihm den männlichen G-Punkt massiert, während man ihn mit dem Mund befriedigt.«

»Okay, okay! Wir haben's kapiert. Oh, Gott.« Vanessa nippte an ihrem Eistee und schaute dabei ins Glas. »Ich glaube, ein Long Island wär jetzt besser.«

»Sorry, Nessa.« Nadia lächelte ihre Freundinnen an. »Ihr wisst, dass ich mich in den letzten Jahren nur auf meine Fantasie und meinen Dildo verlassen konnte, und so ein batteriebetriebener Freund kann eben nicht alles. Ich will mehr. Ich will ein bisschen Spaß haben, verdammt. Und im Augenblick bedeutet das, keine langweiligen Bilderbuch-Schwiegersöhne mehr.«

»Lass uns darauf anstoßen. Keine langweiligen Bilderbuch-

Schwiegersöhne mehr.« Siobhan erhob ihr Glas. »Zumindest wenn es um Sex geht.«

Die anderen erhoben auch ihre Gläser und wiederholten einstimmig: »Zumindest wenn es um Sex geht.«

»Okay, aber ich habe da eine Frage«, sagte Audie, während sie ihr Glas wieder abstellte. »Was hat es mit dem *Duftenden Garten* auf sich? Es hört sich doch wirklich nach einer Boutique in der Mall an.«

»Weit gefehlt.« Nadia schob ihre Stirnfransen aus dem Gesicht. »Das ist ein arabisches Erotikhandbuch aus dem frühen fünfzehnten Jahrhundert. Vergleichbar mit dem *Kamasutra,* in dem alle möglichen Sexstellungen erklärt werden. Das ist ganz leicht nachzumachen, da alles auch in Bildern dargestellt wird. Sehr inspirierend.«

»Das klingt ja vielversprechend.« Vanessa lächelte raubtierhaft. »Und hast du schon jemanden im Visier?«

»Im Moment nicht.« Nadia warf Vanessa einen Seitenblick zu und wunderte sich über ihr listiges Grinsen. »Ich habe mich schließlich gerade erst entschlossen, das Projekt anzugehen. Das weißt du doch.«

»Na schön.« Vanessa rieb sich die Hände. »Ich wüsste da vielleicht jemanden für dich.«

»Das ist aber keiner, den Audie mal gedatet hat, oder?«

»Ich glaube nicht. Wie wäre es denn mit dem sexy Professor da drüben?« Vanessa deutete mit dem Kinn aufs Fenster, an dem einige Sessel und Beistelltische standen für Kunden, die es sich hier länger gemütlich machen wollten. Auf einem der Sessel saß ein dunkelhaariger Mann und hielt ein Tablet in der Hand. Er kam regelmäßig hierher, gehörte seit ein paar Wochen zu den Stammgästen und bestellte immer einen Matcha Latte und eine Zimtschnecke.

»Der ist ein Professor?«, fragte Nadia verblüfft. Vanessa unterrichtete ebenfalls an der Herscher University, jener Hochschule, für die Crimson Bay bekannt war.

»Ja, ist er. Er heißt Dr. Kaname Sullivan. Ich denke, dass er deine Erwartungen mehr als erfüllen kann, wenn man dem Gerede glauben kann.«

Alle lehnten sich näher an Vanessa heran. »Was erzählt man sich denn so?«, fragte Siobhan.

Vanessa tupfte sich mit ihrer Serviette die Lippen. Wie diese Frau mit der bronzefarbenen Haut es schaffte, zu essen und zu trinken, ohne ihren pflaumenfarbenen Lippenstift zu verschmieren, war Nadia ein Rätsel. Sie bewunderte und beneidete ihre Freundin.

»Er unterrichtet Sexualpsychologie, und seine Vorlesungen sind immer rappelvoll. Fast alle Studenten – die weiblichen zumindest – nennen ihn Professor Sex. Anscheinend praktiziert er, was er lehrt.«

»Tatsächlich?« Audie schnurrte wie eine träge Katze, die beschlossen hat, auf die Jagd zu gehen.

Vanessa warf ihr einen mahnenden Blick zu. »Zieh deine Krallen ein, Schätzchen«, befahl sie, bevor sie sich wieder Nadia zuwandte. »Er hat sich durch einen Prozess mit einem bekannten Sexualstraftäter in Los Angeles hervorgetan. Außerdem hat er ein paar erfolgreiche Sachbücher verfasst und dem FBI geholfen, einige der komplizierteren Fälle aufzudecken.«

»Wow«, Nadia lehnte sich zurück, »klingt beeindruckend.« *Der spielt absolut nicht in meiner Liga.*

Vanessa grinste. »Und darüber hinaus scheint er an dir interessiert zu sein.«

»Was?« Nadia prustete in ihren Eistee. »Keine Ahnung, was du damit meinst.«

»Oh, ich glaube, das weißt du sehr genau. Er kommt fast jeden Tag hierher und sitzt immer im gleichen Sessel. Und in den letzten Minuten hat er nicht ein einziges Mal in seine Zimtschnecke gebissen. Das reicht doch wohl fürs Erste, oder?«

Nadia zwang sich, den Mann nicht anzuschauen. Sie erinnerte sich an seinen ersten Besuch im Café. Er war über irgendetwas verärgert gewesen, seine Krawatte war verrutscht und sein dichtes Haar zerzaust, als ob er immer wieder mit den Fingern hindurchgefahren wäre. Sie hatte ihm einen Sessel angeboten und ihm dann einen Matcha Latte und eine Zimtschnecke gebracht, was seine Laune augenblicklich verbessert hatte. Er hatte zwar umwerfend gut ausgesehen, als er sie angelächelt hatte, allzu viel hatte sie damals jedoch nicht hineininterpretiert. Jetzt war die Sache natürlich eine andere.

Vielleicht hatte der Professor seinen Spitznamen ja zu Recht. Aber es war immer noch ein Unterschied, ein Experte *über* Sex oder *beim* Sex zu sein. Sie warf dem Mann, der gerade so tat, als sei er mit seinem Tablet beschäftigt, einen verstohlenen Blick zu. Er war gut aussehend auf eine etwas nerdige Art. Er schien halb Europäer, halb Asiate zu sein, hatte dichtes, zurückgekämmtes dunkles Haar, und sein kantiges Gesicht wurde von einem Kinnbart geziert. Seine Augen waren hinter einer Nickelbrille verborgen. In seinem dunkelblauen Blazer, dem hellblauen Hemd und der khakifarbenen Hose war er alles in allem eigentlich gar nicht ihr Fall, obwohl sie in letzter Zeit auch gar keinen bestimmten Typ mehr gehabt hatte.

Sie schüttelte den Kopf. »Ich weiß ja nicht.«

Audie biss in ihren Muffin und unterdrückte ein lustvolles Stöhnen. »Komm schon, Nadia. Du hast uns gerade von deiner sexuellen Wiedergeburt erzählt. Aus der Nummer kommst du jetzt nicht mehr raus. Schon gar nicht, wenn du bei Professor Sex landen kannst.«

»Ich will ja gar nicht aus der Nummer raus. Es ist nur ...« Sie sprach nicht weiter und schaute stattdessen wieder zu dem Professor hin. Diesmal sah er sie an. Sie blinzelte. *Wow.*

Die Intensität seines Blicks überraschte sie und raubte ihr fast den Atem. Die Welt um sie herum verblasste, als sie einander unverwandt anschauten. Obwohl die Brille seine mitternachtsblauen Augen teilweise verbarg, konnte sie sehen, dass seine Miene ebenso provozierend war, wie sie Dominanz ausstrahlte. Aus »eigentlich ist der mir zu nerdig« wurde innerhalb von Sekunden »Mann, ist der geil«, und ihr Körper reagierte instinktiv. Ihre Brustwarzen wurden ganz hart, und ihr Innerstes zog sich zusammen. Verdammt, es war schon zu lange her, dass sie Sex gehabt hatte, und sie war mehr als bereit dafür. Wenn der Professor ihr anbot, mit ihm die Nacht zu verbringen, würde sie auf jeden Fall darauf eingehen.

Er zog die Augenbrauen hoch, und ihr Herz setzte einen Schlag aus. Dann lächelte er sie so sinnlich und verheißungsvoll an, dass sie unruhig auf ihrem Stuhl hin und her rutschte. Oh, ja, das war definitiv ein Angebot. Und sie würde es definitiv annehmen.

»Erde an Nadia. Hast du überhaupt zugehört?«

Siobhan wedelte mit der Hand vor ihren Augen und unterbrach damit den hypnotischen Blickkontakt mit Sullivan. Nadia blinzelte und war überrascht, dass ihre Freundinnen sie angrinsten. »Was?«

»Das weißt du ganz genau.« Ihre Geschäftspartnerin lachte und zog Nadia von ihrem Stuhl hoch. »Professor Sex wartet auf dich. Geh und hol ihn dir.«

Erwischt.

Kane Sullivan scrollte auf seinem Tablet durch Dateien, um seinen Verdruss zu verbergen. Nadias Freundin hatte ihn perfekt beschrieben. Er hatte gewartet, sein Ziel immer im Auge behalten und sich zurückgehalten, bis der richtige Moment gekommen war. Jetzt musste er aber endlich handeln. Wenigstens war es in dem Café inzwischen nicht mehr so voll wie am Nachmittag. Tatsächlich waren nur noch Nadias Freundinnen anwesend.

Nadia Spiceland. Er hatte sie vom ersten Augenblick an begehrt, als er das Café betreten hatte. An jenem Tag war er wegen irgendetwas verstimmt gewesen. Er konnte sich nicht mehr erinnern, was es gewesen war. Sie hatte ihm eine ruhige Ecke zugewiesen und ihm dann eine Zimtschnecke und einen Matcha Latte gebracht. Einen starken, bitteren Tee, der ihn an seine Mutter erinnert hatte. Das und der Geruch nach Gebäck hatten ihn sofort friedlich gestimmt, und nach nur einem Bissen in seine Schnecke war es um ihn geschehen gewesen. Nadias herzförmiges Gesicht, das freundliche Lächeln auf ihren vollen Lippen und die Tatsache, dass sie alle Stammgäste persönlich kannte, hatten ihn direkt für sie eingenommen. Die weichen Rundungen ihrer Hüften und ihre straffen großen Brüste trugen ebenso positiv dazu bei. Er begehrte sie um ihretwillen und wegen allem, was sie nicht war: Studentin, Dozentin, schüchtern oder verheiratet.

Er begehrte sie, weil der Blick in ihren Augen ihn herausforderte, ihn ermutigte, sie zu befriedigen. Ihren sexuellen Fantasien nur zuzuhören, hatte ihn hart werden lassen. In seinem Kopfkino ergriff er ihre weichen Kurven, beugte sie über die Couch und fickte sie von hinten, bis sie beide nicht mehr stehen konnten. Er wollte nichts sehnlicher, als zu spüren, wie ihre innersten Muskeln ihn umfingen und sie sich gegenseitig zum Orgasmus brachten. Oder kurz gesagt: Er wollte sie mit Haut und Haaren. Punkt.

Er packte seine Sachen zusammen und erhob sich entschlossen. Okay, die süße Nadia Spiceland war also Single und auf Männerjagd. Und was am wichtigsten war: Sie wollte keinen sanften Vanille-Sex. Genauso wenig wie er.

»Guten Tag, Professor Sullivan.« An der Theke lächelte Nadia ihn professionell an. Bis dahin hatte sie ihn stets »Sir« genannt, und er hatte keinen Grund gesehen, das zu korrigieren. »Hat Ihnen die Zimtschnecke geschmeckt?«

»Nennen Sie mich doch Kaname oder Kane«, sagte er, wobei er versuchte, ihr T-Shirt nicht anzustarren. Es war bestimmt ein oder zwei Größen zu klein, so wie es ihren üppigen Busen umspannte und den Blick auf ihren Bauchnabel unter dem Saum freigab. Auf dem T-Shirt prangte gut platziert das Logo des Cafés: Zwei Pin-up-Girls, die die Eigentümerinnen darstellen sollten, saßen auf den Worten *Sugar & Spice*, und darunter stand: »Alles heiß!«

Er lächelte sie an und reichte ihr einen 20-Dollar-Schein. »Mir schmeckt alles, was Sie zu bieten haben.«

»Ach, tatsächlich?« Sie errötete und öffnete die Kasse. »Ich schätze, deshalb sind Sie mittlerweile Stammkunde, stimmt's?«

»Ja, das ist einer der Gründe.« Er nickte und grinste wohlwollend. »Egal, wie ich drauf bin, Sie haben anscheinend immer das, was ich brauche.«

Sie ließ sein Wechselgeld zu Boden fallen. Er lächelte, als er hörte, wie ihre Freundinnen am Tisch lachten.

Nadia bückte sich nach dem Geld, und er lehnte sich über die Theke und musterte ihren Rücken unter dem schokoladenfarbenen T-Shirt, die herrliche Rundung ihres Hinterns, die durch die enge, tiefsitzende Jeans noch betont wurde. Verdammt, er wollte ihren Po mit seinen Händen berühren, ihren Körper mit seiner Zunge verwöhnen. »Ach, übrigens. Für Vanille hab ich auch nicht viel übrig.«

Sofort richtete sie sich kerzengerade auf, ihre cognacfarbenen Augen ungläubig aufgerissen. »Wie bitte?«

»Ich habe gehört, wie Sie sagten, dass Sie keine Vanille mögen. Geht mir ähnlich.«

Einen Moment lang brachte sie keinen Ton heraus. »Ach ... nein?«

»Verstehen Sie mich nicht falsch. Gut verarbeitete Vanille kann sehr befriedigend sein. Aber an einer gewissen Würze, Abwechslung oder außergewöhnlichen Geschmacksrichtungen ist überhaupt nichts auszusetzen. Finden Sie nicht auch?«

Sie umklammerte sein Wechselgeld und senkte den Kopf. Als sie ihn wieder anschaute, glomm ein boshafter, herausfordernder Funke in ihren Augen. Jetzt hatte er ein Problem.

»Auch ich halte Abwechslung für die Würze des Lebens«, sagte sie mit tiefer und plötzlich etwas rauchiger Stimme. »Daher biete ich auch gern etwas Besonderes für jeden Geschmack an.«

Mal schauen, wie weit sie geht, dachte er. Er beugte sich nach vorn und senkte die Stimme, ebenso wie sie es getan hatte. »Ich würde mich freuen, noch mehr von dem zu kosten, was Sie anzubieten haben.«

Ihre Brustwarzen richteten sich auf, als er sie mit seinem Blick fixierte. Er fuhr sich mit der Zunge unwillkürlich über die Lippen und hielt sich an der Theke fest, um nicht die Hände nach ihr auszustrecken. Dabei rief er sich ins Gedächtnis, dass er ein Mann von Welt war – zivilisiert, gebildet und kultiviert. Man warf eine Frau nicht einfach in aller Öffentlichkeit über die Schulter und suchte sich die nächstbeste flache Unterlage. Aber genau das hätte er jetzt am liebsten getan. Oh, und wie!

Er zwang sich, ihr wieder ins Gesicht zu sehen, und entdeckte ein Grübchen an ihrer linken Wange, als sie wissen wollte: »Ist das Ihr Ernst?«

»Absolut. Wären Sie zu einem Geschmackstest bereit?«

Sie verschlang ihn mit ihren Blicken, dann nickte sie zustimmend. »Sprechen wir immer noch über Backwaren?«

»Ganz und gar nicht.«

Am Tisch hinter ihm war es totenstill. Nadias Blick wanderte kurz zu ihren Freundinnen und richtete sich dann wieder auf ihn.

»Ein Geschmackstest, hm?« Sie zog die Augenbrauen in die Höhe. »Ich nehme an, Sie wollen mich davon überzeugen, dass Sie eine erlesene Zunge haben, die alles zu schätzen weiß, was ich ihr vorsetze?«

»Ich glaube, meine Zunge und ich können alles erkennen und genießen, was Sie uns präsentieren.«

Ihre Augen wurden dunkel vor Lust. »Sehr schön. Wie wäre es mit heute Abend?« Sie hielt ihm sein Wechselgeld hin. »Wir treffen uns im *Pascal's,* und den Rest lassen wir auf uns zukommen.«

Bedächtig nahm er das Geld in Empfang. Seine Finger berührten dabei sanft die Innenflächen ihrer Hand. »Dann bis um sieben. Soll ich meine Ausgabe mitbringen?«

»Welche Ausgabe?«

»Die vom *Duftenden Garten*. Es steckt nämlich mehr dahinter als altertümliche Beschreibungen in blumiger Sprache.«

Sie blinzelte. »Ach ja?«

»Sie werden schon sehen. Bis später.«

Als Sullivan das Café verließ, hörte er noch, wie eine der Frauen murmelte: »Verdammt. Hat jemand mal einen Tequila für mich?«

KAPITEL 2

Ich bin so verdammt nervös!«

Nadia stand im Schlafzimmer ihrer zweistöckigen Eigentumswohnung über dem Café. Bislang war ihr die Lage ihres Zuhauses ideal erschienen, weil sie in den letzten Jahren sozusagen mit ihrem Job verheiratet gewesen war und immer früh aufstehen musste, um die Backwaren für ihre Morgenkundschaft vorzubereiten. Jetzt fragte sie sich jedoch, ob es gut war, es hier mit einem Lover zu treiben, während ihre Mitarbeiter unten arbeiteten.

Allerdings musste es natürlich erst mal zum Sex kommen.

Fünf Minuten nachdem Sullivan das Café verlassen hatte, hatten Nadias Freundinnen alles in die Hand genommen. Sie waren entschlossen gewesen, sie auf ihre erste Verabredung entsprechend vorzubereiten. Außer ihrem neuen Haarschnitt hatte sich Nadia um ihr Aussehen nicht sonderlich gekümmert – wenn man jeden Tag bis zu den Ellbogen in Kuchenteig steckte, war es reine Verschwendung, auch noch Geld für eine Maniküre auszugeben. Und leider besaß sie außer den paar Kleidungsstücken, die sie trug, wenn sie mit Freunden abhing, nichts Passendes für ein Date und schon gar nichts, was sie im *Pascal's* hätte anziehen können.

Siobhan hatte sofort das Kommando übernommen, wie immer seit dem ersten Tag ihrer Begegnung in der Reha. Mit fünfunddreißig besaß sie den Körper einer vollbusigen Fünfundzwanzigjährigen, und ihr goldblondes Haar, ihre cremeweiße

Haut und ihre blauen Augen zogen im Café für gewöhnlich die Aufmerksamkeit eines jeden Studenten oder Geschäftsmanns auf sich. Durch ihr Aussehen kam sie auch als »Sugar« Malloy in ihrer Burlesque-Tanzgruppe gut an.

»Kann ich mir vorstellen«, antwortete sie jetzt und legte drei Kleider auf Nadias Bett. »Das ist dein erstes Date seit über vier Jahren. Aber du musst dir bei Professor Sex ganz sicher keine Sorgen machen – außer der, welches Kleid du anziehst.«

Nadia musterte die Auswahl. Die drei Kleider gehörten Siobhan und Vanessa. Sie hatten beide einen vorzüglichen Geschmack, mit dem sie einfach nicht mithalten konnte. Außerdem hatte sie damals alles weggegeben oder verkauft, was sie an ihre Zeit in L.A. erinnerte. Sie hatte sozusagen alle Brücken abgebrochen, damit es keine Verbindung zu ihrem früheren Leben mehr gab. Die erste Option war ein rotes Retro-Sommerkleid mit Tupfen, einem Herzausschnitt und einem weiten Rock im Rockabilly-Stil, was genau Siobhans Kleidungsstil entsprach. Beim zweiten handelte es sich um ein ärmelloses, eng anliegendes, knielanges schwarzes Kleid, das jede ihrer Kurven – von ihren Brüsten bis zu ihrem Po – betonen würde und eigentlich viel eher auf Vanessas schlanke Figur zugeschnitten war. Das dritte Kleid war aus blaugrüner Seide, hatte geflochtene Träger, einen tiefen Rückenausschnitt, lag bis zur Taille eng an und mündete in weichen Falten in einem knielangen Rock. Es war schlicht, aber hübsch und würde den warmen Goldton ihrer Haut gut zur Geltung bringen. Nadia gefiel es am besten, doch sie fand, dass es eher für einen Ball als für ein erstes Date mit einem potenziellen Lover passend war.

Aber ein unschuldiges Kleid konnte natürlich auch die gewisse Würze bei einer lustvollen Begegnung sein. »Das rote passt besser zu einer Burlesque-Show, also scheidet das schon mal aus«, sprach Nadia ihre Gedanken laut aus. »Und das schwarze ist zu einschüchternd. Mein Bauch ist ein bisschen zu weich, um ihm gerecht zu werden, und ich trage bestimmt keine Shapewear, falls ich heute Abend Sex habe.«

»Also das blaugrüne.« Siobhan nahm es vom Bett auf und half Nadia, es anzuziehen. Nachdem sie es am Nacken geschlossen hatte, betrachtete Siobhan sie von allen Seiten. »Der Herr Professor wird den Verstand verlieren.«

Nadia begutachtete sich im Spiegel und musste ihr zustimmen. Das Kleid saß ein wenig locker am Körper, betonte aber vorteilhaft die Rundung ihres Busens und ließ ihre Taille schmaler erscheinen. Beim Make-up hatte Siobhan ein kleines Wunder vollbracht. Nadias Augen wirkten dunkel und rauchig. Sie sah selbstbewusst und sexy aus – und zu allem bereit.

»Ich stehe in deiner Schuld, Sugar. Wenn das hier klappt, dann erlaube ich dir sogar, mit mir shoppen zu gehen.«

»Ich kann dich zum Shoppen bewegen?« Ihre Geschäftspartnerin grinste. »Der Professor sollte endlich mal aktiv werden, sonst muss ich ein Wörtchen mit ihm reden. Hast du Kondome eingesteckt?«

Nadia schaute in ihre Handtasche. »Ja.«

»Bargeld und Kreditkarte?«

»Auch.«

»Dein Handy und deinen Führerschein, falls der Sex so gut ist, dass du deinen Namen und deine Adresse vergisst?«

Nadia lachte. »Wenn alles gut geht, dann kommen wir hierher zurück. Der Herr Professor weiß schließlich, wo ich wohne und arbeite, und außerdem geht nichts über einen Heimvorteil. Hier habe ich die Kontrolle.«

Das musste sie auch. Wenigstens, bis Professor Sex ihr bewiesen hatte, dass er es wert war, sie an ihn abzugeben.

Nadia händigte dem jungen Mann vom Parkservice die Schlüssel ihres Mini Cooper aus und lief die Treppe zur Eingangstür des *Pascal's* hoch. Sie versuchte, das nervöse Flattern in ihrem Magen zu ignorieren. Sie hatte dieses Nouvelle-Cuisine-Restaurant ausgesucht, weil sie gehört hatte, dass es dort eine Live-Band, gute Tapas und hervorragende Cocktails gab, und weil nur Leute im College-Alter dort arbeiteten. Wenn dieses erste Date gut lief, dann wollte sie keine zu mächtigen und fettigen Speisen zu sich nehmen. Falls es nicht gut lief, war ein Schokoladenmartini immer noch besser als Vanilleeiscreme.

Sie hatte nach wie vor ihre Zweifel, ob Professor Kaname Sullivan der Richtige für sie war. Der kleine Flirt war ja ganz lustig gewesen, aber war er auch ein Mann der Tat? Würde er überhaupt auftauchen?

Die Glastür des Restaurants schwang auf. Sie dankte der Bedienung und blieb wie angewurzelt im Eingang stehen.

Verdammt. Der Professor hatte sich ebenfalls in Schale geworfen. Er trug glänzende Schuhe, eine locker sitzende schwarze Hose mit passendem Jackett und ein kobaltblaues Hemd, das seinen schlanken Körper und seine goldfarbene Haut perfekt betonte. Sein Haar schimmerte im Lampenlicht, sodass sie am liebsten die Finger in seinen dichten Locken vergraben hätte. Mit seiner Brille sah er, genau wie Superman, hammermäßig nerdy-sexy aus. Sein heißer Blick wurde durch die Brille jedoch nicht getrübt. Heute Abend verlieh ihm der Kinnbart ein geradezu teuflisches Aussehen. Vielleicht hatte das aber auch mehr mit seinem wissenden, sinnlichen Grinsen zu tun.

Das war nicht der Professor. Das war ein – im besten Sinne – gefährlicher Mann.

»Nadia.« Er ergriff ihre Hand und küsste sie dann auf die Wange, als seien sie alte Freunde und keine potenziellen Lover.

Anschließend trat er einen Schritt zur Seite und musterte sie von Kopf bis Fuß. Anscheinend gefiel ihm ihr Anblick. »Sie sehen toll aus.«

Sie strich mit der Hand ihren Seidenrock glatt. Seit den Jahren im Café hatte sie nichts anderes mehr getragen als Jeans und Turnschuhe. Es war gar nicht so einfach, nach so langer Zeit ein solches Kleid mit Würde zur Schau zu stellen. Sullivans Reaktion freute sie und bestärkte sie darin, dass sich der Aufwand, sich zu schminken und sich etwas Eleganteres anzuziehen, gelohnt hatte.

Und mit der richtigen Ermutigung konnte sie es auch blitzschnell wieder ausziehen.

»Sie sind eine wunderschöne Frau, Nadia«, sagte er nach einer kleinen Pause. »Egal, ob in diesem Kleid oder in dieser fantastischen Jeans von vorhin.«

Sie runzelte die Stirn. »Meine Jeans hat Ihnen besser gefallen als das Kleid?«

»Verstehen Sie mich nicht falsch. Sie sehen in diesem Kleid atemberaubend aus. Aber die Jeans ... Als Sie sich vorbeugten, um das Wechselgeld aufzuheben, hätte ich fast den Verstand verloren. Gott sei Dank hat mein Jackett meine Reaktion auf diesen Anblick verborgen.«

»Danke. Gut zu wissen, da meine Garderobe fast ausschließlich aus Jeans besteht.« *Seine Reaktion?* Sie hatte im Café schon checken wollen, wie viel er zu bieten hatte, was sich aber leider nicht möglichst unauffällig hatte bewerkstelligen lassen.

An seinem Grinsen erkannte sie, dass er genau wusste, was sie dachte. »Sie leben in einer Stadt am Meer. Wollen Sie mir etwa weismachen, dass Sie keine Bikinis besitzen?«

Sie lachte. »Das ist ja ein Muss hier, oder nicht? Strandklamotten, Surfbretter und blonde Strähnchen.«

Er deutete auf sein dunkles Haar. »Kann nicht jeder haben, oder?«

Die Bedienung lächelte sie an. »Ihr Tisch ist jetzt frei. Ich führe Sie hin.«

»Wollen wir?« Kane legte ihr die Hand ins Kreuz und erstarrte, als er dort nur nackte Haut spürte. Seine Finger glitten an ihrem Rückgrat entlang und blieben dann oberhalb ihrer Taille liegen, brannten einen heißen Pfad auf ihre Haut. Ihre Weiblichkeit erzitterte von seiner Berührung, und ihr stockte der Atem, als er mit dem Daumen über ihre Wirbelsäule strich.

LESEPROBE AUS BAND 2 DER **SUGAR & SPICE**-REIHE

SUGAR & SPICE

Wildes Verlangen

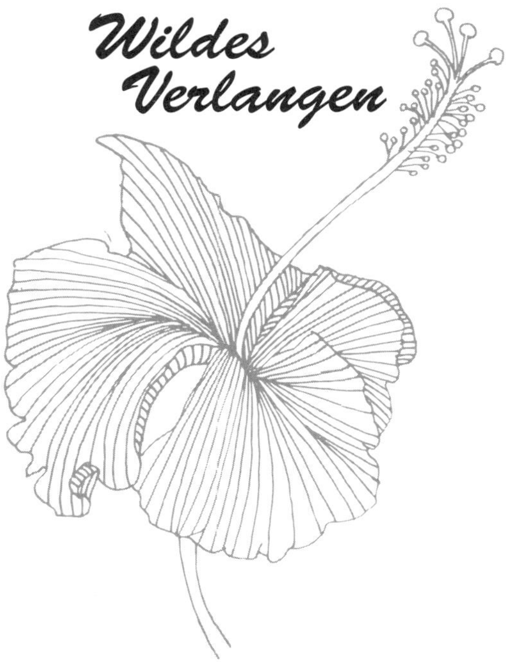

Aus dem Amerikanischen
von Christiane Sipeer

Die amerikanische Originalausgabe erschien 2015 unter dem Titel »Sugar«
bei Heat, an imprint of Penguin Random House LLC, New York.
Deutsche Erstausgabe Dezember 2017
Knaur Taschenbuch

Ein Imprint der Verlagsgruppe
Droemer Knaur GmbH & Co. KG, München

Redaktion: Anita Hirtreiter

KAPITEL 1

Charlie O'Halloran hatte einen Plan, und nun war der Tag gekommen, ihn in die Tat umzusetzen.

Er wollte Siobhan Malloys Aufmerksamkeit auf mehr als nur seine Sandwich-Bestellung lenken.

Seit dem Tag, als er einen seiner Kuriere wegen einer Verletzung vertreten und eine Blumenlieferung im Café abgegeben hatte, musste er ständig an sie denken. Die Blumen waren glücklicherweise für ihre Geschäftspartnerin und nicht für Siobhan gewesen. Die bildschöne Blondine in ihrem T-Shirt mit der Aufschrift »Alles heiß!« hatte ihm mit ihrem Anblick sofort die Sprache verschlagen. Nachdem er festgestellt hatte, dass das Café, dessen Miteigentümerin sie war, sich ganz in der Nähe seines Arbeitsplatzes im Zentrum befand, hatte er sich etwas angewöhnt, was er seit beinahe drei Jahren nicht getan hatte: seine Mittagspause außerhalb des Büros zu verbringen.

Er ging zwar nicht jeden Tag ins Café, denn das wäre dann doch etwas stalkermäßig gewesen. Aber ein- oder zweimal die Woche reinschauen und die Tagesgerichte probieren, die Lage sondieren und insgeheim einen Blick auf die Frau werfen, die er unbedingt besser kennenlernen wollte, das ging schon in Ordnung.

Nicht, dass es Siobhan aufgefallen wäre. Sie hatte nie etwas gesagt, was über die übliche Konversation zwischen Gast und Bedienung hinausging, doch das machte ihm nichts aus.

Schließlich behandelte sie alle gleich – die Kunden freundlich und die Kollegen herzlich. Sie flirtete nicht, wollte keine Aufmerksamkeit auf sich ziehen. Einen Ehering trug sie auch nicht, was allerdings vielleicht an ihrem Job lag. Dass kein Mann in Sicht war, erstaunte ihn. Er fragte sich, ob es da wirklich niemanden in ihrem Leben gab und ob sie sich das so ausgesucht hatte. Ihn interessierte, ob ihre Entscheidungen und Beweggründe seinen eigenen ähnlich waren.

Ohne ihre Kolleginnen, die Bäckerin Nadia und die Kassiererin Rosie, hätte er seine Mission, Siobhans Beziehungsstatus herauszufinden, längst ganz abgebrochen. Seiner Meinung nach hatte er sich unauffällig verhalten, aber offensichtlich nicht unauffällig genug. Eines Morgens hatte Nadia eine Catering-Bestellung für ihn verpackt – dabei ging es ihm einzig und allein um Marktforschung –, dann gelächelt, ihm Siobhans vollen Namen genannt und ihm erklärt, dass ihre Freundin sich um das Mittagsgeschäft kümmerte und hervorragende Menüs aus Suppen und Sandwiches anbot, die sich gut als Gruppenlunch machen würden.

Gleich in der nächsten Woche hatte er das empfohlene Mittagscatering bestellt, und während Siobhan alles einpackte und Rosie abkassierte, hatte Letztere ihm heimlich zugeflüstert, dass Siobhan Single war. Mit dieser Information, also quasi Rosies Segen und einer Mahlzeit in der Hand, hatte er sich strategisch zurückgezogen. Strategisch, weil er seine Hausaufgaben gemacht hatte. Das Café *Sugar & Spice* war seit knapp vier Jahren geöffnet und hatte auf verschiedenen sozialen Plattformen größtenteils positive Bewertungen von Geschäftskunden und Studenten bekommen. Das Geschäftsmodell hatte allerdings eine große Lücke, aber darum konnte er sich kümmern. So würde er wenigstens etwas Zeit mit Siobhan verbringen können. Im Idealfall würde er die Frau und den Business-Deal bekommen.

Ein anderes Resultat kam gar nicht infrage. Mit Grips und Charme würde Charlie schon kriegen, was er wollte. Beides hatte bei ihm noch nie versagt. Und auch jetzt hatte er nicht vor, zu versagen. Nicht bei der umwerfenden Frau, die es ihm unmöglich machte, auch nur an eine andere zu denken.

Ja, sie war blond und blauäugig, doch ähnlich treffend könnte man das Meer als Wasser beschreiben. Sie war so schön wie ein Pin-up-Model, hatte den passenden Look, um auf einer Rakete sitzend von einem Retrokalender zu zwinkern. Ihr Haar schimmerte wie gesponnenes Gold mit sonnengeküssten Platinfäden darin. Ihre Augenfarbe schien sich ihrer Kleidung anzupassen und reichte vom tiefen Blau eines wolkenlosen Sommerhimmels bis zum dunklen Ton der Abenddämmerung. Der Farbunterschied war so erstaunlich, dass er sich fragte, ob sie manchmal Kontaktlinsen trug. Falls dem so war, passte es zu ihr.

Er stieß sich vom Schreibtisch ab und schaute betreten auf seinen Schoß. Yep, sein kleiner Freund meldete sich für gewöhnlich zu Wort, wenn er an Siobhan dachte. Also ständig. Daran war er ganz allein schuld, weil er sich so sehr in seiner Arbeit vergrub, dass er für nichts anderes Zeit hatte, schon gar nicht für eine Frau. Erst recht nicht für eine Frau, die fälschlicherweise davon ausgehen würde, in seinem Leben an erster Stelle zu stehen.

Dieser Erwartung konnte er nicht gerecht werden. Statt jemanden an der Nase herumzuführen, wollte er sich lieber gar nicht erst auf Dates einlassen. Selbst wenn er eine Frau finden würde, der ihre Karriere ebenso wichtig war wie ihm seine eigene, gab es noch weitere Faktoren, weshalb seine Beziehungen nie lange hielten. One-Night-Stands und kurze Affären hatten eine Weile seine Bedürfnisse befriedigt, aber selbst das kam ihm irgendwann monoton vor. Da war es besser, es ganz sein zu lassen.

Er spürte einfach, dass das mit Siobhan anders war, anders sein könnte. Ihr war der Job als Unternehmerin genauso ernst wie ihm. Trotzdem nahm sie sich auch Zeit für ihre Freunde. Sie war ehrgeizig, aber nicht um jeden Preis. Ihre Fürsorglichkeit war offensichtlich und ließ darauf schließen, dass sie mitfühlend und verständnisvoll sein konnte. Obendrein war sie unabhängig genug, um nicht jede Minute mit ihm verbringen zu müssen. Außerdem war ihr Körper mit seinen Wahnsinnskurven wie gemacht für Sex, und aufgrund ihres Lifestyles konnte er ohne große Verpflichtungen mit ihr ins Bett gehen. Sie war perfekt für ihn.

Davon musste er sie nur noch überzeugen.

* * *

Neid konnte ein richtig fieses Gefühl sein.

Siobhan versuchte, ihn zu unterdrücken, während Nadia pfeifend Teig knetete. Nach allem, was ihre Freundin die letzten Jahre durchgemacht hatte, hatte sie es verdient, mit ihrem sexy Professor Kane Sullivan glücklich zu sein. Die beiden waren jetzt seit zwei Monaten wieder zusammen, und Siobhan wusste, dass Nadia ebenso viel Zeit in seiner Wohnung am Strand verbrachte wie in ihrem Apartment über dem *Sugar & Spice*.

Es war nicht einmal die Tatsache, dass Nadia den Richtigen gefunden hatte, die einen derart bohrenden Neid in ihr auslöste. Allein schon die Vorstellung, dass ihre Freundin offenkundig und immer wieder umwerfende Orgasmen beschert bekam, versetzte Siobhan einen Stich.

Sie konnte sich nicht einmal erinnern, wann sie zum letzten Mal mit jemandem im Bett gewesen war. Auf jeden Fall bevor Nadia und sie das Café in Crimson Bay eröffnet hatten, so viel stand fest. Das war vor vier Jahren gewesen. Davor hatten sie beide Zeit in einer Entzugsklinik in Los Angeles verbracht und versucht, sich über ihre nächsten Schritte klar zu werden. Kein Sex während der Therapie. Was hatte sie vor der gerichtlich angeordneten Entziehungskur gemacht?

Sich inmitten einer Abwärtsspirale befunden, an deren Ende sie ihrem Mann das Herz gebrochen, ihre Tochter vergrault und dafür gesorgt hatte, dass keiner aus ihrer Familie jemals wieder mit ihr reden würde.

Siobhan atmete geräuschvoll aus. Ja, sie war ziemlich sicher, dass sich ihre Vagina verengt hatte und sie im Grunde wieder Jungfrau war. Nach einer Durststrecke von so langer Zeit vergaß der Körper eben manches. Wie sich das Gewicht eines Mannes auf einem anfühlte. Oder dessen Finger, die einen erschauern und erbeben ließen. Die Hitze eines warmen Mundes, der über ihre Brüste wanderte, über ihre Klitoris.

Gut, sie hatte es nicht vergessen. Erinnerungen und Fantasien hielten sie in den meisten Nächten einigermaßen auf Trab. Wenn sie etwas Nervenkitzel brauchte, dann boten ihr die monatlichen Auftritte mit ihrer Burlesque-Truppe mehr als genug Gelegenheit dazu. Sie genoss es, sich von der Musik mitreißen und in die Stimmung versetzen zu lassen, in der sie die Sexbombe in sich freilassen konnte. Nur leider gab es unter der Schar an Bewunderern, die nach den Shows auf sie warteten, keine aussichtsreichen Kandidaten.

»Was hast du?«

Siobhan blinzelte und konzentrierte sich wieder auf die Küche. Nadia knetete den Teig nicht mehr, sondern formte ihn nun zu Brotlaiben. »Gar nichts. Wie findest du das neue Biomehl?«

»Ganz gut. Es verbindet sich prima mit dem Matcha-Pulver, und die Leute sind begeistert von dem grünen Teegebäck. Ich finde, wir sollten die Mühle zu unserem Stammlieferanten machen.«

»Hört sich super an. Die machen auch echt guten Sauerteig. Für unser Sandwich mit Bacon, Salat und Tomate, das Crimson Bay-L-T, kriegen wir dauernd Komplimente.«

Nadia wischte sich die Hände an dem Tuch ab, das sie sich über die Schulter geworfen hatte. »Sugar, du willst mich mit dem Geschäftsgerede doch nur ablenken«, sagte sie. »Du hast jetzt schon zum zweiten Mal in zwei Minuten geseufzt. Sag mir, was los ist.«

»Nichts, wirklich.«

Nadia musterte Siobhans Züge mit ihren dunklen Augen, und die gab sich alle Mühe, völlig unbekümmert dreinzublicken. Dafür kannte Nadia sie allerdings zu gut. »Genau das ist das Problem, oder? Es passiert nichts, obwohl das anders sein sollte. Mal ganz unter uns, du hattest mehr Gelegenheiten, einen abzuschleppen, als ich. Du solltest vielleicht das eine oder andere Angebot annehmen, das die Typen dir bei deinen Shows machen.«

»Die Typen, die nach den Burlesque-Shows zu mir kommen, sind entweder alte Lüstlinge oder noch grün hinter den Ohren«, gab Siobhan zurück. »Und solche Typen stehen beide nicht besonders weit oben auf meiner Wunschliste. Ich bin vielleicht solo, aber bestimmt nicht verzweifelt.« Noch nicht.

»Also heißt das, dass du eine Wunschliste hast?« Nadia strahlte. »Ich dachte schon, ich muss dich und die anderen Mädels beim Bitch-Talk nächsten Dienstag Stäbchen ziehen lassen. Nicht, dass ich will, dass Audie im Moment auch nur an Männer denkt.« Sie schüttelte sich.

Sehr gut, Themawechsel. »Wie geht es Audie eigentlich?«

»Sie hält sich wacker. Der stellvertretende Staatsanwalt hat ihr den Termin für die Anklageverlesung in ihrem Verfahren wegen Körperverletzung mitgeteilt. Ich habe ihr gesagt, dass ich sie begleite.«

»Wir kommen alle mit.« Äußerlich schien Audie sich von dem Vorfall erholt zu haben, bei dem einer ihrer willkürlich ausgewählten Sexpartner über sie hergefallen war und den sie mit Gewalt von sich fernhalten musste. Aber Siobhan wusste, wie tief verletzend so etwas war und dass es verborgene Narben hinterlassen konnte. Audie hatte im Anschluss erst einmal vorübergehend den Kontakt zu ihren Freunden abgebrochen, aber dann war sie zur Krisenberatung gegangen, und seitdem ging es ihr vielleicht sogar besser als vorher. »Wir sind für sie da.«

»Das weiß sie. Und ich bin auch für dich da, deshalb werde ich dich nicht weiter das Thema wechseln lassen.«

»Das tue ich doch gar nicht«, widersprach Siobhan, aber sie merkte selbst, wie wenig überzeugend das klang. »Es gibt kein Thema, das ich wechseln müsste.«

»Und wessen Schuld ist das?« Nadia stemmte die Hände in die Hüfte. »Du bist unglücklich, Sugar. Und daran bist du selber schuld.«

Rosie streckte den Kopf zur Schwingtür herein. »Hier draußen fragt ein scharfer Typ nach der Eigentümerin.«

»Damit bist du gemeint«, sagte Nadia und schob Siobhan in Richtung Tür. »Ich weiß ganz sicher, dass mein scharfer Typ noch bei der Arbeit ist. Wenn du dich um den geheimnisvollen scharfen Typen kümmerst, kann ich die Brote hier fertig machen.«

Siobhan ging durch die Schwingtür, blieb wie angewurzelt stehen und konnte die Tür gerade noch auffangen. Doppelter

Espresso-Shot, Crimson Bay-L-T war wieder da. Das erste Mal hatte sie ihn gesehen, als er vor vier Monaten Blumen für Nadia vorbeigebracht hatte, und der Anblick seiner langen, muskulösen Beine, die durch die dunkelblauen Bikeshorts perfekt zur Geltung kamen, hatte einen bleibenden Eindruck bei ihr hinterlassen – und war ihr auch vorm Einschlafen nicht aus dem Kopf gegangen. Seitdem war er mehrmals wiedergekommen, wenn auch leider nicht in Fahrradmontur. Diesmal trug er eine dunkle Khakihose und ein hellgrünes Hemd mit dem Logo seiner Firma anstelle der aerodynamischen Sportklamotten. Außerdem hatte er eine Aktentasche aus Leder dabei und keine Gürteltasche. Sie versuchte, nicht enttäuscht zu sein, dass sie so nicht in den Genuss kam, einen Blick auf seine Muskeln zu werfen. Schließlich war er immer noch verdammt gut aussehend, ein Mann, der mit seinem kantigen Kinn, ausdrucksstarken blaugrünen Augen und kunstvoll verwuschelten honigblonden Haaren jede Art von Kleidung tragen konnte.

Obwohl der Business-Casual-Aufzug es verbarg, wusste sie noch sehr gut, wie sein durchtrainierter Körper in Shorts und T-Shirt gewirkt hatte. Anscheinend war er gerne aktiv, und das in jeder Hinsicht, privat und im Berufsleben. Außerdem jung genug, dass er in der Freizeit wahrscheinlich mit Jetskis, Bier und Stripteasetänzerinnen zu tun hatte.

Siobhan strich ihre Schürze glatt, ging um den Tresen herum und war zu ihrer eigenen Verblüffung froh darüber, dass sie statt der normalen Arbeitskleidung aus *Sugar & Spice*-T-Shirt und Jeans die Fifties-Schürze in Rosa, Türkis und Weiß trug, die sie entworfen hatte und die perfekt zu ihrer rosa Retro-Caprihose, der türkisfarbenen Bluse über dem weißen Top und den türkisfarbenen Sneakers passte.

Einen Moment lang starrte er sie wie versteinert an. Dann lächelte er. Verdammt, dieser Mund versprach alle möglichen verbotenen Freuden. So ein Mund konnte küssen und einer Frau auf jede erdenkliche andere Art Lust machen. Er verkündete: Der Kerl hier und ich, wir wissen, wo es langgeht beim Sex, und wir halten alle unsere Versprechen.

Mein Gott. Siobhan blinzelte und versuchte, ihre Fassung wiederzuerlangen. Sie hatte einfach zu lange keinen Sex mehr gehabt – außer mit sich selbst.

Vielleicht lag es an der Unterhaltung, die sie gerade mit Nadia geführt hatte. Vielleicht auch an ihrem eigenen inneren Monolog, der seit Monaten andauerte. Oder konnte es womöglich sein, dass der Mann, der da mit einem verheißungsvollen Lächeln vor ihr stand, ihre Rettung war?

»Hallo, Siobhan Malloy, *Sugar & Spice*. Was kann ich für Sie tun?«

SERESSIA GLASS

SUGAR & SPICE-Reihe

Große Gefühle, heiße Leidenschaft und drohende Enthüllungen

Sexy, aufregend und intensiv erzählt Seressia Glass in der *Sugar & Spice*-Reihe von vier Freundinnen – Nadia, Siobhan, Audie und Vanessa –, die Grund haben, ihre Vergangenheit zu fürchten, und entschlossen sind, ihre Zukunft mit allen Sinnen zu genießen und die Liebe zu feiern.

Band 1: SUGAR & SPICE – *Glühende Leidenschaft*
Nadias und Kanes Geschichte

Band 2: SUGAR & SPICE – *Wildes Verlangen*
Siobhans und Charlies Geschichte

Band 3: SUGAR & SPICE – *Entfesselte Begierde*
Audies, Josés und Nolans Geschichte

Band 4: SUGAR & SPICE – *Gefährliche Versuchung*
Vanessas und Sergeys Geschichte

KNAUR